CLAR **Y0-BRD-188** RY

$2095
(14)

NOV - - 2001

VIVIR CON HEPATITIS C

COLECCIÓN

MEDICINA Y SALUD

VIVIR CON HEPATITIS C

Guía completa
para los afectados, sus familiares
y cuidadores

♦

DR. GREGORY T. EVERSON
Y HEDY WEINBERG

Neo Person

Título original: *Living with Hepatitis C: A Survivor's Guide*

© Gregory T. Everson

Publicado por acuerdo con
The Hatherleigh Press, Long Island City, NY (EE.UU.)

Diseño de portada: J. M. Noriega

Traducción: Surati Vega

De la presente edición:
© Neo Person Ediciones, 1999
   Alquimia, 6
   28933 Móstoles (Madrid) - España
   Tels.: 91 614 53 46 - 91 614 58 49
   E-mail: alfaomega@sew.es - www.alfaomegadistribucion.com

Primera edición: marzo 2000
Depósito Legal: M. 10.440-2000
I.S.B.N.: 84-88066-72-4
Impreso en España por: Artes Gráficas COFÁS, S.A.

Considero de sumo interés la edición de *Vivir con Hepatitis C*. Además de la información que aporta, los pacientes encontrarán una valiosa orientación y ayuda psicológica.

DR. MOISÉS DIAGO MADRID
Jefe de Sección de Hepatología del Hospital General de Valencia

Dedicatoria

Quiero dar las gracias a mi familia por su paciencia, por tolerar mis largas jornadas de trabajo, mis ausencias de casa y los largos períodos frente al ordenador. Mi mujer, Linda, es una artista cuya creatividad me ha dado la inspiración necesaria para ejercitar mis propios, si bien minúsculos, talentos personales.

Mis hijos, Brad y Todd, son el alma y el corazón de mi vida, y estoy profundamente orgulloso de quiénes son y de lo que han hecho, y espero con impaciencia sus éxitos futuros.

Finalmente, quiero dar las gracias a mi padre, Lloyd K. Everson y a mi madre, Ruth Everson. Su apoyo, tanto personal como financiero ha sido una fuente inagotable de recursos y de fortaleza; jamás podré agradecérselo lo suficiente.

A todos vosotros, familia, amigos y colegas profesionales, os agradezco profundamente vuestro apoyo y espero que tengáis la oportunidad de leer este libro. Hacedme saber si os ha parecido digno de ser leído.

Dr. Gregory T. Everson

A Michael, mi marido, mi amado; una persona verdaderamente buena que siempre respalda lo que es correcto, sin dejar de ser abierto, cálido y con sentido del humor.

Tu apoyo, tu estímulo y tu confianza en este libro han hecho posible que esta obra hoy vea la luz.

A nuestros hijos Ben, Adam, Shira y David, que me han animado y ayudado.

Estoy orgullosa de todos vosotros, de vuestros valores y principios, y de vuestro sentido de unidad familiar.

Hedy Weinberg

En memoria del Dr. Fred Kern (hijo), los autores y editores de este libro destinarán una parte de los beneficios del mismo a la «Fundación Kern para la Investigación, Comprensión y Tratamiento de las Enfermedades Gastrointestinales y Hepáticas», como aporte económico para impulsar una mayor investigación científica sobre la hepatitis C.

Kern Foundation
7500 East Dartmouth Avenue nº 30.
Denver. Colorado. 80231-4264 (Estados Unidos)
Tel.: (1-303) 750-5509-Fax: (1-303) 750-4688

Contenidos

Prefacio y agradecimientos

*E*sta edición de *Vivir con hepatitis C* actualiza la información y la bibliografía que han variado desde nuestra primera obra en lengua inglesa, aparecida en 1997. En la presente edición seguimos fieles a nuestro objetivo: presentar la compleja terminología médica con palabras sencillas, utilizando nuestro lenguaje cotidiano para facilitar una mayor comprensión por parte de los pacientes.

Nuestros lectores encontrarán tres capítulos nuevos en esta edición: «Cáncer de hígado: ¿Estás en peligro?»; «VIH/SIDA y hepatitis C» y «Niños con hepatitis C».

Durante los dieciocho meses que han transcurrido desde la aparición de la primera edición en lengua inglesa de este libro, la importancia de estos tres temas ha ido en aumento y se han convertido en problemas muy importantes dentro de la comunidad de pacientes y familiares de afectados por la hepatitis C.

También incluimos información sobre los adelantos científicos en la búsqueda de nuevos tratamientos, sobre la dinámica de información a donantes de sangre veteranos cuya infección se acaba de descubrir con las nuevas pruebas, sobre las cuasiespecies del virus, sobre la transmisión de la enfermedad a través del uso de cocaína por vía nasal, sobre nuevas recomendaciones acerca de la vacunación contra la hepatitis A y la hepatitis B, sobre hierbas que pueden ser perjudiciales para tu hígado, sobre trasplantes de donantes vivos y sobre las nuevas tendencias en la investigación científica.

Una vez más, queremos expresar nuestro más sincero agradecimiento a todas las personas que nos ayudaron durante aquella primera edición. Su contribución sigue teniendo un valor incalculable (véase «Agradecimientos de la primera edición en lengua inglesa»).

Deseamos expresar nuestro agradecimiento a Heather Ogilvie, nuestra editora, por sus muy interesantes comentarios en la revisión de la obra.

En la presente edición queremos agradecer de manera especial a los siguientes profesionales de la asistencia sanitaria: Barbara Fey, enfermera de Radiología y enfermera en Especialidad Médica; Cathy Ray, enfermera de Radiología, asistente de Medicina General y enfermera de Cirugía; Rhonda Hageman, enfermera de Cirugía Médica y de Hepatología; a los enfermeros Justin Skilbred y los asistentes de Medicina Clínica Chris Tomas y Vinnie Chacon.

Nuestro reconocimiento a todos estos profesionales del Equipo de Hepatología del Centro de Ciencias de la Salud de la Universidad de Colorado, por su generosidad en el apoyo y en la ayuda a la presente edición.

Queremos dar las gracias a los siguientes profesionales por su inestimable ayuda en la actualización de datos de esta segunda edición: Hannis W. Thompson, doctor en Medicina, director médico adjunto del Centro de Sangre Bonfils, director del Centro de Medicina y Transfusión de la Facultad de Medicina de la Universidad de Colorado; Steven C. Johnson, doctor en medicina, profesor adjunto de medicina, director del Programa Clínico sobre VIH/SIDA del Hospital Universitario de la Universidad de Colorado y a Mary Bessesen, doctora en Medicina Clínica de Enfermedades Infecciosas, Centro Médico de Virginia.

Nuestro agradecimiento, asimismo, a los siguientes profesionales del Hospital de Niños: Ronald J. Sokol, doctor en Medicina, director médico; Michael Narkewicz, doctor en Medicina, Centro de Hepatología Pediátrica, Programa de Trasplantes de Hígado; Debra Smith, especialista médica, enfermera Clínica de Especialidad Médica, enfermera pediátrica del Centro de Hepatología Pediátrica y del Programa de Trasplantes de Hígado; Pam Waidler, trabajadora social con orientación hepato-cardíaca, trabajadora social Clínica del Equipo de Trasplantes de Hígado y Corazón.

También queremos dar las gracias a Steve Potter, especialista en relaciones públicas de la Oficina de la Seguridad Social de Denver, Colorado; y a Kristin Remble coordinadora del Servicio Financiero del Centro de Trasplantes del Centro de Ciencias de la Salud de la Universidad de Colorado.

Una vez más, queremos expresar nuestra gratitud a Ann Jesse, directora ejecutiva, y a todo el personal de los grupos de consulta y apoyo de la Conexión hepatitis C; y nuestro agradecimiento más importante a todos los pacientes de hepatitis C y a sus familias, que abrieron su corazón y compartieron sus experiencias personales con todos nosotros.

Finalmente, queremos dar las gracias a todos los lectores que se toman el tiempo necesario para comentarnos el impacto positivo que la lectura de este libro ha dejado sobre sus vidas. Vuestras palabras de aliento nos han dado ánimos durante las largas horas de revisión invertidas en esta segunda edición.

Tal y como quedó dicho en el prefacio de la primera edición de este libro, *Vivir con hepatitis C* no puede ni quiere reemplazar el asesoramiento médico de un profesional cualificado, tu médico.

Por el contrario, la única intención de este libro es dar información acerca de la hepatitis C y acerca de la forma en que puede afectar la vida de pacientes y familiares.

Consulta siempre a los especialistas adecuados y toma cualquier decisión acerca de tu enfermedad en forma conjunta con tu médico o equipo médico.

Prefacio a la primera edición inglesa

*V*IVIR CON HEPATITIS C *(Guía completa para los afectados, sus familiares y cuidadores)* es una obra que nació a partir de una necesidad que pude percibir trabajando en el Centro de Ciencias de la Salud en la Universidad de Colorado.

En 1990, cuando la primera prueba de detección del virus estuvo disponible en el mercado, los pacientes que acababan de obtener su diagnóstico a través de estos análisis tenían muchas preguntas para hacernos; desgraciadamente, los médicos teníamos muy pocas respuestas para darles. A medida que los años fueron transcurriendo, nuestro conocimiento fue aumentando en la misma medida en que crecía el reto que suponía saber informar a un número de pacientes cada vez mayor.

Por todo ello, y con el propósito de satisfacer la demanda de información acerca de la hepatitis C, comencé a dar charlas y conferencias destinadas a los pacientes y a sus familiares. Precisamente, después de una de estas conferencias, Hedy Weinberg, conocida escritora y a la vez afectada de hepatitis C, sugirió la posibilidad de convertir el contenido de estas conferencias en un libro que sirviera de guía para los pacientes de la clínica.

Lo que se inició como un simple folleto informativo rápidamente se convirtió en un proyecto a largo plazo.

En las páginas que aquí te ofrecemos podrás oír las voces de los pacientes y del personal del Hospital Universitario del Centro de Ciencias de la Salud de la Universidad de Colorado; todos ellos han contribuido a que este libro vea la luz, aportando generosamente sus conocimientos sus y experiencias, y nos animaron a completar este trabajo.

A medida que escribíamos y corregíamos el texto teníamos en mente que nuestro objetivo era crear una guía que fuese de utilidad para el paciente. Un instrumento de ayuda que lo acompañara a través de todo el proceso de su enfermedad, desde el momento del diagnóstico y durante las distintas etapas del tratamiento.

Intentamos anticiparnos a sus preguntas, aclarar los términos científicos de la jerga médica y reducir el miedo a lo desconocido. Por ello, también incluimos testimonios que aportan experiencias personales sobre temas que van desde lo emocional hasta los recursos disponibles, sin olvidar el aspecto nutricional asociado a esta enfermedad.

En principio, nuestro objetivo fue crear una guía que pudiera ayudar a los casi cuatro millones de personas que, sólo en Estados Unidos, están aprendiendo a sobrevivir con esta enfermedad crónica.

En el corto espacio de tiempo que dura una consulta con el médico, los pacientes suelen mantener una actitud seria y distante con el fin de poder mantener ocultas sus emociones. Pero durante su participación en la elaboración de este libro, todos los pacientes estuvieron dispuestos a compartir sus experiencias, tanto las positivas y creativas como las de los momentos más duros; las alegrías y esperanzas, y las tristezas y desalientos.

También esta experiencia fue para mí muy enriquecedora; me dio una nueva perspectiva y una nueva profundidad en la comprensión de las vidas de mis pacientes.

A lo largo de todo el libro hemos recalcado una y otra vez la vital importancia de una investigación científica seria y controlada que profundice en el conocimiento y en la comprensión de la hepatitis C.

Los últimos capítulos de esta obra exponen las posibilidades existentes o potenciales en los campos de la virología, la biología celular y la medicina clínica, campos que nos pueden llevar a obtener la curación de esta enfermedad.

Mi propia carrera profesional se ha centrado en la investigación y desarrollo en torno a la hepatitis C.

Mucho de mi interés en este campo se lo debo al recientemente fallecido Dr. Fred Kern (hijo), mentor, colega y amigo personal.

La fundación que lleva su nombre se dedica a albergar las investigaciones científicas que puedan profundizar en las causas y curas de las enfermedades gastrointestinales y hepáticas.

Tanto Hedy como yo (en nuestra calidad de autores), y Ediciones Hatherleigh (como responsables de la edición inglesa de este libro), destinaremos un porcentaje de los beneficios de la venta del mismo a la Fundación Kern; la cantidad que se obtenga será expresamente destinada a la investigación en el campo de la hepatitis C.

Una última consideración: si bien esta obra, *Vivir con hepatitis C,* es una guía de referencia bien detallada, no reemplaza (ni intenta hacerlo) las indicaciones y el cuidado de un profesional de la medicina, tu médico. Por el contrario, este libro está diseñado con el único propósito de informar a los pacientes y a sus familiares, acerca de las características de esta enfermedad y sobre cómo ésta puede afectar a sus vidas.

Consulta siempre a los especialistas apropiados y toma cualquier decisión que afecte a tu estado de salud en colaboración con tu médico.

Agradecimientos

PRIMERA EDICIÓN EN LENGUA INGLESA

*Q*UIERO RECORDAR CON aprecio y gratitud a los esforzados y dedicados profesionales miembros del equipo de Hepatología del Centro de Ciencias de la Salud de la Universidad de Colorado; y en especial, gracias a Michelle Eto, que nos acompañó y apoyó en cada etapa de la concreción de este libro.

Gracias a los doctores Bahri Bilir y Thomas Trouillot; a la Dra. Roshan Shrestha; al Dr. Igal Kam, jefe de la División de Cirugía de Trasplantes del Centro de Ciencias de la Salud de la Universidad de Colorado; al Dr. Michael Wachs; a los anestesistas del hospital: Dra. Susan Mandell y Dr. Jeremy Katz; al director del Servicio de Formación de Residentes y del Departamento de Asesoramiento Psicológico, dortor Robert House; al Dr. Thomas Beresford; a Barbara Fey, enfermera de Radiología en la Especialidad Médica de Hepatología; a la enfermera especializada de Radiología Cathy Ray, a Nancy Barfield, enfermera de Hepatología; al asistente médico de Hepatología Justin Skilbred; a la coordinadora de Investigación Claire Reilly, enfermera de Radiología; a la coordinadora de Investigación Tracy Mulcahy, enfermera de Radiología y de Especialidad Médica; a la coordinadora de Investigación Carol McKinley, enfermera de Radiología; a la investigadora de laboratorio Radene Showalter; a la enfermera de Radiología Tracy Steinberg, especialista Médica, coordinadora de Trasplantes Clínicos; a la enfermera de Radiología Cathy Morgan; al asistente social Michael Talamantes, trabajador social especializado en temas de Hepatología y Cardiología; a la doctora en Radiología Katherine (Katy) L. Paulson, médica dietista especializada en trasplantes renales de adultos; al asistente hospitalario Chip Webb, coordinador del Servicio Financiero del Equipo de Trasplantes, licenciado en Administración Hospitalaria Especializada; a Patty Polsky, ejecutiva del Servicio Financiero y de Admisión; a la Rev. Julie Swaney, capellana del Hospital Universitario. Gracias asimismo al Hospital de Niños de Denver (Colorado) y al Equipo de Trasplantes Pediátricos y sus profesionales doctores Fritz Karrer, Ronald Sokol y Michael Narkewicz.

El Dr. Everson desea agradecer especialmente el apoyo recibido por parte de todo el personal del Hospital Universitario de la Universidad de Colorado, y el cuidado que todo ese personal brinda diariamente a los pacientes de la hepatitis C.

También quisiéramos manifestar nuestro agradecimiento de manera especial a Meredith Pate-Willig, trabajadora social especializada en temas de Hepatología y Cardiología, y al Dr. Robert House, quienes generosamente dedicaron parte de su tiempo y de su experiencia profesional a los capítulos del libro referentes a los aspectos emocionales de las enfermedades crónicas. También contribuyeron con sus amplios conocimientos en cuanto a temas de índole legal y financiera Chip Webb, coordinador del Servicio Financiero de la Unidad de Trasplantes, y el doctor en Derecho Gregory H. Heron del bufete de abogados de Denver, Colorado, «Fogel, Keating y Wagner».

Nuestro agradecimiento más sincero a las enfermeras de Hepatología Barbara Fey y Cathy Ray por sus siempre atinados comentarios y sugerencias.

Gracias al personal de la sociedad Hepatitis C Connection, en especial a su directora, Ann Jesse; a Denise Carter y a Betty Hoover; a los miembros de los grupos de apoyo; al Grupo de Apoyo para pacientes de Trasplantes del Hospital Universitario; al Sector de las Montañas Rocosas de la Fundación Americana del Hígado y a su presidente, Lee Gerstner.

Finalmente, nuestro agradecimiento más caluroso a todos los afectados de hepatitis C que desde todos los puntos del país aportaron sus historias y sus experiencias personales, tocándonos el corazón a todos cuantos las compartimos.

Palabras preliminares

A PARTIR DEL descubrimiento del virus de la hepatitis C (VHC), en 1989, se ha producido una explosión en cuanto al conocimiento relacionado con este virus y con la enfermedad que produce.

De hecho, se han publicado miles de artículos sobre la hepatitis C, y el tema de esta enfermedad aparece con inusitada frecuencia tanto en periódicos como en revistas.

La rápida y casi meteórica evolución registrada en el conocimiento de esta enfermedad y en el desarrollo de terapias y tratamientos ha resultado abrumadora para la mayoría de los profesionales médicos y sus pacientes.

Muy frecuentemente, el diagnóstico de hepatitis C engendra sentimientos y emociones muy fuertes; emociones que van desde la exasperación hasta la negación del problema, pasando por el miedo y la depresión.

Los sentimientos de las personas que se encuentran en el círculo de amistades y en el grupo familiar de los pacientes de hepatitis C también atraviesan momentos cruciales en los que han de enfrentarse a su propio miedo al contagio y a su ignorancia acerca de esta enfermedad.

Es muy frecuente que tanto los pacientes como sus allegados no puedan encontrar consuelo ni confianza en la información que les llega a través de sus médicos, de la prensa, de sus amigos, de Internet o de cualquier otro medio de información. No es de extrañarse, por tanto, que para muchas personas la «C» de la hepatitis C sea sinónimo de confusión.

Afortunadamente, el Dr. Gregory T. Everson, reconocido médico hepatólogo, y Hedy Weinberg, escritora y afectada de hepatitis C, supieron responder a esta necesidad de información, en 1997, con la primera edición de su libro *Living with hepatitis C: A Survivor Guide [Vi-*

vir con hepatitis C. Guía completa para los afectados, sus familiares y cuidadores], que ahora por fin aparece en castellano, con esta versión actualizada de la segunda edición americana.

Este título expresa con precisión la intención de los autores: informar y educar a los pacientes y a sus familias acerca de la hepatitis C, y sobre la variabilidad y complejidad de su historia y de sus manifestaciones; acerca de las alternativas existentes en cuanto al tratamiento a seguir y de las distintas estrategias que pueden ayudar a vivir y convivir con una enfermedad crónica.

Los autores han sabido combinar una sólida información médica con las vivencias personales aportadas por los pacientes, quienes comparten con el lector sus experiencias.

Esta acertada combinación de sensibilidad hacia los problemas personales de los pacientes y de rigor científico en los aspectos médicos y psicológicos de la hepatitis C, ha hecho de este libro una herramienta útil y adecuada para una audiencia muy diversa.

Pacientes, familiares, amigos, grupos de apoyo, enfermeras y médicos han valorado *Vivir con hepatitis C* como un recurso inestimable.

El crecimiento exponencial que durante los últimos tres años se ha podido observar respecto al conocimiento científico de la hepatitis C motiva esta nueva edición de la obra. Su intención es ofrecer al lector una actualización exhaustiva sobre la naturaleza de esta enfermedad, su historia, sus vías de transmisión y sobre los nuevos avances en cuanto al tratamiento y a las terapias posibles.

La óptima combinación de conocimiento y rigor científico, junto con sentimientos de humanidad y de sensibilidad característica de la primera edición americana, vuelve a estar presente en esta nueva edición de la obra, a la que se han agregado tres capítulos de creciente actualidad e interés.

Estos tres nuevos capítulos se dirigen a analizar la significativa relación establecida entre la hepatitis C y el cáncer primario, o primitivo, de hígado; a detectar y tratar de aclarar las preocupaciones más comunes a los pacientes coinfectados por el virus de la hepatitis C y del SIDA, y, finalmente, el capítulo dedicado a los pacientes pediátricos se ocupa de los temas inherentes a los niños infectados con el virus de la hepatitis C.

La presente edición de *Vivir con hepatitis C* alcanza admirablemente sus objetivos de información y educación sanitaria, a la vez que deja testimonio del compromiso de los autores con todos los pacientes, familiares, enfermeras y médicos que, día a día, se enfrentan con los retos y desafíos que plantea la hepatitis C.

DR. JOHN M. VIERLING
Director del Servicio de Hepatología y director médico del Equipo de Trasplantes de Hígado del Centro Médico Cedars Sinai.
Profesor de Medicina Interna. Facultad de Medicina de la Universidad de California, en Los Ángeles (UCLA).
Miembro de la Junta Directiva de la Fundación Americana del Hígado (American Liver Foundation).

CAPÍTULO UNO

¿Qué es la hepatitis C?

Introducción

Trabajo para un departamento del Ayuntamiento y se nos exige que pasemos revisiones médicas anuales. Este año, el médico me pidió que volviera al hospital para repetir unos análisis. Me dijo que los valores hallados en mi hepatograma eran altos y que tendría que someterme a otras pruebas. Así fue como me enteré de que tenía hepatitis C.

Estoy superándolo, ¿qué otra cosa puedo hacer? Sin embargo, para mi mujer está siendo muy duro. No es fácil de creer, pero hasta ese momento yo ni siquiera había oído hablar de la hepatitis C.

BARRY

Si TE ACABAN de diagnosticar una hepatitis C te estarás haciendo un montón de preguntas: «¿Qué es la hepatitis C?», «¿Cómo me he contagiado?», «¿Hay algún tratamiento?», «¿Si lo digo en el trabajo, me despedirán?»

La hepatitis C es una infección viral que primero causa inflamación, luego daña el tejido hepático y finalmente forma cicatrices y necrosa el hígado.

Suena aterrador, pero intenta que no te domine el pánico. No estás solo. Las estimaciones más recientes indican que 3,9 millones de personas en Estados Unidos tienen hepatitis C.

En España, la hepatitis C es la patología del hígado más prevalente. Se calcula que entre un 2 y un 3 por 100 de los españoles han contraído el virus, la mayoría antes de que éste fuera identificado hace apenas diez años y de que conociéramos sus mecanismos de contagio. En Latinoamérica, este porcentaje puede oscilar entre el 5 y el 10 por 100[1].

Si bien la hepatitis C es un problema serio, esta infección generalmente tiene un desarrollo muy lento, tan lento que puede llevar años o décadas. Tienes tiempo suficiente para considerar las alternativas disponibles.

Vayamos al meollo de la cuestión: la hepatitis C puede ser peligrosa si daña tu hígado hasta el punto de que desarrolle una cirrosis. De hecho, unos 8.000 norteamericanos mueren cada año debido a insuficiencias hepáticas ocasionadas por la hepatitis C; esto equivale a decir uno de cada 400 o 500 pacientes. Si nos basamos en la incidencia de la hepatitis C durante los últimos años de la década de los setenta, toda la década de los ochenta y el principio de la década de los noventa, podemos pronosticar que la mortalidad relacionada con la hepatitis C se habrá triplicado para el año 2015.

Si te paras a pensar un momento y observas estas cifras de mortalidad, verás que es mucho más probable que tengas que aprender a *vivir* con este virus hasta que los científicos descubran su curación. De eso precisamente trata este libro: de cómo vivir y de cómo sobrevivir teniendo hepatitis C.

Quizá ya hayas notado que no es muy fácil encontrar información exhaustiva sobre la hepatitis C, ya que es una enfermedad de descubrimiento reciente. Los investigadores no pudieron desarrollar una prueba de detección hasta 1990; o sea, hasta muchos años después de que el virus de la hepatitis C hubiera infectado a millones de personas. Con anterioridad a este año era imposible detectar la hepatitis C en las donaciones de sangre. Como resultado de esta carencia, los bancos de sangre de la mayoría de los países tenían en sus reservas sangre contaminada.

Hedy Weinberg, coautora de este libro, estuvo expuesta al virus de la hepatitis C durante una transfusión de urgencia. A lo largo de este

---

[1] Mayka Sánchez, «La terapia combinada triplica el índice de curación de la hepatitis C», *El País,* Madrid, 4 de enero de 2000.
   Adrian M. Di Bisceglie y Bruce R. Bacon, «Hepatitis C», *Investigación y Ciencia,* Barcelona, diciembre de 1999, pp. 40-45.

libro, Hedy te irá contando su historia y sus experiencias personales; su principal valor radica en que son las típicas situaciones a las que se enfrenta la mayoría de gente.

> En 1967, di a luz a una niña. Mi hija nació muerta y durante el parto se me rompió el útero. Estuve al borde de la muerte y tuve que recibir una transfusión de dos litros y medio de plasma sanguíneo. Veintiséis años después, descubrí que tenía hepatitis C. Fue entonces cuando pude comprender ciertos síntomas que se habían estado manifestando durante todo ese tiempo: un mal funcionamiento de la tiroides, problemas leves de cicatrización, ciertos períodos de depresión leve y de fatiga. La transfusión me había salvado la vida, sí, pero me había contagiado la hepatitis C.

Atención: La información que hallarás en este libro no sustituye al consejo de un médico. Si tienes hepatitis C debes ponerte bajo supervisión médica.

En este capítulo hablaremos de ciertos hechos básicos y de las estadísticas existentes acerca de la hepatitis C, su historia y su descubrimiento. Nos ocuparemos de los siguientes temas:

- **No estás solo.**

- **Una epidemia silenciosa.**

- **El descubrimiento de la hepatitis C.**

- **Comprender la hepatitis C.**
    ¿Qué es la hepatitis?
    ¿Qué es un virus?
    ¿Qué es el virus de la hepatitis C? (VHC)

- **El abecedario de la hepatitis vírica.**
    Hepatitis A
    Hepatitis B
    Hepatitis C
    Hepatitis D
    Hepatitis E

¿Hepatitis F, X, VTT?
Hepatitis G

• **Hepatitis C ¿Estamos cerca de descubrir una cura?**

FIGURA 1.
DISTRIBUCIÓN MUNDIAL DE LA HEPATITIS C

Porcentaje de pacientes infectados con hepatitis C en cada continente. Datos obtenidos del Informe Epidemiológico Semanal editado por la Organización Mundial de la Salud (1997).

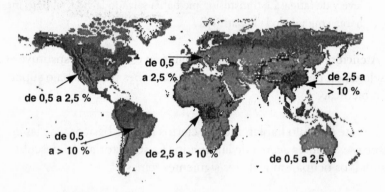

No estás solo

Si tú, o algún ser querido tuyo, tiene hepatitis C, es importante que sepas que no estás solo. Los *U.S. Centers for Disease Control and Prevention (CDC)* [Centros de Prevención y Control de Enfermedades de EE.UU.] estiman que 3,9 millones de americanos están contagiados, pero la hepatitis C es un problema global. La Organización Mundial de la Salud estima que existen más de 8,9 millones de personas infectadas en Europa y más de 170 millones de portadores crónicos en todo el mundo (véase fig. 1).

Ya que no es fácil hacerse una idea cabal de estas cifras, intentaremos hacer estas estadísticas más comprensibles. En Estados Unidos, el número de personas con hepatitis C es el *doble* del número de personas con SIDA o seropositivos, y más de *diez veces mayor* que el número de personas con esclerosis múltiple.

En el Estado de Colorado, en el cual vivo y del que podríamos decir que es un Estado estándar de mi país, entre 20.000 y 40.000 personas tienen hepatitis C. Tres personas de cada 350 habitantes. A pesar de que la mayoría de la gente no se dé cuenta, la hepatitis C es la enfermedad infecciosa de información obligatoria más común en este Estado.

Pero ni los números ni las estadísticas nos cuentan la totalidad de la historia. Cuando te enteras de que tienes hepatitis C, de pronto te sientes más solo que nunca. Es como si una valla invisible se hubiera erigido entre tú y el resto de personas que no tienen hepatitis C. Tú tienes una enfermedad infecciosa y ellos no. Te preocupas por ti mismo y por la gente que quieres. Estás agobiado. Estás enojado y, quizá, hasta te sientas avergonzado.

La hepatitis C es una dura prueba para las relaciones. Algunas madres o padres se preguntan si estará bien que sigan cocinando para sus familias; algunos amigos que hasta ayer te abrazaban hoy se apartan y no se atreven a darte dos besos. Mucha gente no le dice nada a sus jefes ni a sus compañeros de trabajo por temor a perder sus puestos de trabajo. Los amantes son reticentes a acariciarse.

> Mi esposa se fue a dormir a otra habitación. El médico nos explicó que no hay problema en que tengamos relaciones sexuales; que si permanecemos en una relación estable y monógama, el riesgo de que ella se contagie es prácticamente nulo. Pero... no sé..., la sola mención de la palabra *virus* la vuelve loca. Cuando intento abrazarla siento cómo se pone tensa, y... eso duele.
>
> TONY

Una buena dosis de información sobre hechos cotidianos podrá ayudar a la gente que te rodea a disipar sus miedos.

Sí puedes tocar a la gente y sí puedes cocinar para ellos. Explícale a tu familia, a tus amigos, a tus vecinos y a tus compañeros de trabajo que, para contagiarse, la sangre contaminada tendría que atravesar su piel.

La hepatitis C es un virus que se contagia de sangre a sangre. La gente se infecta a través de transfusiones, de compartir jeringuillas, de hacerse tatuajes o *piercings,* de compartir maquinillas de afeitar y a través de cualquier otra actividad que implique un contacto de sangre a sangre.

Los profesionales de la medicina, los pacientes hemofílicos y los que requieren diálisis están en situaciones de alto riesgo, ya que están directamente en relación con sangre o con productos sanguíneos. Este grupo de personas forma aproximadamente el 10 por 100 de la totalidad de infectados por hepatitis C. Los pacientes que recibieron transfusiones contaminadas con anterioridad a 1990 suman un 20 por 100 del total.

Por supuesto que en la actualidad toda la sangre de los bancos se somete a pruebas de detección de la hepatitis C, lo que hace que el riesgo de infección por este medio sea realmente bajo.

Las personas que usan o que han usado drogas por vía intravenosa representan entre un 20 y un 50 por 100 de los casos; y una cantidad sorprendentemente alta de personas no saben cómo se han contagiado el virus, ni en qué momento estuvieron en contacto con sangre contaminada.

UNA EPIDEMIA SILENCIOSA

La hepatitis C es conocida como «la epidemia silenciosa» ya que tú puedes tener el virus en tu cuerpo y no saberlo. No es usual tener síntomas severos hasta los últimos estadios de la enfermedad hepática, y éste es un proceso que, si ocurre, puede llevar décadas. Ésta es una de las razones por la cual es tan difícil para mucha gente creerse que puedan estar infectados por el virus. Aquí tenemos el testimonio de Hedy:

> En diciembre de 1992, acudí a mi médico de cabecera para hacerme un control rutinario. No me sentía enferma en absoluto, tan sólo un poco cansada, lo que no era raro ya que sufro de tiroides. Los análisis de sangre mostraron que tenía las enzimas del hígado más altas de lo normal.
>
> Me indicaron que no probara una gota de alcohol y que me repitiera las pruebas cada tres meses; pero no hubo ningún cambio.

Vi al especialista y me mandó unas pruebas más y una biopsia de hígado.

Cuando mi médico de cabecera llamó y me dio el resultado «Hepatitis C inactiva» me dijo que era lo mejor que podíamos haber esperado, pero al día siguiente me telefoneó otra vez, y esta vez su voz sonaba triste. «Ha habido un error —dijo—, anoche el patólogo volvió a leer tus análisis y, en realidad, tienes una hepatitis C, leve, crónica pero activa.» Se me hizo un nudo en el estómago. Inmediatamente sentí una oleada de miedo, aunque no sabía qué era la hepatitis C ni qué era lo que se podía esperar de ese diagnóstico.

En la mayoría de los casos, la hepatitis C presenta una evolución muy lenta; tiene sus picos de actividad y sus etapas de inactividad. A pesar de ser una enfermedad grave, es importante no perder la perspectiva de los hechos. En la actualidad, la comunidad médica considera que la hepatitis C se vuelve crónica en un 85 por 100 de las personas infectadas.

Si bien es cierto que un tercio de los pacientes desarrollarán una cirrosis (necrosis del hígado), también es cierto que dos tercios no lo harán. Uno de cada cinco pacientes podrá desarrollar un carcinoma hepático, que es una forma de cáncer de hígado, pero cuatro de cada cinco no lo harán. Lo más frustrante del problema es que no se puede predecir qué sucederá a nivel individual, cuál será la evolución personal de cada uno de los pacientes.

Como si fuera una bomba de relojería, el virus puede permanecer en el cuerpo durante décadas sin ser descubierto; ir dañando el hígado silenciosamente y preparando el terreno para futuras complicaciones en la función hepática.

Yo tenía un trabajo que me exigía mucha concentración, no era fácil dirigir unos grandes almacenes y, en un principio, sólo pensé que estaba bajo mucho estrés. Empecé a olvidarme de algunas citas, sentía la cabeza embotada y no me podía concentrar en mis obligaciones. Finalmente, decidí consultar a mi médico. Supuse que me diría que estaba bajo demasiada presión y que me recetaría unos tranquilizantes.

Dos días antes de la consulta, los ojos se me pusieron amarillos, el abdomen se me hinchó y sentía un escozor por todo el cuerpo. ¿El diagnóstico? Cirrosis, una enfermedad hepática terminal causada por la hepatitis C.

Toda mi vida quedó reducida a dos alternativas: morir o entrar en la lista de espera para un transplante de hígado.

JIM

Es necesario que se comprenda y que se tome conciencia de que la hepatitis C es un problema de salud pública muy serio. Mucha gente no tiene idea de que es portadora del virus. Sin embargo, estas personas que ignoran su condición sanitaria forman parte del grupo más grande, del grupo de enfermos crónicos de hepatitis C que suman el 20 o el 25 por 100 de todos los casos de hepatitis.

¿Cuándo comenzó esta epidemia silenciosa?

EL DESCUBRIMIENTO DE LA HEPATITIS C

Durante la década de los setenta, los investigadores desarrollaron pruebas para identificar los virus que causan la hepatitis A y la hepatitis B. Sin embargo, era evidente que muchas de las muestras de sangre, que más tarde serían las responsables de hepatitis post-transfusionales, daban negativo en las pruebas para detectar la hepatitis A y la hepatitis B. A falta de un nombre mejor, los científicos lo llamaron virus de la hepatitis no-A no-B.

Luego, en los años ochenta, ¡un descubrimiento decisivo! Tras muchos años de trabajo, un equipo de investigadores bajo la dirección de Daniel W. Bradley y Michael Houghton, de la Corporación Quirón, pudo aislar el virus no-A no-B en la sangre infectada. Utilizando los recursos de la química genética disponibles en ese momento, identificaron al virus y le dieron un nombre: Virus de la Hepatitis C.

En el año 1990, se empezó a comercializar la primera prueba de detección para el virus de la hepatitis C (VHC). A partir de ese momento, las revisiones médicas de rutina y las pruebas realizadas en los bancos de sangre arrojaron un altísimo número de casos de hepatitis C.

Ayer recibí por correo una carta del banco de sangre. Me informaban que habían rechazado mi sangre porque había dado positivo en la prueba de la hepatitis C. ¡Qué golpe! No me lo podía creer. Nunca he estado enfermo en toda mi vida, ¡ni un solo día! ¿Qué es esto de la hepatitis C?

TOM

COMPRENDER LA HEPATITIS C

Para ayudarnos a comprender qué es la hepatitis C, definiremos tres términos:

- hepatitis
- virus
- virus de la hepatitis C (VHC)

¿Qué es la hepatitis?

Hepatitis significa, sencillamente, inflamación del hígado. Hay muchos agentes que pueden ocasionar una hepatitis, entre ellos: el alcohol, las drogas, las toxinas, los medicamentos y los virus.

Lamentablemente, el público en general escucha tantas historias acerca de «famosos» que han dañado su hígado abusando de drogas o de alcohol que tienden a masificar, a meter en el mismo saco cualquier trastorno hepático. Cualquier persona que padezca de hepatitis C te podrá decir que no es raro, aunque sí muy injusto, que haya personas que te tachen de alcohólico incluso si jamás has bebido una copa.

Cuando finalmente me decidí a decir que tenía hepatitis C, las cosas cambiaron a mi alrededor. Hubo gente que empezó a saludarme con la mano en vez de seguir dándome dos besos, otros se despedían con la mano en el aire para no tocarme. Algunos decían «ahhh.... ¿no es eso lo que tenía esa estrella del béisbol, esa que siguió bebiendo hasta morir? De repente se formó un muro entre ellos y yo.

SARA

A lo largo de los últimos treinta años, los científicos han descubierto los virus de las distintas hepatitis, desde la A hasta la G. Cada virus tiene su manera particular de infectar a los seres humanos, pero el gran público parece no comprender las diferencias existentes.

Son momentos muy duros cuando le comunicas a tus amistades que tienes la enfermedad. En general no saben qué decir, lo poco que saben acerca de los virus lo relacionan con el virus del SIDA y, casi siempre, lo que tú recibes en esos momentos cruciales son miradas condenatorias o silencio. Puedes ver que sus mentes están recorriendo todos los estereotipos posibles. En realidad, estoy cansado de explicar que el virus casi nunca se transmite a través de contactos sexuales, que es un virus que se transmite de sangre a sangre.

BOB

¿Qué es un virus?

La sola mención de la palabra *virus* evoca miedos ancestrales en la mayoría de las personas; miedo a lo desconocido, miedo a lo que no se puede ver. Los virus no son visibles ni siquiera a través del microscopio normal; es necesario un microscopio electrónico para poder verlos. A pesar de su minúsculo tamaño, los virus llevan en su interior material genético con fuerza suficiente como para dañar nuestros órganos, nuestros cuerpos en general, y hasta causarnos la muerte.

Los virus son tan viejos como la humanidad misma e incluso podrían ser más antiguos. Hace un tiempo, un equipo de arqueólogos desenterró una momia egipcia que databa de miles de años atrás, pero que presentaba las clásicas cicatrices que deja la viruela sobre el cuerpo. Entre otras enfermedades, los virus causan la poliomielitis, la mononucleosis, la rabia, el herpes, la fiebre amarilla, la gripe, las paperas, el sarampión, la rubéola, la varicela, las gripes comunes y también las nuevas plagas modernas tales como el ébola y el SIDA.

«Un virus —dice el premio Nobel Sir Peter Medawar— es una mala noticia envuelta en proteínas»[2]. Esta frase casi lo resume todo. Un

---

[2] Peter Radetsky, *The invisible invaders: Viruses and the Scientists who pursue them,* editado en Boston por Little Brown and Co., 1997, p. 8.

virus está formado por un centro de ácido nucleico —los genes virales— cubierto por una cápsula proteica.

Cuando esta cubierta del virus se adhiere a una célula sana del cuerpo, los genes del virus penetran en la célula y le ordenan que pare su trabajo y se ponga a fabricar más virus. Con el tiempo, el virus se multiplica y puede infectar más células sanas. Alertado del peligro, el sistema inmunitario del cuerpo envía anticuerpos a solucionar el problema. Los anticuerpos son tipos especiales de proteínas que se adhieren al virus invasor y lo neutralizan. Sin embargo, los virus son capaces de mutar para evitar la acción de estos anticuerpos.

Desgraciadamente, el virus de la hepatitis C tiene una gran facilidad para mutar, para cambiar. Este hecho es lo que hace que sea tan difícil que los equipos de científicos puedan inventar una vacuna realmente eficaz. No es fácil atinar en un blanco que se mueve constantemente.

¿Qué es el virus de la hepatitis C (VHC)?

El VHC es un virus monohelicoidal (de cadena única) de ácido ribonucleico (ARN) que se organiza como el ARN de los flavovirus, una familia de virus que producen la fiebre amarilla, el dengue y la encefalitis japonesa. Para complicar aún más el panorama de la hepatitis C se han identificado, por lo menos, seis tipos distintos de cepas, o genotipos, del VHC.

EL ABECEDARIO DE LA HEPATITIS VÍRICA

Cuando le dices a alguien que tienes hepatitis C, es muy probable que recibas toda una serie de preguntas que tienen que ver con otras formas de la hepatitis vírica.

«¿Fue una transmisión sexual? ¿Comiste algo en mal estado?» Es bastante útil conocer ciertos hechos acerca del abecedario de la hepatitis. Hedy nos habla de sus experiencias personales sobre este tema diciendo:

Durante mucho tiempo no comenté con nadie, salvo con mi marido y mis hijos, que tenía la hepatitis C. Cuando finalmente me decidí a contárselo a un par de buenos amigos no sabía con qué me iba a encontrar: ¿Pena? ¿Horror? Lo que no esperaba era que mi primer amigo se lo tomase totalmente a la ligera: «Bueno, quizá comiste en algún restaurante no muy higiénico; pero, bueno, no pasa nada, te pondrás bien.» Tuve que explicarles cómo es el contagio de la hepatitis A.

Cuando se lo conté a mi otra amiga, vi que se ponía muy tensa e incómoda, inmediatamente comprendí que pensaba que me la había contagiado en algún encuentro sexual. Tuve que explicarle que ella estaba pensando en la hepatitis B.

Ninguno comprendió y yo me sentí frustrada. No sé por qué me disgusté tanto, ya que antes de saber que tenía hepatitis C yo tampoco sabía la diferencia entre los distintos tipos de virus que causan las distintas hepatitis. Aunque parezca raro, me llevó mucho tiempo poder hacer otro comentario a mis amigos.

Como sabéis, la palabra *hepatitis* significa inflamación del hígado. La causa más común de la hepatitis es el origen vírico. Los virus de la hepatitis atacan exclusivamente al hígado, mientras que otros virus, tales como los del herpes o los de la mononucleosis, dañan el hígado como parte de una infección generalizada.

Conocemos, al menos, siete virus distintos de siete tipos distintos de hepatitis a los que nombramos con las letras de la A a la G. Los análisis de sangre pueden distinguir perfectamente e identificar el tipo de hepatitis que se presenta, pero el público en general tiende a agruparlas todas juntas.

Hepatitis A

Los rebrotes de este virus se deben a la falta de higiene, al uso de aguas contaminadas o a la falta de limpieza en algún centro hospitalario, o en guarderías infantiles, o en cualquier otro establecimiento donde haya muchas posibilidades de contagio. La hepatitis A se elimina en las heces; las manos mal lavadas y el contacto con aguas fecales son las causas más comunes de las epidemias que se propagan a través de los alimentos o del agua.

Las personas que contraen hepatitis A presentan los clásicos síntomas de la gripe entre 10 y 40 días después de haber estado expuestos al virus, y éste se considera el estadio agudo de la enfermedad. Los síntomas incluyen fiebre no muy alta, dolor muscular, dolor en las articulaciones, dolores de cabeza, malestar estomacal, pérdida del apetito y leves dolores abdominales. A menudo, a estos síntomas le sigue la aparición de síntomas de ictericia, amarilleo de los ojos y de la piel. En la amplia mayoría de los casos, el paciente se recupera por completo y queda inmunizado de por vida contra la hepatitis A.

La hepatitis A nunca persiste más allá del período agudo, esto quiere decir que los pacientes no desarrollan hepatitis crónica, ni cirrosis, ni cáncer de hígado. Muy raramente, aproximadamente en uno de cada 1.000 casos, el paciente presenta un estadio agudo muy grave que lo lleva a una deficiencia hepática que requerirá un trasplante urgente.

Hepatitis B

La hepatitis B se contagia, principalmente, a través de contactos con sangre infectada, es decir, transfusiones de sangre o productos sanguíneos, uso intravenoso de drogas, hemodiálisis, cirugía cardíaca de *by-pass*, o pinchazos accidentales durante la manipulación de sangre contaminada. También se contagia fácilmente a través de contactos sexuales, y en el momento del parto pasa de la madre al niño.

Entre el 90 y el 95 por 100 de los adultos infectados con hepatitis B superan la enfermedad y quedan inmunizados de por vida. En muy pocos casos, un paciente puede desarrollar una deficiencia hepática después de una hepatitis B muy acentuada. El 5 por 100 restante no se deshace de los virus, no los erradican y se convierten en portadores, o desarrollan una hepatitis crónica con riesgo de cirrosis o cáncer de hígado.

Los recién nacidos no tratados que hayan adquirido la hepatitis B a través de sus madres, a menudo sufrirán esa infección a lo largo de toda su vida. Sin embargo, la buena noticia es que los bebés tra-

tados inmediatamente después del nacimiento, con IGHB (inmuno
globulina hepatitis B) conjuntamente con la vacuna contra la hepatitis B, tienen un 95 por 100 de posibilidades de no adquirir la
infección.

Las personas afectadas de hepatitis B aguda tienen los mismos síntomas que cualquier paciente que sufra cualquier otra forma de hepatitis aguda. Los pacientes crónicos pueden no sufrir síntoma alguno,
o bien pueden quejarse de fatiga crónica, malestar general, falta de
energía y episodios periódicos de ictericia.

Los únicos fármacos para el tratamiento de la hepatitis B acepta-
dos por la FDA (Food & Drug Administration) —organismo oficial
de EE.UU. que aprueba el uso de medicamentos— son el interferón
alfa y la lamiduvina. Otros agentes antivirales, tales como el ganciclo-
vir, lubocavir y el famciclovir, también parecen ser efectivos. Los pacientes que requieren un trasplante a causa de una hepatitis B casi nunca desarrollan hepatitis B en el hígado trasplantado. El virus puede ser
recurrente en los trasplantes requeridos por una lesión hepática crónica, pero el uso de lamivudina y una terapia de inmunoglobulina prolongada con posterioridad al trasplante reduce ese riesgo en gran
medida.

Hepatitis C

Como ocurre con la hepatitis B, la hepatitis C también se transmite
a través de la sangre. Sin embargo, la incidencia de la transmisión sexual es casi nula y sólo en un 6 por 100 de los casos se produce la transmisión madre-hijo durante el parto.

> Mi mujer y yo llevamos casados más de 15 años, aun así, el mé-
> dico nos informó de que mi mujer no está contagiada a pesar de ha-
> ber dormido conmigo todo este tiempo. También dijo que sería muy
> raro que el contagio se produjera por transmisión sexual y que po-
> díamos usar protección si así lo deseábamos, pero que no era nece-
> sario. Pese a todo, la situación entre mi mujer y yo no es muy buena,
> incluso ya no me abraza; me siento muy solo.
>
> RALPH

La mayoría de las personas infectadas no tienen idea de que han pasado un episodio de hepatitis aguda. En general, los síntomas de la hepatitis C aguda son muy leves y el aumento de las enzimas del hígado es muy bajo. Los pacientes crónicos pueden tener síntomas y recuento de las transaminasas muy similares, pero los resultados de una biopsia (estudio de una muestra de tejido hepático bajo el microscopio) pueden fluctuar entre una histología benigna, una afección leve o un daño avanzado con presencia de cirrosis.

Los pacientes pueden ser candidatos adecuados para una terapia de interferón, o para una que combine la acción del interferón con la de ribavirina. Actualmente, se está estudiando la efectividad de nuevos agentes antivirales, entre ellos el thymosin, los interferones de acción prolongada (pegilados) y los inhibidores de la proteasa.

Entre el 20 y el 40 por 100 de los pacientes en lista de espera para un trasplante de hígado están afectados de hepatitis C.

Hepatitis D

La hepatitis D, o delta hepatitis, es un virus incompleto que requiere la presencia de la hepatitis B para poder completar su ciclo vital. Por ello, la hepatitis D se da sólo en pacientes afectados de hepatitis B. Los factores de riesgo son los mismos que para la hepatitis B. Los enfermos que sufren una combinación de hepatitis B y hepatitis D tienen más probabilidades de desarrollar una hepatitis fulminante (un grave ataque repentino), asimismo, estos pacientes presentan una hepatitis crónico-activa más grave, así como un elevado número de casos que desembocan en una cirrosis. El virus no parece tener gran influencia en la respuesta de los pacientes con hepatitis B a la terapia con interferón, ni en sus índices de supervivencia ni en la recurrencia de la hepatitis B tras un trasplante de hígado.

Hepatitis E

Los síntomas son iguales a los de la hepatitis A. Los casos que se han observado en Estados Unidos parecen proceder de México, América Central o India. En la mayoría de los casos, los pacientes no se convierten en portadores crónicos; tampoco es frecuente asociar el virus con cánceres hepatocelulares.

En la actualidad no existe ni una vacuna ni una terapia específica para este tipo de hepatitis. Los índices de mortalidad, tanto materna como del feto, se disparan cuando se adquiere hepatitis E durante el embarazo.

En la actualidad, cada vez son más los hospitales de países occidentales que ofrecen pruebas de detección de hepatitis E.

¿Hepatitis F, X, TTV?

Algunos pacientes afectados de hepatitis no presentan evidencias de albergar ningún virus de las hepatitis conocidas, o sea, desde la A hasta la E. El estudio exhaustivo de estos enfermos ha permitido descubrir nuevos virus hepatíticos potenciales, si bien no se cuenta con demasiada información acerca de los mismos. Los primeros estudios sugieren que estos virus pueden causar brotes esporádicos de hepatitis, hepatitis crónica y quizá ser causa de lesiones hepáticas posteriores.

Hepatitis G

Cada día estamos aprendiendo cosas nuevas acerca de este virus, de reciente descubrimiento, que se transmite de la misma manera que lo hace el virus de la hepatitis C. Tanto la hepatitis C como la hepatitis G son ocasionadas por la misma familia de virus. La hepatitis G presenta, al menos, cuatro subtipos principales. Hasta hoy, no sabemos si la hepatitis G causa lesiones hepáticas significativas.

Los informes con los que contamos en la actualidad indican que aproximadamente un 20 por 100 de los pacientes infectados por la hepatitis C podrían estarlo también del virus de la hepatitis G. Sin embargo, no hay evidencia de que la hepatitis G por sí sola pueda causar una hepatitis crónica progresiva.

¿ESTAMOS CERCA DE DESCUBRIR LA CURACIÓN?

Los virus son organismos tan complejos que a menudo nos sentimos frustrados cuando queremos saber más acerca de ellos. La experiencia de Hedy te puede ayudar a ver que tampoco en esto estás solo:

> Soy hija de un pastor protestante, y desde pequeña me han enseñado que estudiar, aprender y comprender son cualidades positivas y que hay que cultivarlas. Por ello, cuando me enteré de que tenía hepatitis C corrí a la biblioteca.
>
> Como escritora, había realizado investigaciones sobre temas médicos con anterioridad; pero aun así no podía entender, a fondo, la cantidad de estadísticas y de números, de siglas y de tipos de sangre, de palabras y de jerga médica que tenía que descifrar. Fue duro, y me llevó un tiempo aprender a relajarme y a admitir que estaba más allá de mis posibilidades. Lo que me llevó aún más tiempo fue darme cuenta de que parte del problema era que los científicos tampoco tenían las respuestas que yo buscaba.

Los equipos de investigación han reproducido el virus de la hepatitis C (VHC) en el laboratorio; desde allí siguen estudiando, y tratando de determinar cómo se reproduce. Cuando lo logren, los resultados podrán ayudarnos a comprender mejor cómo el virus se abre camino hacia nuestras células y cómo se reproduce. Este conocimiento será fundamental para el desarrollo posterior de nuevos fármacos y de nuevas terapias que combatan la hepatitis C con mayor eficacia.

Recientemente, varios laboratorios científicos han logrado aislar ciertas enzimas del virus de la hepatitis C llamadas helicasas y proteasas. Los investigadores afirman que podrán desarrollar fármacos específicos que inhiban estas enzimas y que sean realmente efectivos en los tratamientos contra la hepatitis C. En la actualidad, existen ciertos tipos de fármacos muy similares que se utilizan para tratar a pacientes afectados por el virus VIH (seropositivos) y que han resultado ser eficaces para erradicar los VIH de sangre y tejidos.

El futuro es realmente prometedor. Como médico, me alegro sinceramente cuando un paciente logra pelear y erradicar los virus de la hepatitis C de su organismo. Muchos infectados no lo logran, pero en el camino cosechan muchos otros éxitos. Cualquier enfermedad, especialmente una de tipo crónico, pone a prueba los límites de una persona. Mi esperanza es que los próximos capítulos te ayuden a aprender más acerca de la hepatitis C. Asimismo, espero que estas páginas te ayuden a sentirte más cómodo con las elecciones que tendrás que hacer y a ser más fuerte frente a los retos que se te presentarán.

El comienzo de la sabiduría es aprender a llamar las cosas por su nombre.

Proverbio chino

CAPÍTULO 2

Cuando tienes hepatitis C

Pautas para comprender mejor el diagnóstico
Análisis de sangre y biopsias

Hacía dos años que sabía que algo estaba mal.

Estaba cansado durante todo el día. Sonará raro lo que voy a decir, pero cuando mi médico me comunicó el diagnóstico casi sentí un cierto alivio. ¡Finalmente había comprobado que no estaba loco y que no era un hipocondríaco!

Pero... ¿Hepatitis C? No tenía la piel amarilla ni me sentía tan mal como para eso. Dije lo primero que me vino a la mente: «Doctor, ¿no se habrá equivocado?»

KEVIN

«*P*ERO... ¡SI YO ME SIENTO BIEN!*» Esto es lo que exclaman muchos de mis pacientes cuando les comunico que sus análisis de sangre indican que tienen hepatitis C. A menudo, la frase que sigue es: «¿Está seguro?»

Todos nosotros reaccionamos de la misma manera al escuchar una noticia que nos duele mucho. Tenemos un mecanismo de defensa incorporado, un escudo protector que evita que la noticia nos penetre demasiado rápido. Nos quedamos conmocionados, casi como atontados. Luego, a medida que nuestros cuerpos se van adaptando al repentino estrés al que se han visto sometidos, comenzamos a preguntarnos: ¿Será cierto? ¿No habrá un error?

Este capítulo quiere responder a ésa y a otras muchas preguntas acerca de las pruebas de detección y evaluación de la hepatitis C y a las que nos hacemos a partir del momento en que se inicia el proceso y durante todos los años posteriores. En este capítulo trataremos los siguientes temas:

- **¿Pueden estar equivocadas las pruebas?**
  ELISA I
  ELISA II
  RIBA
  Limitaciones de las pruebas
  Pruebas de VHC-ARN
  Prueba cuantitativa de RCP
  Prueba de cadenas del ADN
  Genotipos y cuasiespecies
  Radiología
  Ultrasonido
  TAC (tomografía axial computerizada)
  Biopsia de hígado

- **Aprender a interpretar los resultados de las biopsias.**

- **¿Y después del diagnóstico, qué? Pruebas, pruebas y más pruebas.**
  Enzimas hepáticas
  Bilirrubina
  Albúmina
  Tiempos y factores de coagulación
  Análisis completo de sangre, recuento general de glóbulos y plaquetas.
  Pruebas, pruebas y más pruebas.

¿PUEDEN ESTAR EQUIVOCADAS LAS PRUEBAS?

Si bien es cierto que las pruebas de detección de la hepatitis C disponibles en la actualidad son realmente muy buenas, ninguna es absolutamente segura y precisa. Cada una de las pruebas tiene un índice, bajo, de falsos positivos y de falsos negativos. Para comprender por qué se producen estos fallos tendrás que aprender algunas nociones básicas acerca de cómo funcionan estas pruebas.

La mayoría de los tests, o pruebas de detección, de la hepatitis C miden solamente la cantidad de anticuerpos que tu organismo produce en contra del virus. Sin embargo, las pruebas más modernas miden la cantidad de virus, o sea, la llamada carga viral (ARN), los niveles cuantitativos del virus y determinan el subtipo o genotipo viral al que pertenecen.

Cuando la hepatitis C invade tu cuerpo, tu sistema inmunitario, que es como un ejército, rápidamente envía «soldados» de proteínas a luchar contra el invasor, y los incorpora a tu torrente sanguíneo. Estas proteínas se llaman *anticuerpos;* son los anticuerpos mismos quienes adoptan la forma necesaria para poder encajar en las moléculas (los *antígenos)* de la superficie del virus. Los anticuerpos se pegan al virus de la hepatitis C, y de esta manera los glóbulos blancos de tu sangre pueden penetrar y destruir al invasor.

Las dos pruebas más utilizadas para detectar la hepatitis C, ELISA y RIBA, funcionan generando una reacción contra los anticuerpos de la hepatitis C.

ELISA I

En el año 1989, unos pocos meses después del descubrimiento de la hepatitis C, se creó y desarrolló una prueba capaz de detectar la presencia en sangre de anticuerpos para un cierto antígeno llamado C-100. Sin embargo, el ELISA I producía muchos falsos positivos; en uno de cada tres casos no detectaba el virus. Si te diagnosticaron la hepatitis C entre los años 1989 y 1992, y nunca más te has vuelto a someter a otra prueba, quizá deberías consultar a tu médico sobre la posibilidad de volver a realizar nuevas pruebas de detección.

ELISA II y III

En 1993, los científicos desarrollaron una prueba de detección más sensible que la anterior y la llamaron ELISA II. La batería de pruebas ELISA II detecta *cuatro* antígenos producidos por la hepatitis C, por lo tanto, es mucho más sensible y específica y produce muchos menos falsos positivos. La batería, o sea, el conjunto de pruebas ELISA III utilizado en la actualidad, es una versión corregida y revisada de ELISA II. Esta última prueba de detección ha estado disponible para su uso comercial desde el año 1996, y desde entonces hay una mayor seguridad y precisión en los resultados.

Volvamos ahora a la pregunta inicial: «¿Pueden estar mal los resultados?»

A pesar de que se utilizan los métodos más modernos de detección, aún hoy se producen algunos falsos positivos en las lecturas de los resultados de la prueba ELISA III.

Algunos anticuerpos no-específicos pueden ligarse a los antígenos de la hepatitis C, o bien reaccionar frente a una enzima (superóxido dismutasa) que se encuentra en aproximadamente un 3 por 100 de toda la población. En estos casos se plantea el llamado «problema de identidad equivocada». Un resultado positivo del ELISA III podría ser una reacción contra esta enzima y no contra los antígenos de la hepatitis C.

RIBA

Si has dado positivo con el ELISA, es muy probable que tu médico quiera confirmar los resultados utilizando el test llamado RIBA. RIBA es el nombre de otra batería de pruebas que determina con exactitud frente a qué antígeno de la hepatitis C están reaccionando los anticuerpos existentes en tu torrente sanguíneo.

Si tu reacción es sólo frente a la enzima superóxido dismutasa, y no en contra de los antígenos de la hepatitis C, no tienes hepatitis C.

Si reaccionan frente a dos o más antígenos de la hepatitis C, sí tienes hepatitis C.

Si reaccionan sólo frente a un antígeno de la hepatitis C, puedes tenerla y puedes no tenerla. Cuando se produce este último caso, las pruebas de ARN resolverán el dilema.

Limitaciones de las pruebas

Las pruebas de diagnóstico que hemos estado mencionando hasta ahora sólo miden la respuesta de tus anticuerpos frente al virus de la hepatitis C. En realidad, no detectan si hay virus o no hay virus de hepatitis C en tu cuerpo. Los anticuerpos pueden permanecer en tu cuerpo incluso una vez que te hayas librado de los virus. Por ello, un resultado positivo puede significar una de las siguientes cosas:

1. Tienes actualmente una hepatitis C.
2. Has estado expuesto a la hepatitis C pero actualmente eres inmune a ella (aproximadamente un 15 por 100 de las personas son afortunadas y pueden erradicar los virus de la hepatitis C por sí mismas, otras pueden erradicar los virus utilizando interferón).
3. Tu madre tiene, o tenía, hepatitis C y tú eres un niño o niña que ha recibido los anticuerpos a través de la placenta. Los anticuerpos que se reciben por este medio normalmente desaparecen en los tres primeros meses de vida, a no ser que el bebe también esté contagiado.

Me enteré de que tenía hepatitis C cuando hice una donación de sangre. A los pocos días de la extracción, recibí una carta del banco de sangre informándome de que había dado positivo.

¡Vaya noticia! No fui a ver a un médico inmediatamente porque acababa de empezar en un trabajo nuevo y tenía esperar por los papeles del seguro médico. Mientras esperaba, empecé a asistir a un grupo de apoyo para enterarme de qué diablos tenía. Una vez que me llegaron los papeles asignándome médico, me hice las pruebas y resultaron negativas, cero, ¡nada! ¿Tengo hepatitis C o no?

KAREN

BATERÍA ARN-VHC

Karen dio positivo en una prueba que medía los anticuerpos de la hepatitis C. Sin embargo, cuando se sometió a una prueba que medía

directamente la presencia de los virus en su sangre, llamada la prueba
ARN-VHC, dio negativo. ¿Tiene hepatitis C o no tiene hepatitis C?

Para responder a esta pregunta es necesario saber que hay dos clases de pruebas, una es la llamada RCP (reacción de la cadena de poli-
merasa) y la otra la reacción de cadena del ADN:

1. RCP: Este método se utiliza para controlar la evolución de las
   personas que se encuentran bajo terapias con interferón y ver
   si han eliminado el virus de su organismo. Aún no se sabe a
   ciencia cierta cuáles de las nuevas de pruebas RCP son las más
   sensibles y las más específicas. Algunos laboratorios afirman
   que sus pruebas son tan sensibles que son capaces de detectar
   el virus aun cuando existan tan sólo 100 partículas de virus por
   mililitro de sangre. En la actualidad, estas pruebas son muy caras y puede ser muy engorroso tener que utilizarlas a gran escala, o sea, para analizar un gran número de muestras.

2. ADN cadena compuesta: La Corporación Médica Quirón (Chi-
   ron Corporation), de EE.UU., ha inventado y actualmente es
   quien produce esta prueba. A pesar de que este método es más
   fácil de aplicar a un gran número de muestras, su sensibilidad
   es relativamente baja: su capacidad de detección funciona sólo
   cuando existen más de 200.000 partículas virales por mililitro
   de sangre.

Volvamos ahora al caso de Karen; una batería cuantitativa RCP puede dar resultados diferentes en momentos diferentes. La sensibilidad y la
reproductibilidad de estas pruebas dependen de cuál sea el laboratorio
que las produce. En el caso de Karen, cualquiera de estas circunstancias
puede haber sido la causa de esos dos resultados contradictorios. Quizá,
la cantidad de virus en su organismo sea tan pequeña que la prueba de detección no la pudo registrar. En cambio, cuando se sometió a una prueba VHC-ARN los virus pudieron aparecer en el resultado.

Por otro lado, Karen puede haber estado expuesta al virus de la hepatitis C y haberlos eliminado de su organismo naturalmente. La presencia de anticuerpos en su organismo refleja su respuesta inmunológica al virus. La información que actualmente poseemos acerca de
infecciones por transfusiones indica que hasta un 15 por 100 de los pa-

cientes con hepatitis C aguda erradicarán naturalmente los virus, eliminando la infección.

Una vez más, oigamos la experiencia de Hedy:

> La primera vez que me sometí a una prueba RCP intenté comprender los resultados, pero eran un galimatías matemático: $5,5 \times 10^6$ partículas virales por mililitro de sangre. Y esto ¿qué significa? ¿Es alto? ¿Es bajo? Finalmente resultó que estaba tan sólo un poco por encima de la media.
>
> Lo que yo quería escuchar, en realidad, era que mi recuento de virus era bajo, o sea, que durante varios días me sentí muy deprimida. Muchos meses después, me hice otra prueba RCP. Ya me había preparado para oír que tenía, otra vez, los niveles de virus elevados. Para mi sorpresa, el cómputo de los virus estaba bajo, muy bajo. Me sentí muy contenta, pero también comencé a aceptar el hecho de que yo no tenía ningún control sobre este virus.

¿Qué significan esas cifras que leeremos en los resultados? ¿Qué es alto y qué es bajo? Cualquier cifra menor de un millón (10^6) es baja. Cualquier cómputo por encima de tres millones (3×10^6) se considera alto.

Genotipos y cuasiespecies

Una vez que te hayas hecho las pruebas, es probable que quieras saber cuál es tu genotipo. Este tipo de pruebas, que anteriormente sólo se llevaba a cabo en los laboratorios científicos de investigación y desarrollo, está ahora a disposición de los médicos para que la puedan realizar en hospitales y en sus consultorios, ya que han sido comercializadas por los grandes laboratorios farmacéuticos.

En realidad, el virus de la hepatitis C es una familia entera de virus, con seis subtipos principales. En Estados Unidos, entre un 70 y un 75 por 100 de los casos son de tipo 1a y 1b. En otras partes del mundo predominan otros subtipos.

¿Por qué es importante el subtipo? Porque hemos averiguado que los diferentes subtipos responden a las terapias en forma diferente. Los subtipos 1a y 1b son relativamente resistentes a la terapia antiviral.

Por el contrario, los subtipos 2 y 3 parecen responder mejor. Sin embargo, aún no es posible predecir con exactitud si una terapia tendrá éxito o no en un paciente determinado, basándonos sólo en su subtipo. Particularmente, he tenido pacientes de todos los subtipos que respondieron favorablemente a la terapia.

Otro factor que ayuda a pronosticar la respuesta a la terapia puede ser el número de cuasiespecies de hepatitis C que circulen en la sangre del paciente. Dado que el virus tiene tanta facilidad para mutar, es muy frecuente que los pacientes tengan varias copias del virus de la hepatitis C en su torrente sanguíneo; cada una de ellas corresponde a cada una de las mutaciones del VHC. Este fenómeno de multiplicidad del virus se llama cuasiespecies; este término quiere indicar que, en estos casos, la hepatitis C existe en forma de múltiples grupos de ARN-VHC dentro de un mismo subtipo.

Los pacientes que tienen un número mayor de cuasiespecies parecen sufrir lesiones hepáticas más graves, y tienen un índice más elevado de insuficiencia hepática cuando se someten a terapias antivirales. Los pacientes afectados por la hepatitis C durante mucho tiempo son más propensos a tener un mayor número de cuasiespecies en sangre. En la actualidad, no disponemos de ninguna prueba que esté en el mercado y que pueda establecer la cantidad de cuasiespecies que posee un paciente. Sin embargo, los laboratorios de investigación científica sí pueden llevar a cabo estas pruebas.

Radiología

Si tu médico te ha indicado que debes hacerte un TAC (tomografía axial computerizada) o una prueba de ultrasonido, no te alarmes. Estas pruebas son técnicas no invasivas y pueden ofrecer mucha información sobre el estado de tu hígado.

Ultrasonidos

Someterse a una ultrasonografía (prueba de ultrasonido) es una forma segura e indolora de poder investigar acerca del tamaño, de la es-

FIGURA 2 A.

TAC DE UN HÍGADO NORMAL, DE UN HÍGADO CIRRÓTICO Y DE UN TUMOR DE HÍGADO (HEPATOMA)

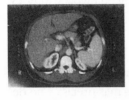 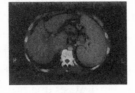 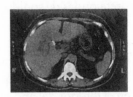

No cirrótico   Cirrótico   Cáncer de hígado
                                         (hepatoma)

Un TAC es una prueba radiológica específica que permite observar lo que sucede dentro del abdomen. La pantalla que se reproduce a la izquierda refleja un hígado y un bazo normales. La del medio muestra un hígado con una superficie nudosa e irregular y un bazo de tamaño mayor de lo normal; esta imagen pertenece a un paciente cirrótico. La pantalla de la derecha evidencia la presencia de un hepatoma (cáncer de hígado) en el medio del hígado. El paciente fue tratado con una quimioembolización del tumor y recibió un transplante de hígado; en la actualidad vive sin rastros del tumor.

tructura y de la situación vascular (irrigación sanguínea) de tu hígado. Ésta es la técnica de radiología más indicada para una correcta evaluación de estado del hígado y para detectar tumores hepáticos.

Las ondas de ultrasonidos penetran en los tejidos y una pantalla recoge las ondas reflejadas que formarán, en esa pantalla, una imagen visible del hígado. Se puede comparar este proceso al que se utiliza para encontrar petróleo, observando los gráficos de un sismógrafo sobre la formación de las capas terrestres.

El método de ultrasonidos ayuda a determinar tanto el tamaño del hígado como su textura; el tamaño de los conductos biliares y de los vasos sanguíneos. Si agregamos a estas pruebas de ultrasonidos otras llamadas Doppler, podremos detectar el sentido y la cantidad de sangre que fluye por los vasos sanguíneos que entran y salen del hígado. Es posible que tu médico te ordene una prueba de ultrasonidos para poder determinar con precisión el estado de tu hígado, antes de tener que hacerte una biopsia.

TAC (tomografía axial computerizada)

Este método difiere del de ultrasonidos en cuanto a que no interpreta ondas de sonido sino que utiliza una máquina de rayos X muy sofisticada que escanea, que observa, los órganos internos emitiendo una radiación mínima. Los TAC se utilizan para confirmar la información hallada por medio de las pruebas de ultrasonidos y poder obtener una imagen más clara, ya que en estas pruebas no influye la presencia de aire en el interior del abdomen. Un TAC es una prueba más precisa y no depende tanto de la habilidad del profesional que la realice, como sucede en el caso de las pruebas por ultrasonidos. Los TAC definen con claridad el tamaño y la textura del hígado y pueden detectar la existencia de un tumor de hígado, aun en sus primeros estadios (véase fig. 2 A).

Biopsia de hígado

A veces, parecería que la sola mención de la palabra *biopsia* dispara los miedos de quien la escucha; sin embargo, es una parte esencial de tu tratamiento. Sólo una biopsia puede darle a tu médico una idea precisa de las condiciones en que se encuentra tu hígado.

Necesitas la biopsia por dos razones:

1. Confirma el diagnóstico de hepatitis C, y descarta la posibilidad de que se trate de otras afecciones, tales como un cuadro de hígado granulomatoso, una infección hepática de otra etiología o una enfermedad del tracto biliar. Una biopsia de hígado, junto con un TAC o una prueba de ultrasonidos, es fundamental para determinar la ubicación de la lesión y descartar la presencia de un cáncer de hígado o un linfoma.
2. Determina en qué estadio de la hepatitis C te encuentras y cuál es el grado de actividad de la enfermedad. Habitualmente, las hepatitis virales crónicas pasan de un estadio inflamatorio leve a la fibrosis y después a la cirrosis. Se pueden realizar biopsias a lo largo de los años para poder seguir de cerca el proceso de la enfermedad. Una vez que se ha desarrollado una cirrosis, las biopsias tienen poco o ningún sentido.

Unos años atrás, las biopsias de hígado se realizaban bajo anestesia general y requerían algunos días de internamiento en el hospital. En la actualidad, es un proceso que no requiere que el paciente quede ingresado y se realiza, literalmente, en algunos segundos.

De hecho, la mayor parte del tiempo se emplea en la preparación para el proceso. Sin embargo, es una técnica invasiva y por lo tanto te pedirán que firmes un consentimiento escrito. Si ello es posible, es una buena idea elegir un médico que lleve a cabo biopsias con frecuencia y que conozca perfectamente este proceso. Las biopsias se pueden realizar cada tres o cinco años.

> No le había dicho a mi esposa que había dado positivo en las pruebas de la hepatitis C porque no quería preocuparla; o sea, que cuando el médico me ordenó hacer una biopsia y me explicó lo que era, pensé que podía seguir ocultándoselo.
>
> Me tomé la tarde libre y conduje, sin ningún problema, tanto de ida como de vuelta al hospital; pero esa noche teníamos entradas para el teatro y cuando llegue a casa no me quedaba tiempo ni para descansar un rato. Lo del teatro no fue una buena idea. Me sentí mal durante la función, tuvimos que salir y tuve que contarle todo a mi mujer. Ése fue el final de mi fase de «macho».
>
> KEVIN

Como podemos deducir del testimonio de Kevin, es una buena idea poder descansar y tranquilizarse tras haber pasado por una biopsia. Basado en mi experiencia, puedo afirmar que la mayor parte de los miedos de los pacientes surge porque no saben a qué se van a enfrentar.

El procedimiento es el siguiente: primero tu medico te examinará minuciosamente para determinar con exactitud dónde ubicará la aguja de la biopsia, y luego limpiará la piel en ese sector con una solución de yodo u otro antiséptico. A continuación te aplicará una anestesia local, como la del dentista, en la zona por donde entrará la aguja de la biopsia. Algunos médicos también prescriben una inyección de benzodiazepina intravenosa junto con un tranquilizante leve para reducir la ansiedad y la incomodidad del paciente.

Sentirás una presión fuerte cuando se inserte la aguja, pero todo el proceso no tarda más que los pocos segundos que se necesitan para obtener una minúscula porción de tejido. Luego te pedirán que te tumbes sobre tu lado derecho para evitar que la superficie de tu hígado pueda sangrar. Permanecerás en observación, en esa sala o en una adyacente, de dos a cuatro horas. Si tu situación es estable y no presentas ningún síntoma, te dirán que te puedes ir; pero si desarrollas alguna sintomatología es probable que quedes ingresado para observación.

He llevado a cabo cientos de biopsias y muy pocas veces se han producido complicaciones. Los porcentajes de complicaciones varían entre un 1 y un 0,1 por 100. En caso de que ocurra una de las complicaciones más comunes, que es el sangrado de la superficie del hígado, el paciente puede requerir una transfusión o incluso una operación. Muy raramente, la aguja de la biopsia perfora otro órgano interno, como el riñón, el pulmón, la vesícula biliar o el intestino. Solamente en 1 de cada 1.000 casos se produce la muerte del paciente.

APRENDER A INTERPRETAR LOS RESULTADOS DE LAS BIOPSIAS

Tu médico te leerá los resultados de la biopsia, refiriéndose a estadios histológicos. La histología es el examen de los tejidos con un microscopio. En el desarrollo de una lesión hepática producida por la hepatitis C hay cuatro estadios histológicos:

- Estadio I: se caracteriza por la presencia de una inflamación sin que exista daño del tejido hepático.
- Estadio II: hay una inflamación con fibrosis leve (daño) en el tejido hepático, localizada en una cierta zona (portal) del hígado.
- Estadio III: muestra la presencia de fibrosis en los portales o zonas adyacentes.
- Estadio IV: se caracteriza por la presencia de una cirrosis, o sea, fibrosis avanzada o necrosis (pérdida) del tejido de la estructura hepática.

Los estadios histológicos no tienen una correspondencia exacta con la duración de la infección. Por ejemplo, el hígado de un pacien-

FIGURA 2 B.

ESTADIOS HISTOLÓGICOS DE LA HEPATITIS C

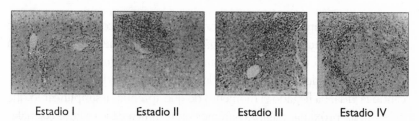

| Estadio I | Estadio II | Estadio III | Estadio IV |

Este gráfico ilustra los progresivos cambios microscópicos que pueden ocurrir en un hígado afectado de hepatitis C. El estadio I sólo muestra la presencia de una inflamación leve en el tracto portal; el estadio II muestra una mayor inflamación con propagación de la fibrosis (tejido dañado) a las células adyacentes; el estadio III denota que la fibrosis se ha expandido entre tractos portales, y el estadio IV es el de una cirrosis con formación de nódulos.

te con una enfermedad de proceso lento puede estar dentro de los primeros estadios histológicos durante muchos años, incluso décadas, mientras que otro paciente puede llegar a una cirrosis en menos de diez años. Los estadios histológicos son fácilmente distinguibles observando el tejido con el microscopio (véase la figura 2 B).

Los médicos utilizan ciertos términos específicos cuando interpretan los resultados de una biopsia de hígado de un paciente afectado de hepatitis C. He aquí un cuadro que te ayudará a poder hacer una rápida «traducción»

ESTADIO DE LA ENFERMEDAD	TERMINOLOGÍA
Estadios iniciales, actividad leve (I)	Hepatitis C crónica persistente o Hepatitis C activa crónica moderada.
Estadios intermedios (II o III)	Hepatitis C activa crónica con fibrosis.
Estadios avanzados (IV)	Cirrosis.

¿Y DESPUÉS DEL DIAGNÓSTICO, QUÉ? PRUEBAS, PRUEBAS Y MÁS PRUEBAS

Vivir con hepatitis C implica aprender a convivir con el hecho de que tendrás que someterte a muchos análisis de sangre que irán indicando la evolución de tu enfermedad. ¿Alguna vez te has preguntado qué significan esas cantidades, en realidad? Si la terminología médica te está complicando la vida, ha llegado el momento de que aprendas a simplificar lo que oyes. En las próximas páginas haremos un resumen de los signos o señales de advertencia que aparecen en las cinco pruebas sanguíneas básicas:

1. Enzimas.
2. Bilirrubina.
3. Albúminas.
4. Factores de coagulación.
5. Recuento completo de glóbulos y plaquetas.

Tu médico ordenará que te hagas análisis de sangre con frecuencia, esto se debe a que los resultados sirven para indicar qué cambios estás sufriendo. Los análisis de sangre más específicos, literalmente, se «zambullen» en tu torrente sanguíneo para medir el grado de lesión hepática (enzimas), o comprobar en qué estado se encuentran las funciones del hígado (bilirrubina, albúmina, factores de coagulación y recuento completo). Al principio, quizá te sientas intimidado por la cantidad de términos nuevos, de siglas y de números. Sin embargo, cuando aprendas algunos elementos básicos de este nuevo lenguaje te será más fácil comprender la interpretación de tu médico.

Veamos cuál ha sido la experiencia de Hedy en este campo:

> ¿Alguien ha prestado atención a estos rollos de los resultados de los análisis antes de estar enfermo de hepatitis C? ¡Yo no! Al principio anotaba religiosamente, en una libretita, los niveles de mis enzimas ALT y AST y no prestaba atención a las otras cifras que aparecían en el informe del laboratorio. Pero ahora comprendo que son los otros valores los que me permiten saber cómo se las está arreglando mi hígado frente a la infección. Entenderlas es como poder mirar mi hígado bajo el microscopio, por eso siempre pido una copia de los re-

sultados y tengo mi propio archivo. ¡Me ayuda a sentir que yo también estoy haciendo todo lo que puedo!

Enzimas hepáticas

Las células hepáticas producen unas proteínas, llamadas enzimas, que viven dentro de las células, o sea, dentro de las membranas. Podemos imaginar que nuestro hígado es una gran planta industrial donde se producen las sustancias químicas que van a transformar la materia prima en las sustancias que nuestro organismo necesita. Las enzimas son catalizadores que ayudan a las células hepáticas a realizar su trabajo específico: producir los cambios químicos necesarios para que nuestro organismo tenga combustible para vivir.

Ésta es una lista de los nombres de las enzimas que necesitas recordar:

- GPT (ALT) (alanina aminotransferasa)
- GOT (AST) (aspartato aminotransferasa)
- GGT (gammaglutamil transferasa)
- FA (fosfatasa alcalina)

Al conocer los niveles de estos elementos en tu sangre, tu médico puede evaluar el estado de tu hígado. ¿Cómo? En condiciones normales, el nivel en sangre de estas enzimas es relativamente bajo. Pero cuando las células hepáticas se dañan, se destruyen o se mueren, estas enzimas se filtran fuera de las células y se incorporan al torrente sanguíneo. Por ello, cuando las células hepáticas están dañadas los niveles en sangre de las enzimas del hígado aumentan.

Un aumento significativo de los valores de GPT (ALT) se asocia con la presencia de un daño hepático masivo; un daño hepático leve puede asociarse a un aumento leve, o incluso a la falta de aumento de GPT (ALT). En los primeros estadios de la hepatitis C, antes de que se desarrolle una cirrosis, esta correlación es mucho más pronunciada.

Sin embargo, una vez que se desarrolla una cirrosis, los niveles GPT (ALT) pueden no ser elevados, y por lo tanto, los niveles de GPT (ALT) ya no son indicadores del daño hepático.

TABLA 1.

VALORES NORMALES Y ANORMALES PARA LAS PRUEBAS DE LABORATORIO

PRUEBA	RANGO NORMAL	RANGO ANORMAL	
		Leve a moderado	Elevado
Enzimas			
GOT (AST)	<40 UI / litro	40-200	>200
GPT (ALT)	<40 UI / litro	40-200	>200
GGT	<60 UI / litro	60-200	>200
FA	<112 UI / litro	112-300	>300
Funciones hepáticas			
Bilirrubina	<1,2mg/dl	1,2-2,5	>2,5
Albúmina	3,5-4,5 g/dl	3,0-3,5	<3,0
Protrombina (tiempo)	<14 segundos	14-17	>17
Recuento sanguíneo			
WBC (glob. blancos)	>6.000	3.000-6.000	<3.000
HCT	>40	35-40	<35
Plaquetas	>150.000	100.000-150.000	<100.000

LEYENDA:

UI	= unidades Internacionales
l	= litro
dl	= decilitro
mg	= miligramo
GOT (AST)	= aspartato aminotransferasa
GPT (ALT)	= alanina aminotransferasa
GGT	= gammaglutamil transferasa
WBC	= white blood count (recuento de glóbulos blancos)
HCT	= hematocrito o porcentaje de sangre ocupado por los glóbulos rojos.

¿Qué significan esas cifras? La tabla 1 nos muestra los valores normales y anormales para las pruebas mencionadas. Hay ciertas pautas en los resultados de los análisis sanguíneos que se relacionan con los distintos tipos de lesión hepática. Un paciente afectado de hepatitis C típico muestra un aumento en GOT (AST) y GPT (ALT), pero no se observa aumento en sus valores de GGT ni de FA.

Los pacientes afectados de cirrosis, o con alteraciones del tracto biliar (conductos que filtran la bilis del hígado al intestino), pueden presentar un aumento leve en los valores de GGT y FA. Sin embargo, en algunos casos atípicos de hepatitis C he observado un aumento predominante de GGT.

Si bien la mayoría de los pacientes tienden a centrarse en los recuentos de GOT (AST) y de GPT (ALT), es bueno saber que hay otros niveles más significativos a la hora de evaluar el estado de tu hígado.

Bilirrubina

Tras haber dado a luz a mi segundo hijo, por cesárea, necesité una transfusión; un tiempo después me enteré de que había contraído la hepatitis C. Mis niveles de GOT (AST) y de GPT (ALT) apenas eran elevados.

Para mí, lo más importante era poder criar a mis hijos lo mejor posible y durante el mayor tiempo posible. Quería que estuviesen con su madre y que pudieran llegar a conocerme bien y disfrutar de mis cuidados y, por ello, decidí retrasar mi tratamiento lo más que pudiera. Sin embargo, me hacía análisis de sangre cada tres meses.

Pasó el tiempo y mi hijo menor cumplió nueve años. El día de su cumpleaños recibí una llamada de mi médico diciéndome que había cambiado la pauta de todos mis análisis de sangre hasta ese momento. «Tienes la bilirrubina alta, ya es hora de empezar con el interferón.» Respiré hondo y me dije: «¡No más reuniones de padres en la escuela, no más hornear grandes cantidades de pastelitos para las fiestas!» Ahora tenía que ocuparme de mí. Pero respondí favorablemente al tratamiento. Fue una buena decisión.

JILL

Cuando tus glóbulos rojos completan su ciclo vital y se fragmentan se disuelven naturalmente y producen un pigmento amarillo que se pasa al hígado y se excreta a través de la bilis. La bilis interviene ayudando a tu cuerpo en su función digestiva, mientras que el pigmento amarillo, llamado bilirrubina, no tiene función digestiva.

En un paciente afectado de hepatitis C, los niveles de bilirrubina en sangre tienden a fluctuar, si bien un aumento persistente de la bilirrubina a menudo indica la presencia de una disfunción hepática severa y la posibilidad de una cirrosis.

He aquí el porqué. En condiciones normales, tu cuerpo va produciendo nuevos glóbulos rojos a medida que los viejos se van fragmentando; de esa manera, el nivel de bilirrubina es constante. Sin embargo, si tus glóbulos rojos se van muriendo más rápidamente (hemolisis) o tus funciones hepáticas se dañan, los niveles de bilirrubina en sangre aumentan.

Tu hígado tiene que ponerse a trabajar más para poder absorber este exceso de bilirrubina; metabolizarla, o sea, hacerla soluble en agua para poder excretarla en la bilis y enviarla al intestino a través de los conductos correspondientes. Los microbios del intestino continúan metabolizando la bilirrubina hasta que, finalmente, tú la eliminas.

Cuando el cuerpo no puede eliminar la bilirrubina de la sangre, la piel y el blanco de los ojos se torna amarillo (ictericia) y el color de las heces es muy claro. El color oscuro de la materia fecal está dado por la estercobilina, un pigmento de color marrón derivado de la bilirrubina. Ésta es la razón por la que tu médico, probablemente, te preguntará por el color de tus deposiciones.

Albúmina

La albúmina es otra proteína sintetizada, manufacturada, por el hígado. Las células hepáticas secretan albúmina para mantener el volumen de sangre en arterias y venas. Cuando la albúmina decrece hasta niveles muy bajos, el fluido sanguíneo puede filtrase por fuera de los capilares e invadir los tejidos circundantes. Esto produce una hinchazón conocida como edema. El rango de referencia normal de la albúmina varía entre 3,5 y 4,5 gramos por decilitro. Cuando los niveles descienden por debajo de 2,5 gramos por decilitro se producen los edemas.

Si bien los niveles de las enzimas hepáticas aumentan a las pocas horas —o a los pocos días— de producirse una lesión hepática, los niveles de albúmina no bajan a no ser que la lesión hepática se haga progresiva y dure por lo menos un mes. Esto se debe a que la albúmina tiene un tiempo prolongado de residencia en el plasma, aproximadamente un mes. Por lo tanto, un descenso en los niveles de albúmina serosa refleja la existencia de una reducción progresiva de la capacidad del hígado para sintetizar esta proteína.

Conviene saber que también existen otros factores, no relacionados con la función hepática, que pueden producir un descenso en los niveles de albúmina; seguramente tu médico los tendrá en cuenta al interpretar los resultados de tu análisis de sangre. Sin embargo, un descenso significativo y prolongado en los niveles de albúmina serosa puede muy bien estar indicando una función hepática débil o una cirrosis hepática. Los pacientes con niveles de albúmina muy bajos pueden ser considerados como posibles candidatos a un trasplante de hígado.

Tiempos y factores de coagulación

¿Recuerdas cuando comparamos al hígado con una gran planta industrial productora de las sustancias químicas necesarias para tu cuerpo? Bien, pues también es el hígado el órgano encargado de sintetizar muchas proteínas responsables de la coagulación de la sangre. El Tiempo de Protombina (PT) es la prueba más usada para medir los niveles de varios de los factores de coagulación. Si tu tiempo de protombina es elevado quiere decir que tu hígado no está produciendo los factores de coagulación suficientes, y por eso tu sangre tarda más en coagular.

Al revés de lo que ya dijimos que sucede con la albúmina, los factores de coagulación pueden descender muy rápidamente, incluso a las pocas horas de producirse la lesión hepática. En los casos muy graves, las disfunciones en el tiempo de coagulación pueden estar indicando la necesidad cercana de un trasplante. En pacientes con hepatitis crónicas o con lesiones hepáticas crónicas, la presencia de un tiempo de coagulación demasiado extendido puede ser una señal de aviso de que el hígado está teniendo problemas para llevar a cabo su función de síntesis.

Frente a estos cuadros, lo habitual es que el médico administre vitamina K, una vitamina esencial en el proceso de coagulación, para determinar si el retardo en el tiempo de coagulación es reversible. Los pacientes con elevación persistente y prolongada del tiempo de protrombina que no respondan a la vitamina K pueden ser considerados como candidatos a un trasplante de hígado.

Análisis completo de sangre, recuento completo de glóbulos y plaquetas

Un análisis de sangre completo puede ser un muy buen sistema de detección de lesión hepática.

Veamos cómo funciona: la sangre que proviene del bazo fluye hacia el hígado por medio de la vena porta; cuando el hígado está lesionado y va teniendo cicatrices o necrosis crea resistencia a este flujo normal de sangre (hipertensión portal). Cuando se produce esta resistencia es posible que la sangre refluya al bazo. Si esto sucede, el bazo se hincha y los elementos sanguíneos quedan atrapados en él, o sea, que se los aparta del torrente sanguíneo y los niveles de tu análisis de sangre disminuyen.

Si bien todos los elementos presentes en la sangre pueden sufrir un descenso, los más sensibles frente a esta situación anómala son los glóbulos blancos y las plaquetas. Los pacientes que presentan una hipertensión portal causada por una cirrosis hepática suelen tener muy bajos los niveles de estos dos elementos; asimismo, pueden ser considerados como candidatos a trasplantes de hígado.

Pruebas, pruebas y más pruebas

Durante los últimos años, he estado viendo cómo se han ido creando y desarrollando nuevas y maravillosas pruebas que te permiten tener controlado tu estado de salud.

Sin embargo, también he visto que muchos pacientes se cierran, o se sienten incapaces de comprender con claridad lo que quieren decir los resultados de estas pruebas; muchas veces el lenguaje que se utiliza es realmente complicado. No te preocupes si no has comprendido con precisión todos los detalles, utiliza estas páginas como guía, como referencia. Quédate siempre con una copia de los resultados de tus pruebas. Cuando tengas dudas, consulta o vuelve a leer estas páginas; y no olvides que tu médico podrá calmar, o al menos esclarecer, tus miedos si se los cuentas. Habla con tu médico.

El conocimiento es poder.

FRANCIS BACON

CAPÍTULO 3

¿Por qué yo?
Y los otros, ¿qué?...

Cómo te has contagiado y cómo evitar contagiar a otros

Cuando mi médico me dijo que tenía hepatitis C, mi primera reacción fue decirle: «De ninguna manera, se ha equivocado de prueba. ¡Tiene que haber algún error!»

Nunca he recibido una transfusión ni me he inyectado ninguna droga; incluso cuando me hice perforar las orejas exigí que usaran material desechable. Siempre he sido una persona muy cuidadosa! ¿Qué es lo que hecho para merecer esto?

JULIANA

*C*UANDO NOS ENFRENTAMOS a la posibilidad, o a la certeza, de tener una enfermedad grave, lo más natural del mundo es preguntarse: «¿Y por qué a mí? y ¿Qué he hecho yo para contagiarme?»

La respuesta es sencilla y compleja a la vez. Lo más probable es que hayas adquirido la enfermedad al estar en contacto con sangre infectada con el virus de la hepatitis C y que ésta entrase en tu cuerpo. Sin embargo, lo complicado es que entre un 20 y un 40 por 100 de los afectados no se explican en qué momento han podido estar expuestos al contacto con sangre contaminada.

Al revés de lo que sucede con los afectados de hepatitis A o B, los enfermos de hepatitis C raramente pueden recordar un momento de malestar agudo que pudiera indicar el principio de la afección.

   ¿Cómo te has contagiado? ¿Cómo puedes evitar contagiar a otros? En este capítulo, trataremos diversas maneras de proteger a tu familia y a tus amigos y, al mismo tiempo, te proporcionaremos una lista corregida, revisada y actualizada de las distintas vías de transmisión de la hepatitis C. Esta lista incluye:

- **Uso intravenoso de drogas.**

- **Uso intranasal de cocaína.**

- **Transfusión de sangre o derivados sanguíneos.**
  Cirugía o tratamiento médico.
  Hemofilia.
  Análisis retrospectivos de donaciones de sangre.

- **Pinchazos accidentales.**

- **Tatuajes y piercings.**

- **Compartir instrumentos cortantes.**

- **Nacimiento y parto (raramente).**

- **Transmisión sexual (raramente).**

- **Trasplante de órganos (raramente).**

- **Cómo evitar contagiar a otros.**

USO INTRAVENOSO DE DROGAS

   ¿Cuál es la manera más directa de contagiarse la hepatitis C? Inocular el virus directamente de una sangre contaminada a tu propia sangre. Por esta razón, una de las conductas de riesgo más frecuente y más peligrosa es el uso de drogas por vía intravenosa. Muchos adictos a las drogas comparten las jeringuillas y, de esta forma, extienden la hepatitis C entre ellos mismos a la vez que mantienen un foco de contagio siempre vivo.
   Hay estudios que sugieren que más de un 75 por 100 de usuarios actuales o de antiguos usuarios de drogas por vía intravenosa podrían estar afectados de hepatitis C.

A pesar de que podría parecer que los usuarios habituales de drogas tienen más riesgo que los usuarios ocasionales, muchas personas infectadas con el virus de la hepatitis C tan sólo han tenido alguna que otra experiencia en el pasado. Desgraciadamente, la sabia decisión de mantenerse alejado de las drogas no puede borrar el riesgo que ya se ha corrido.

> Soy terapeuta. La gente viene a mi consulta para que la ayude con su adicción a las drogas. Hace veinte años, cuando acababa de entrar en la Universidad, yo también tuve mi «época loca». Estaba fuera de casa por primera vez y tuve algunas experiencias, pocas, con drogas. Sí, efectivamente compartí jeringuillas una vez o dos. Si sólo pudiera volver atrás y deshacer lo que hice...
>
> JAKE

Cuando les pregunto a mis pacientes cómo creen que ellos se han podido contagiar, la mayor parte no tiene ni idea. Cuando les pregunto si han tenido alguna transfusión, algún episodio de uso intravenoso de drogas, suelen sorprenderse: «Pero... si sólo fue una vez... o dos, y ¡hace tanto tiempo!»

Cuando realmente no podemos determinar cómo se ha contagiado una persona, denominamos el suyo un «caso esporádico» o de «contagio comunitario». Algunos médicos piensan que la mayoría de estos casos se deben, en realidad, a antiguos episodios de uso intravenoso de drogas.

Ciertos pacientes que, a excepción de tener la hepatitis C, están sanos y tienen un trabajo estable, unas familias formadas y unas vidas consideradas «normales», se quedan atónitos cuando oyen el diagnóstico. No pueden creer que este diagnóstico esté relacionado con ciertas experiencias de un pasado tan remoto que casi ya no lo recuerdan.

Otro comentario que a menudo escucho es: «No me explico cómo me puedo haber contagiado la hepatitis C a través de las jeringuillas; siempre desinfectaba las agujas muy bien.» Sin embargo, para poder comprender con claridad los mecanismos de contagio es necesario que tengas en cuenta los altísimos niveles de concentración del virus en la sangre de los pacientes ya infectados.

La concentración de virus de la hepatitis C en la sangre contaminada de un paciente estándar, es de 2 millones de partículas de virus por mililitro de sangre. Esto es el equivalente a 2.000 partículas del virus en la cantidad de sangre que cabría en la cabeza de un pequeño alfiler. Al hablar de una concentración de virus tan elevada, es fácil comprender que el hecho de limpiar o de aclarar la aguja con agua o con soluciones salinas no garantiza, ni mucho menos, la esterilización de la aguja. De hecho, lo más probable es que un gran número de virus permanezca en la aguja.

Una solución concentrada de peróxido de hidrógeno (agua oxigenada de laboratorio —30 % o más, la de farmacia normal es del 10 %—) matará o, por lo menos, dejará inactivos a los virus. Al limpiar las jeringuillas con esta solución se reduce el riesgo de contagio. Sin embargo, este método no te protegerá si le das un enjuague rápido, o si las cámaras interiores de la aguja no están correctamente irrigadas con la solución. Asimismo, si alguna de las partes de la jeringuilla no se limpia correctamente, el riesgo de contaminación no se elimina. A veces, algunas personas confían en otros para que limpien sus jeringuillas y no ven que no han sido desinfectadas a conciencia.

El mundo moderno se enfrenta a una gran amenaza a la salud pública debida al uso de drogas por vía intravenosa. De acuerdo con los informes proporcionados por Drug Strategies —un Centro de Investigación de las Conductas Abusivas, patrocinado por una institución sin ánimo de lucro de EE.UU.—, los gobiernos federales, estatales y locales de los Estados Unidos han estado gastando 20.000 millones de dólares al año, desde el año 1980 hasta nuestros días, en la lucha contra el abuso de drogas. Esta cantidad representa el doble de los fondos anuales destinados a la investigación de nuevos recursos en medicina.

En 1997, el Departamento de Estadísticas del Gobierno de EE.UU. llevó a cabo una encuesta entre americanos de más de doce años. Los resultados estiman que 2.295.000 norteamericanos han utilizado, al menos una vez, drogas por vía intravenosa. Y 13.904.000 personas de doce o más años de edad admiten haber usado, al menos una vez durante el último mes, drogas ilegales tales como marihuana o cocaína.

En el ámbito personal, cada vez que utilizas drogas estás elevando tu factor de riesgo. Si te pinchas una vez, puede ser que te contagies de hepatitis C o puede ser que no; pero si lo haces varias veces puedes contar con el contagio como algo seguro. Obviamente, la mejor manera de evitar el contagio por vía intravenosa es evitar el uso de estas drogas y, asimismo, enseñar a las nuevas generaciones a mantenerse apartadas de estos comportamientos tan peligrosos.

USO INTRANASAL DE COCAÍNA

En el año 1997 tuvo lugar un congreso científico sobre la hepatitis C (NIH Consensus Conference). Varios equipos de investigadores informaron que, de acuerdo a sus estudios, un 40 por 100 de los pacientes afectados de hepatitis C no pertenecían a ninguno de los grupos de riesgo habituales de esta enfermedad. Estos hallazgos impulsaron a los científicos a extender el campo de las conductas de riesgo a la población que inhalaba cocaína.

La cocaína es un vaso-constrictor; esto quiere decir que hace que los vasos capilares se contraigan; esta contracción, a su vez, lleva al daño, la lesión de la mucosa nasal y a su posterior ulceración. Es un hecho conocido que el uso crónico de cocaína produce necrosis del tabique nasal, dejando un agujero en el cartílago que separa ambas fosas nasales. Cuando se comparten los tubitos de vidrio utilizados para inhalar la cocaína con una persona que ya está contaminada, se está en contacto directo con sangre infectada del virus de la hepatitis C. Los estudios epidemiológicos[1] más recientes han incluido el uso intranasal de cocaína dentro de las conductas habituales de riesgo que llevan al contagio de esta enfermedad.

TRANSFUSIÓN DE SANGRE O DERIVADOS SANGUÍNEOS

A partir de la mitad de la década de los ochenta, el riesgo de contraer hepatitis C por medio de transfusiones ha estado disminuyendo de año en año. Antes de 1986, prácticamente no existía una prueba

---

[1] Alter, Harvey J., Conry-Cantilena, J. Mlpolder, D. Tan, M. Van Raden, D. Herion, D. Lau, J.H. Hoofnagle: «Hepatitis C in Asymptomatic Blood Donors». Suplemento 1 de la revista *Hepatología,* (1997), pp. 295-335.

TABLA 3. RIESGO DE HEPATITIS C POR TRANSFUSIÓN		
Años	Pruebas	Casos por cada 10.000 transfusiones
Anterior a 1986	Ninguna	45
1986-1990	GPT (ALT), HbcAb, (VIH-Ab,1985)	19
1990-1991	VHC-Ab, EIA 1	3
1992-1993	VHC-Ab, EIA 2	0,4

que detectara la hepatitis C (llamada entonces hepatitis no-A no-B) en las donaciones de sangre. Sin embargo, es cierto que se realizaban algunas pruebas esporádicas para detectar los niveles de GPT (ALT) en las muestras extraídas.

En 1986, todos los bancos de sangre de EE.UU. comenzaron a hacer pruebas para detectar los virus de la hepatitis C en sus reservas de sangre. La prueba que se efectuaba era la que mide los niveles de GPT (ALT), una enzima hepática, y detecta la presencia de anticuerpos de la hepatitis B. Cuando se comenzaron a analizar las muestras de sangre, se redujo el riesgo unas cien veces.

La tabla 3 nos muestra cuáles son los niveles de riesgo de haber adquirido la hepatitis C antes del año 1993. Es fácil ver que el riesgo se redujo drásticamente a partir del año 1990, año en que se desarrolló la primera prueba para la hepatitis C; y aún más tras haber sido perfeccionada en 1992.

> Nunca había estado enfermo, ni un solo día de mi vida. Después, en 1974, tuve un accidente de coche y recibí transfusiones múltiples.
> Las cosas nunca fueron iguales después del accidente. Yo solía jugar al fútbol, pero... cada vez me sentía más cansado, apenas tenía energía para ir a ver los partidos. Ahora ya me he olvidado de jugar.
>
> TERRY

Quizá te estés preguntando si en la actualidad corres algún riesgo al someterte a una transfusión sanguínea. Si alguno de los donantes de sangre ha estado expuesto al virus muy recientemente, puede estar dentro del llamado «período ventana». Durante este período, los anticuerpos aún no se han formado y por lo tanto, el resultado de la prueba es negativo. Sin embargo, el virus ya está circulando en la sangre del donante y pasará al torrente sanguíneo del receptor, si es que se la utiliza para una transfusión. Los estudiosos de las estadísticas nos indican que este riesgo es extremadamente bajo; pero la realidad es que no existe el factor de riesgo cero.

Cirugía o tratamiento médico

Algunos procesos quirúrgicos y ciertos tratamientos de enfermedades han estado asociados al riesgo de adquirir hepatitis C, debido a que requieren numerosas transfusiones sanguíneas. Entre estos procesos destacan: la hemodiálisis, las operaciones de corazón, la implantación de *by-pass* coronarios, la resección pulmonar y la cirugía mayor de la región abdominal.

Hemofilia

Las personas afectadas de hemofilia carecen de determinados factores de coagulación en su sangre. En el pasado, los pacientes hemofílicos recibían plasma de un gran número de donantes. Era necesario juntar varias donaciones de plasma para poder extraer los factores de coagulación necesarios.

Hasta mediados de los años ochenta, los pacientes hemofílicos corrían riesgos extremos en cuanto a la adquisición de hepatitis B y de VIH (virus de la inmunodeficiencia humana). Por ello, los científicos aprendieron a pasteurizar los factores de coagulación requeridos por los pacientes hemofílicos, este tratamiento también dejaba inactivos a los virus de la hepatitis C.

Cuando se desarrollaron las pruebas para detectar los virus de la hepatitis C, se pudo observar que los pacientes hemofílicos tratados con plasma sin pasteurizar tenían un factor de riesgo que fluctuaba entre un 80 y un 90 por 100 de posibilidades de adquirir la hepatitis C; mientras que los que habían sido transfundidos con plasma pasteurizado tenían un factor de riesgo cercano a cero.

En la actualidad, las terapias paliativas de la hemofilia tienden a utilizar, cada vez más, productos sanguíneos obtenidos a través de ingeniería genética o factores de coagulación sintetizados. Por ello, los pacientes así tratados reducen su riesgo de infección prácticamente al nivel cero.

Análisis retrospectivos de donaciones de sangre

En la actualidad, el riesgo de contraer hepatitis C a través de transfusiones de sangre es realmente bajo, ya que los bancos de sangre están enviando cartas a antiguos donantes que han dado positivo en los análisis que ahora se están haciendo en donaciones antiguas. Se eliminan las muestras de sangre infectadas, y se informa a los donantes de su situación sanitaria. Desgraciadamente, se estima que unos 300.000 norteamericanos pueden haber sido infectados por el virus a través de transfusiones de sangre contaminada, realizadas con anterioridad al desarrollo de las pruebas en 1990 y 1992. La mayoría de estos individuos no tienen conocimiento de que están infectados con el virus de la hepatitis C ya que no presentan sintomatología y, por lo tanto, no acuden al médico. Se estima que tan sólo entre un 10 y un 30 por 100 de los pacientes afectados de hepatitis C conocen su diagnóstico.

Esta situación plantea un problema. ¿Se debe informar a todas las personas que hayan recibido transfusiones de sangre de que posteriormente a la transfusión se supo que estaba contaminada? ¿Están autorizados los bancos de sangre a enviar esas cartas retrospectivas? En marzo de 1998, el Centro de Investigaciones y Evaluaciones Biológicas, organismo dependiente del Ministerio de Salud del gobierno de los Estados Unidos, editó una serie de normas a seguir en estos procesos de información retrospectiva a personas que hubieran podido contraer el virus a través de transfusiones. Este organismo ha tenido en cuenta que los recientes descubrimientos científicos y adelantos médicos relativos tratamiento de la hepatitis C, hacen que la información retrospectiva tenga un sentido positivo.

Veamos cómo funcionan estos análisis retrospectivos de las donaciones almacenadas en los bancos de sangre. Cuando se encuentra una muestra que da positivo a las pruebas actuales de la hepatitis C, el banco intenta rastrear los receptores de esa sangre, hasta diez años atrás (si es que existen datos) o bien hasta un año previo al análisis que da positivo. El banco de sangre comunica los resultados al hospital o al centro de transfusiones, que deberá hacer tres intentos de ponerse en contacto con el médico de cabecera de los pacientes que recibieron la transfusión. Estos profesionales médicos deberán ser quienes informen al paciente de su condición de posible afectado de hepatitis C y de la necesidad de someterse a las pruebas de detección.

El problema radica en que, muchas veces, los receptores han cambiado de médico o de dirección. Asimismo, cuando los donantes se han mudado de un Estado a otro, es necesario analizar todas las donaciones que haya podido efectuar en esos nuevos Estados. A pesar de que los profesionales de la salud hace tiempo que vienen pidiendo que se cree un Registro Nacional de Donantes de Sangre, aún no se ha hecho. La Cruz Roja tiene un registro de alcance nacional, pero afecta tan sólo a las donaciones recibidas por esa entidad. Estas donaciones suman aproximadamente la mitad de las realizadas en todos los Estados Unidos. En España, son las respectivas Comunidades Autónomas, a través de los Servicios Regionales de Salud, quienes coordinan los bancos de sangre.

De acuerdo con las declaraciones del doctor Hannis W. Thompson (director médico asociado de la Bonfils Blood Center y director de Transfusiones Médicas en la Facultad de Medicina de la Universidad de Colorado): «Un donante infectado puede haber realizado doce donaciones; cada donación puede separarse en tres productos: glóbulos rojos, plasma congelado y plaquetas. Esto equivale a decir que hasta 36 personas diferentes pueden haber recibido sangre potencialmente contaminada y deben ser informadas.»

A pesar de todas las dificultades que presenta, el sistema de análisis retrospectivo es un paso positivo en cuanto a la salud pública general. Sin embargo, en mi opinión, es necesario que se intensifiquen los esfuerzos para que todas las personas que potencialmente están en una situación de riesgo, estén adecuadamente informadas.

Si has recibido alguna transfusión de sangre con anterioridad a 1992, puedes estar bajo una situación de riesgo. Consulta a tu médico y averigua si debes someterte a las pruebas de detección de la hepatitis C.

PINCHAZOS ACCIDENTALES

Todos los trabajadores de la salud se enfrentan al mismo riesgo laboral: los pinchazos accidentales con agujas infectadas. Dado que muchos de los enfermos ingresados en los hospitales, y muchos de los pacientes que pasan por la sala de urgencias tienen la hepatitis C, el personal sanitario se encuentra en constante situación de alto riesgo de contagio. Una aguja infectada puede perforar los guantes de goma con suma facilidad.

Al respecto, Hedy nos dice:

> Cuando vi que la auxiliar que me estaba colocando una banda elástica alrededor del brazo para sacarme una muestra de sangre, tenía puesto sólo un fino guante de goma le advertí: «Tengo hepatitis C, a lo mejor debería ponerse otro guante.» «No hay problema», dijo ella sonriendo, «yo también tengo hepatitis C».

En un estudio llevado a cabo en la sala de urgencias del hospital Johns Hopkins en Baltimore, Maryland, (EE.UU.), se observó que el 24 por 100 de 2.523 pacientes de más de quince años, estaba infectado; todos ellos presentaban al menos uno de los siguientes virus: VIH (6 por 100), hepatitis B (5 por 100) o hepatitis C (18 por 100).

En otro apartado del estudio se observa que el 83 por 100 de los usuarios de drogas por vía intravenosa, el 21 por 100 de las personas que habían tenido transfusiones y el 21 por 100 de los pacientes homosexuales masculinos tenían hepatitis C. De todos los pacientes que sangraron durante su paso por la sala de urgencias un 30 por 100 era portador de un virus por lo menos.

Los resultados de este estudio dejan muy claro el alto nivel de riesgo de contagio de la hepatitis C al que están sometidos los trabajadores sanitarios. La prueba de detección del virus del SIDA, el VIH, deja sin identificar un 87 por 100 de los pacientes que han sufrido hepatitis B o que tienen hepatitis C.

Cuando acababa de iniciar mi carrera como técnica de laboratorio, sufrí un pinchazo accidental. Me dieron gammaglobulina, pero las reservas anteriores a 1990 también tenían el riesgo de estar contaminadas. Dos años después detectaron hepatitis C en estas reservas de material sanguíneo. Estuve realmente muy enferma, se me hincharon las piernas, tenía hemorragias y tuvieron que darme 25 unidades de sangre.

De las cinco personas que trabajábamos en mi laboratorio, 3 terminaron teniendo hepatitis C, pero tan sólo la mía es de tipo activo. Mi médico llama al virus de la hepatitis C: «el ladrón que acecha en la noche».

ERICA

Afortunadamente, el riesgo de contagiarse la hepatitis C por un pinchazo accidental es relativamente bajo. Un estudio de 201 casos de pinchazos accidentales que tuvieron lugar durante la manipulación de sangre de pacientes afectados de hepatitis C, mostró que la transmisión del virus sólo sucedió en un 5 por 100.

La mejor prueba de detección de virus en la sangre es la batería de pruebas VHC-ARN (véase capítulo 2, pruebas RCP). Ninguno de los pacientes que dieron negativo en las pruebas ARN, trasmitieron el virus de la hepatitis C al personal sanitario; pero 7 casos (un 10 por 100) desarrollaron hepatitis C con posterioridad al pinchazo accidental con sangre de un paciente que había dado positivo a la prueba ARN. De estos resultados se deduce que quienes están sometidos a un riesgo de contagio más alto son los trabajadores sanitarios que manipulan muestras de sangre de pacientes que han dado positivo en la prueba ARN.

¿Cómo debe tratarse a una persona que ha sufrido un pinchazo accidental? En realidad, no existen estudios exhaustivos sobre el tratamiento para estos casos. Si bien es habitual que se administre seroglobulina, no se ha probado que ésta tenga capacidad para evitar la hepatitis C, aunque sí sabemos que el interferón puede ser efectivo para impedir que la hepatitis se haga crónica.

En la actualidad, con los métodos que tenemos a nuestra disposición, mi recomendación profesional es que todas aquellas personas que se encuentren en situación de riesgo de sufrir un pinchazo accidental con agujas infectadas de pacientes positivos a las pruebas de anticuerpos del SIDA (seropositivos), se sometan periódicamente a las siguientes pruebas: un recuento mensual durante un período de 6 meses de GPT (ALT); pruebas de detección VHC-Ab (EIA 2) realizadas primero durante 6 meses y después durante un año. Aquellas personas que arrojen como resultado un recuento elevado de GPT (ALT) o que den positivo a los anticuerpos de VHC deben someterse a las pruebas ARN e iniciar tratamiento.

TATUAJES Y «PIERCINGS»

Tanto el tatuaje como el *piercing* (perforar el cuerpo y colocar aros), son ritos antiguos de muchas culturas. En la actualidad, y en muchos países occidentales, estamos asistiendo un resurgimiento de este «arte corporal». Tradicionalmente, la costumbre de llevar tatuajes era muy común entre los militares, los miembros de ciertas bandas y los reclusos, pero también se está convirtiendo en una práctica muy habitual entre el resto de la población. Llevar tatuajes está de moda. Cada vez es más común que personajes populares, deportistas, cantantes, actores y personas de toda condición luzcan en su cuerpo, más o menos a la vista, uno de estos «adornos».

Sin embargo, hasta el más pequeño de los tatuajes, tiene un riesgo incorporado (véase fig. 3). Las infecciones más trasmitidas a través de este medio son las hepatitis virales, principalmente la hepatitis B. Existen por lo menos dos estudios serios que incluyen la práctica de los tatuajes en la conducta de riesgo de adquirir hepatitis C.

> Soy un artista del tatuaje y me dedicaba a ello, pero el año pasado descubrí que tenía hepatitis C y anticuerpos de la hepatitis B. Me duelen tanto las articulaciones que no puedo trabajar más. Siento como si estuviera volviendo para atrás en la escala evolutiva; ahora no puedo mover los pulgares, no puedo hacer el movimiento de pinza característico del ser humano. Estoy seguro de que me contagié de la hepatitis C por un pinchazo. ¿Quién usaba guantes hace quince años?

PETER

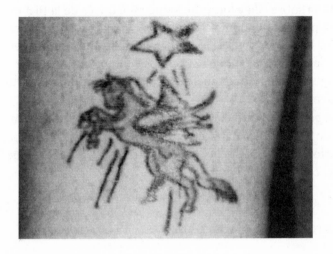

FIGURA 3

Este tatuaje, aparentemente inocuo, pudo haber sido la vía de transmisión de la hepatitis C para este paciente.

Un 9 por 100 de los hombres y un 1 por 100 de las mujeres de Estados Unidos se hacen tatuajes; la edad más frecuente abarca desde los 14 hasta los 22 años, y en Europa los porcentajes y edades son similares. Los tatuajes también son una práctica habitual entre determinados grupos que presentan conductas de alto riesgo de adquirir la hepatitis C y otras infecciones virales; entre estos grupos se cuentan los usuarios de drogas por vía intravenosa, reclusos, las prostitutas. Uno de los estudios llevados a cabo entre la población carcelaria de los Estados Unidos muestra que un 65 por 100 de los internos tiene tatuajes.

> ¿Esta bandera de mi brazo?... Bueno..., era más joven y estaba en la Armada. ¿Qué sabía yo en ese entonces? Ahora sé que hay artistas del tatuaje de probada reputación higiénica, que tienen un certificado y todo, y que si vas allí todo está esterilizado. En Hong Kong no era así para nada y... para mí, ahora, ya es muy tarde!

> JERRY

Para hacer un tatuaje hay que afeitar la zona que se va a tatuar, poner tinta sobre ella y luego introducirla a través de la piel con agujas o con pistola tatuadora. Es muy habitual que se sangre un poco. El problema es que los niveles de sanidad higiénica varían de acuerdo a la técnica de esterilización que se use. Los equipos que se compran para hacer tatuajes domésticos suelen incluir un equipo de esterilización bastante inadecuado.

Los *piercings*, tanto el tradicional de las orejas como los más modernos en los labios, la nariz, el ombligo y otras áreas del cuerpo, también perforan la piel; por ello, tienen tanto riesgo de contagio de la hepatitis C como un tatuaje.

COMPARTIR INSTRUMENTOS CORTANTES

Los estudios recientes muestran que las personas, familiares o amigos que conviven con un paciente afectado de la hepatitis C no presentan un riesgo mayor de contagio. Sin embargo, tú debes tomar precauciones para evitar que tu sangre, que contiene hepatitis C, accidentalmente pueda entrar en el torrente sanguíneo de otras personas.

> Ayer encontré a mi hijo mayor, un adolescente, de pie frente al espejo del baño intentando afeitarse por primera vez. ¡Me asusté tanto! Mi marido tiene hepatitis C.
>
> ¿Cómo es que no nos dimos cuenta de que estaba creciendo tan rápido? ¿Cómo es que no le advertimos que no usara las maquinillas de su padre?
>
> JAN

Habla claramente con los miembros de tu familia o con tus amigos, y explícales por qué es tan importante que no se compartan las maquinillas de afeitar, ni los cortaúñas, ni las tijeras de uso personal, ni los cepillos de dientes. Todas éstas son lógicas medidas de higiene, y también es de sentido común vendarse cualquier corte o abrasión de la piel, así como eliminar higiénicamente las compresas y los tampones.

A lo largo de mi experiencia médica personal observé un solo episodio de transmisión de hepatitis viral (en este caso B) entre un hermano y una hermana que usualmente compartían las maquinillas de afeitar.

NACIMIENTO Y PARTO

Si tienes hepatitis C y estás embarazada o planeando una familia, es lógico que estés preocupada acerca de cómo dar a luz a un bebe sano. El momento de riesgo es el parto, momento en que la sangre del bebé y de la madre se pueden mezclar. Las madres que, a pesar de tener hepatitis C, tienen un buen estado de salud, raramente transmiten la enfermedad a sus hijos. El riesgo de transmisión madre-hijo en el momento del parto es de un 6 por 100 aproximadamente. Sin embargo, las madres que además del virus de la hepatitis C tienen el virus VIH, pasan la infección a sus bebés un 15 por 100 o más de las veces.

A menudo, las madres que sufren la hepatitis C se preguntan si podrán contagiar a sus hijos a través de la lactancia materna. Los estudios de que disponemos en la actualidad no nos permiten dar una respuesta concluyente a esa pregunta, pero los resultados sugieren que la posibilidad de transmisión a través de la leche es muy baja. A pesar de que es posible detectar la hepatitis C en la leche materna, lo más probable es que los jugos gástricos y las enzimas del bebé destruyan esos virus (véase capítulo 11).

TRANSMISIÓN SEXUAL

Éste es uno de los puntos que más preocupan a los enfermos de la hepatitis C. El riesgo de contraer hepatitis C a través de relaciones sexuales es mínimo, pero muchos maridos, mujeres, compañeros sexuales en general, se sienten muy preocupados. Muchas veces, la actitud hacia la pareja cambia, la confianza disminuye, la distancia se va haciendo cada vez mayor y la pareja puede terminar separándose o divorciándose.

También es muy duro para quienes están solteros o sin pareja.

¿Cómo haces para iniciar una relación íntima, sin ser honesto y hablarle de tu hepatitis C? ¿Cómo reaccionará esa otra persona?

Estoy soltero, ¡y no es que sea el hombre más seductor de los alrededores! Para mí siempre ha sido difícil entablar relación con las mujeres y, ahora.... ¡tengo que decirles que tengo hepatitis C! ¿Cuándo tengo que decírselo? ¿Querrán seguir viéndome o no querrán tener nada más que ver conmigo?

RUSS

Me siento muy baja de moral, deprimida. Estaba saliendo con este chico y la relación iba muy bien, pero hace dos días rompió conmigo. Intento no tener paranoias, pero... la realidad es que rompió conmigo una semana después de que yo le dijera que tengo hepatitis C.

NANCY

Hay algunos hechos acerca de la hepatitis C que debes conocer y que quizá te ayuden en este aspecto de enfrentarte a la posibilidad de una transmisión sexual. Comparada con la hepatitis B, la hepatitis C circula en tu sangre a niveles muy bajos. En concentraciones bajas de fluidos corporales tales como la saliva, la orina, las heces, el semen o las secreciones vaginales, no se ha podido detectar la presencia de hepatitis C.

La amplia mayoría de los compañeros sexuales de pacientes con hepatitis C ha dado negativo en las pruebas de detección de la enfermedad. En aquellos casos en que el/la compañera sexual de un paciente infectado ha dado positivo en las pruebas, se comprueba que existen otros factores de riesgo agregados, además de la transmisión sexual. Generalmente, la persona ha estado expuesta al contacto sangre a sangre con el paciente enfermo de hepatitis C.

Sin embargo, las buenas noticias son que en un estudio llevado a cabo entre parejas que no han estado expuestas a ninguna otra conducta de riesgo salvo las relaciones sexuales, se observa que no ha existido transmisión sexual, a pesar de estar hablando de más de 160.000 encuentros sexuales.

Ningún caso de transmisión sexual de la hepatitis C pudo ser detectado en otro estudio en el que se observó el comportamiento y las posibilidades de contagio de cincuenta parejas. A pesar de que se calcularon unas cifras de aproximadamente 713 contactos sexuales al año entre estas parejas, ninguno de los miembros que no tenía la hepatitis C resultó contagiado. Resumiendo, podemos decir que existe una amplia variedad de estudios que muestran que en el caso de relaciones sexuales heterosexuales, estables y monógamas, la incidencia de la transmisión sexual de la hepatitis C es muy baja.

Cuando a Sally le diagnosticaron hepatitis C, nos quedamos conmocionados. Nos quedamos perplejos. Ella tuvo miedo de contagiarme la enfermedad, hasta que empezamos a informarnos, a aprender más y a saber cómo actuar.

Ahora tomamos nuestras precauciones, pero no es que yo tenga miedo de acercarme a ella. Hace seis años que estamos juntos y no veo ninguna razón por la cual tratarla en forma diferente de lo que he venido haciendo hasta ahora, ni cambiar mi comportamiento; de todas maneras, ¡ya he estado expuesto al contagio!

Al principio, Sally se sentía sucia. Hice todo lo que estaba en mis manos para sacarle esa idea de la cabeza. La noticia de su enfermedad no había cambiado lo que yo sentía por ella. Si la había besado el día antes de saber el diagnóstico, ¿por qué no la iba a besar el día después?

KEN

Mi marido se puso como loco. Cuando me enteré de que yo tenía hepatitis C, esperaba que él me dijese: «pasaremos esto juntos», pero no lo hizo. Se comportó muy amablemente más o menos una semana, y después empezaron las hostilidades. Vi que mi marido no sabía qué hacer y pensé que si nos informábamos adecuadamente... Creo que la mayor parte del problema fue que la información que teníamos era muy confusa, no nos aclaraba si se podía transmitir sexualmente o no.

Ya habíamos tenido problemas con anterioridad y esto no hizo más que agregar más tensión a mi matrimonio. Durante el quinto mes de mi tratamiento con interferón, nos abandonó a mi hija de tres años y a mí.

DANIELLE

A pesar de la mínima incidencia de transmisión sexual en parejas heterosexuales y monógamas, algunos estudios sugieren que la transmisión sexual de la hepatitis C es más frecuente en homosexuales masculinos o en heterosexuales altamente promiscuos. Ciertas prácticas sexuales son más traumáticas para los tejidos del cuerpo. Por ejemplo, el coito anal puede causar la rotura de las paredes del ano y permitir que la sangre que contiene los virus de la hepatitis C se mezcle con la sangre del compañero sexual sano.

TRASPLANTE DE ÓRGANOS

¿Puede uno contagiarse la hepatitis C de un órgano que le ha sido trasplantado? Sí, si el donante tenía hepatitis C el virus infectará al receptor del órgano.

Nos referiremos a dos estudios existentes sobre este tema. En uno de ellos, el 28 por 100 de los pacientes que recibieron órganos de donantes afectados de hepatitis C, desarrollaron evidencia clínica de lesiones hepáticas durante un período de seguimiento que fluctuó entre tres y seis meses. En el otro estudio, todos los receptores que no tenían hepatitis C antes del trasplante y que recibieron un órgano de un donante afectado por la hepatitis C, desarrollaron la enfermedad con posterioridad al trasplante.

En la Universidad de Colorado, las normas del Programa de Trasplantes de Hígado restringen el uso de órganos provenientes de donantes con hepatitis C, a dos situaciones: trasplantes a personas que ya estén afectadas de hepatitis C, o a personas que necesiten el trasplante de forma desesperada y que estén en una situación de supervivencia muy grave (hospitalizados que mantienen las funciones vitales a través de máquinas y que no podrían sobrevivir más de 7 días sin el trasplante).

Si tú eres un paciente afectado de hepatitis C, ¿estás en condiciones de donar un órgano para un trasplante? Sí. Incluso si tienes hepatitis C, puedes ser donante de órganos para trasplantes. Los órganos que más se utilizan para los trasplantes son los riñones y el hígado, pero el hígado se puede usar sólo cuando no hay señales de enfermedad activa o de necrosis.

CÓMO EVITAR INFECTAR A OTROS

A menudo, mis pacientes me hacen preguntas acerca de cómo proteger a sus familias y amigos del virus de la hepatitis C. Algunas de las preguntas más habituales son:

¿Puedo besar y abrazar a mis hijos sin problema?

Sí. Puedes abrazarlos y besarlos y, a su vez, ellos pueden abrazarte y besarte sin ningún problema. No hay ninguna información que nos permita decir que podrías infectar a tus chicos con estas conductas.

¿Debería decirle a los miembros de mi familia que se hagan las pruebas de la hepatitis C?

El riesgo de transmisión de la hepatitis C entre miembros de la misma familia, incluyendo la pareja, es realmente muy bajo; pero si tu pareja o tus hijos tienen resultados elevados en los recuentos de enzimas hepáticas, entonces sí, deberían hacerse las pruebas de detección de la hepatitis C.

¿Puedo cocinar para mi familia sin problemas? ¿Qué pasa si me corto mientras estoy cocinando?

Definitivamente sí puedes cocinar para tu familia sin ningún problema. Incluso si te cortas y sangras y tu sangre cae en la comida, es muy poco probable que alguien se contagie hepatitis C por comer esa comida. Las enzimas del tracto digestivo destruirán o inactivarán los virus.

¿Qué pasa si mis hijos o mis amigos comen de mi plato o utilizan un cubierto que haya usado yo?

Tú no transmites la hepatitis C por compartir una bebida o una comida. La hepatitis C se transmite cuando el virus entra en tu torrente sanguíneo, pero no cuando va al estómago.

Mi hija ha utilizado mis tijerillas de manicura. ¿Hay algún peligro?

Te recomiendo que evites compartir objetos cortantes. Existe la posibilidad de que tu hija pueda cortarse mientras está usando las tijerillas, y que de esa manera entre en su torrente sanguíneo algún resto de tu sangre que pudiera haber quedado sobre el utensilio.

A pesar de la existencia de este riesgo, no he visto ni he leído acerca de ningún caso de este tipo de transmisión, durante todos mis años de práctica de la medicina. Sin embargo, lo mejor es evitar compartir cualquier elemento cortante, como pueden ser las tijerillas, los cortaúñas, las maquinillas de afeitar, así como los cepillos de dientes, etc.

Hace quince años que estamos casados. ¿Hay peligro de contagio a través de las relaciones sexuales?

Los datos que manejamos hasta hoy nos indican que el riesgo de transmisión sexual de un miembro a otro de una pareja estable, única y monógama es tan bajo que se considera inapreciable. Las personas involucradas en una relación estable y monógama no necesitan alterar sus prácticas sexuales.

Estoy soltero/a. ¿Qué es lo que tengo que comunicar a mis posibles relaciones?

Si eres heterosexual y tienes una única pareja, mi sentido común me dice que el riesgo de transmisión sexual es tan bajo que no necesitas preocuparte. Por otro lado, te enfrentas a un problema de confianza en el otro que puede hacer necesario que comuniques que tienes hepatitis C. Cuando vayas a informar al otro, ten en cuenta que el hecho de que tú tengas hepatitis C no tiene por qué ser un motivo de fractura o deterioro de una relación prometedora. Los hombres con hepatitis C pueden dar una protección extra a su pareja utilizando condones.

¿Qué sucede con el sexo oral o con el beso más profundo?

En realidad, los detalles de estas prácticas sexuales no han sido exhaustivamente analizados. En el caso de rotura de las barreras tisulares (el tejido que recubre la boca o los órganos genitales) podría tener lugar la transmisión de sangre a sangre, necesaria para el contagio.

¿Tengo que utilizar siempre un condón?

Se recomienda el uso de condones de látex y la práctica del sexo seguro, especialmente a todas aquellas personas que tengan compañeros sexuales múltiples.

¿Puedo tener un bebé? ¿Puedo amamantarlo sin problemas?

Sí. Las madres que hacen esta pregunta están preocupadas por la posibilidad de contagiar la hepatitis C a sus bebés. En principio, el riesgo de transmisión de la hepatitis C de madre a hijo parece estar limitado al momento del parto cuando la sangre de la madre y del bebé pueden mezclarse. A pesar de lo común de esta vía de transmisión, tan sólo un 6 por 100 de los recién nacidos desarrollan la hepatitis C adquirida de sus madres.

Ya hemos dicho con anterioridad que el riesgo de transmisión por lactancia es muy bajo (para mayor información véase el capítulo 11), pero habla siempre con tu médico acerca de estas situaciones.

¿Es necesario que le comunique mi condición a ciertos profesionales, tales como mi dentista, etc.?

En mi opinión, los pacientes afectados de hepatitis C deberían comunicar su estado de salud, tanto a su dentista como a cualquier otro profesional de la salud que vaya a llevar a cabo una operación o cualquier otro procedimiento de índole invasiva.

¿PUEDO SER DONANTE DE ÓRGANOS?

Sí. Algunos órganos de pacientes afectados de hepatitis C pueden utilizarse, especialmente para pacientes en estado muy crítico o para receptores que ya tienen hepatitis C.

La mañana siguiente al terremoto, aprendemos geología.

EMERSON

CAPÍTULO 4

Conociendo a tu hígado: una factoría química para tu cuerpo

Datos acerca del hígado y síntomas de enfermedades hepáticas

Víscera
submarina
medidor
de la sangre
vives
lleno de manos
y de ojos
midiendo y trasvasando
en tu escondida cámara
de alquimista.

«Oda al Hígado»[1], DE PABLO NERUDA

*I*MAGINA, POR UN INSTANTE, una maquinaria capaz de convertir la comida en energía, de almacenar los nutrientes, las grasas y las vitaminas; de convertir el plasma en proteínas y de desintoxicar al cuerpo de las sustancias que lo puedan envenenar. Tu hígado hace todo eso y mucho, mucho más.

No existe ninguna máquina, por más poderosa que sea, capaz de ser tan versátil como tu hígado. Incluso si le quitamos un 75 por 100

---

[1] Pablo Neruda, *Nuevas Odas Elementales,* Ediciones Cátedra, Madrid, 1988.

de la masa total, tu hígado sigue funcionando igual. Nuestro hígado es el único órgano interno con capacidad para autorregenerarse.

Dedicaremos este capítulo a estudiar cómo es el hígado, qué aspecto tiene, cómo funciona y qué le pasa cuando la hepatitis C lo infecta. También mencionaremos las diez señales de advertencia que tu cuerpo envía para indicarte que la función hepática está afectada.

- **Datos relativos al hígado, desde Mesopotamia hasta nuestros días**

- **Una mirada a tu hígado**
  Apariencia.
  Bajo el microscopio.

- **Cómo funciona tu hígado**
  Sangre
  Bilis
  Linfa
  Sistema inmunitario
  Fábrica de sustancias químicas
  Bilirrubina
  GOT (AST), GPT (ALT), GGT y FA
  Albúmina
  Factores de coagulación
  Hormonas

- **Fases de la hepatitis C**
  Fase 1: Infección
  Fase 2: Inflamación
  Fase 3: Fibrosis
  Fase 4: Cirrosis

- **Diez señales de advertencia**
  Señales tempranas: números 1 y 2
      Cambios en la función hepática
  Señales de advertencia tardías, signos de cirrosis: números
      3 al 10
      Cirrosis compensada
      Cirrosis descompensada

Coloración amarillenta de la piel y del blanco de los
ojos: ictericia.
Acumulación de líquidos: edemas y ascitis.
Sangrado: varices hemorrágicas
Confusión mental: encefalopatía
Pérdida de peso
Pérdida de masa ósea (osteoporosis) y fracturas. Dis-
función osea metabólica
Problemas de cicatrización: coagulopatías
Picores: pruritos

- **Otras señales de advertencia relacionadas con la hepatitis C**

Lesión o insuficiencia renal.
Crioglobulinemia
Disfunciones tiroidales
Afecciones de la piel
Problemas autoinmunes.

DATOS RELATIVOS AL HÍGADO, DESDE MESOPOTAMIA HASTA NUESTROS DÍAS

- Los habitantes de Mesopotamia no sabían gran cosa de anatomía, pero podían ver que el hígado parecía ser el punto de re-
colección de la sangre, la fuente de la vida. Los arqueólogos han
encontrado estatuillas de arcilla que representaban un hígado.
Estas estatuillas presentaban marcas cuyo significado realmente
se desconoce, pero se supone que puedan haber sido realizadas
por los sacerdotes durante los ritos religiosos.
- En las culturas antiguas, se sacrificaba a un animal antes de las
batallas y se examinaba su hígado. Si este órgano era rojo y sano,
se lo tomaba como una señal de buen agüero, pero si era pálido
tenía un significado aciago. Aún hoy, en inglés existe la expresión *lily-livered,* que podría traducirse como «con el hígado pálido», y cuyo significado es de cobardía.
- En la mitología griega encontramos a Prometeo, un semidiós

que robó el fuego a los dioses para dárselo a los mortales. Por este acto, Zeus lo castigó atándolo a una roca de la montaña y condenándolo a permanecer allí durante toda la eternidad. Cada día, bajaba un águila que le comía el hígado, pero debido a la gran capacidad de regeneración que tiene el hígado, éste volvía a crecer cada noche, condenando así a Prometeo a un suplicio eterno.

• En el año 1987, en El Ferrol, La Coruña, se erigió un monumento en honor al hígado; era una escultura de este órgano realizada en granito. El médico forense de la ciudad, que a su vez era el alcalde de la misma, expresó en su discurso: «Durante años he visto cientos de órganos como éste torturados por el vino, las copas, los tranquilizantes y muchos otros fármacos... pero día tras día nuestro pobre órgano sigue neutralizando y purificando todo lo que metemos a nuestro cuerpo.»

Durante la ceremonia de inauguración del grupo escultórico, un poeta local recitó una de las famosas odas del premio Nobel chileno, Pablo Neruda. Ésta en concreto se llamaba «Oda al Hígado».

UNA MIRADA A TU HÍGADO

Apariencia

Como hepatólogo, médico especializado en el hígado, a veces tiendo a olvidar que muchos de mis pacientes no tienen en realidad una idea muy clara de qué aspecto tiene este órgano.

Oigamos lo que nos cuenta Hedy de este asunto:

> De pequeña, no podía soportar ver sangre, nunca miraba los gráficos del cuerpo humano que salían en las enciclopedias y solía faltar a las clases de primeros auxilios. Resumiendo, no tenía ni idea de dónde estaba mi hígado. ¿A la derecha? ¿A la izquierda? ¿Arriba, cerca del pecho? ¿Abajo, en el bajo vientre?
>
> Me preocupaba cada malestar y cada dolor que iba sintiendo; estaba segura de que iba empeorando por momentos. Finalmente, me

decidí y fui a la biblioteca; me llevé a casa unos libros para niños con unos diagramas geniales y unas explicaciones muy sencillas.

Al final, creí a mí médico: lo que estaba sintiendo era un simple ardor de estómago, agravado por mis preocupaciones. Aprender cosas acerca de mi hígado, me ayudó a reducir el estrés y, a la larga, disipó el ardor de estómago.

Saber más acerca de tu hígado, cómo es y cómo funciona puede ayudarte a reducir el estrés al que te somete la enfermedad y, al mismo tiempo, darte una sensación de mayor control sobre lo que está pasando en tu cuerpo.

Veamos cómo es este órgano, el más grande de nuestro cuerpo.

El hígado de un hombre adulto pesa aproximadamente 1.400 gramos y se encuentra en la parte superior derecha del abdomen, protegido por las costillas (véase fig. 4).

Si alguna vez has ido a un supermercado o a una carnicería habrás visto hígados de animales. Si los vuelves a observar te podrás

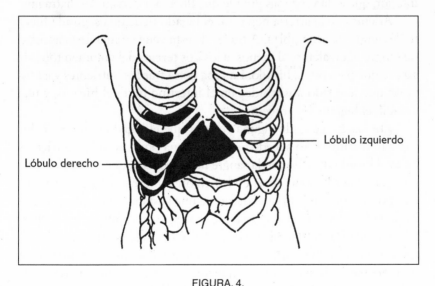

FIGURA. 4.

UBICACIÓN DEL HÍGADO EN EL CUERPO HUMANO

El hígado está ubicado en el cuadrante superior derecho del abdomen y está protegido de golpes provenientes del exterior por la caja torácica, las costillas.

hacer una idea bastante cabal de cómo es el aspecto de tu propio hígado. Es de color marrón rojizo y tiene la forma de una pelota de rugby achatada, con dos lóbulos bien diferenciados. El lóbulo más grande es el más cercano a tu costado derecho.

El hígado está rodeado por órganos vitales: arriba, el diafragma y los pulmones; detrás, los riñones, y por debajo, el intestino y el colon.

Los conductos sanguíneos, o sea, las venas y arterias, llevan y traen sangre al hígado. Tu sistema circulatorio es el encargado de transportar alimento, oxígeno y desechos por todo el cuerpo. Tu hígado es como la «central» de muchas funciones vitales para tu organismo; por ello cuenta con la mayor provisión sanguínea y con la distribución de sangre más compleja de todos los órganos. De hecho, *cada minuto* circulan por tu hígado aproximadamente 1,5 litros de sangre.

Tal como sucede en las otras partes de tu cuerpo, tu hígado tiene una arteria que le provee de sangre oxigenada, la arteria hepática a través de la aorta abdominal, y también venas hepáticas que transportan la sangre impura de vuelta al corazón. Las venas hepáticas se unen a la vena cava inferior, que es la vena más grande que fluye por debajo del diafragma.

Además de la arteria hepática, el hígado tiene una segunda fuente de sangre: la vena porta. A través de esta vena circula una cantidad de sangre equivalente, al menos, a los dos tercios del volumen total de sangre que pasa por el hígado. La vena porta trae los nutrientes y las toxinas que han sido absorbidos en el intestino hasta el hígado, y una vez allí, el hígado los procesa.

¿Te has preguntado alguna vez por qué el hígado tiene ese color rojo tan oscuro? Esto sucede porque la vena porta lleva los nutrientes hasta el hígado disueltos en la sangre no oxigenada, que es muy oscura.

Hablemos un poco más de los colores internos de tu cuerpo; tu cuerpo produce casi un litro diario de una sustancia amarillo-verdosa llamada *bilis,* que se parece bastante al aceite lubricante de los coches. Su función es degradar las grasas de los alimentos. La bilis sale del hígado a través del conducto biliar, o colédoco, que es una estructura bastante parecida al entramado que forman las ramas de un árbol. Las ramas más pequeñas se insertan por todo el hígado, mientras que el conducto biliar principal es como el «tronco» de ese follaje.

Por medio del conducto cístico, el conducto biliar se conecta con la vesícula biliar, órgano adosado a la parte inferior de tu hígado donde se almacena la bilis. Después, el conducto biliar, también llamado *colédoco,* continúa hasta el páncreas, allí se le une el conducto pancreático y continúan hasta el intestino.

Bajo el microscopio

Los lóbulos son pequeñas unidades morfológicas que podríamos comparar con ladrillos; con estos ladrillos se construye el tejido que forma tu hígado. Cada lóbulo es una estructura esferoidal (similar a la esfera) que mide aproximadamente unos 0,5 cm de ancho. Si lo examinas bajo el microscopio verás unas capas planas de células hepáticas de forma cúbica (hepatocitos) que salen de una pequeña vena central abriéndose en forma de abanico. La sangre fluye por los espacios (sinusoides) que quedan entre cada una de las capas.

Las pequeñas ramificaciones de la arteria hepática (portadora del oxígeno desde el corazón) y la vena porta entran por el costado del lóbulo e irrigan primero la periferia del lóbulo, o sea, la zona porta. A continuación la sangre sigue su camino hacia el centro del lóbulo, bañando los hepatocitos con los nutrientes, los productos químicos y las toxinas que trae del intestino. Las células hepáticas «saben» extraer los diferentes compuestos de la sangre y metabolizarlos a través de un proceso del que hablaremos en el próximo apartado.

El centro del lóbulo contiene una fina rama terminal de la vena hepática. Esta vena se conecta luego con otras y así, la sangre «procesada» fluye a través de las venas hepáticas, llega a la vena cava inferior y finalmente regresa al corazón.

Aparte del trabajo que ya hemos mencionado, cada célula hepática fabrica y secreta bilis a la pequeña ramita del sistema biliar que tiene adosada. El hígado contiene una gran red de estos pequeños tubitos o ramitas que bombean la bilis hacia el conducto biliar y la vesícula biliar.

CÓMO FUNCIONA TU HÍGADO

Conocer el funcionamiento normal de tu hígado te permitirá comprender cómo es que se estropea y deja de trabajar adecuadamente cuando un virus lo ataca. Tu hígado tiene influencia directa sobre tu sangre, tu bilis, tu linfa, tu sistema inmunológico, y sobre la producción de las sustancias químicas necesarias para el correcto funcionamiento de tu organismo.

Sangre

El hígado tiene una influencia fundamental en la fabricación de la sangre de tu cuerpo. La sangre está compuesta de plasma (un líquido), glóbulos rojos, glóbulos blancos y plaquetas. Cuando el hígado está enfermo todos estos componentes sanguíneos pueden resultar afectados.

¿Sabes cómo le llega el oxígeno a tus tejidos? Los glóbulos rojos lo transportan. ¿Sabes por qué se cierran las heridas? Las plaquetas comprimen los capilares sangrantes y hacen que se detenga la hemorragia. Cuando tienes una infección, tus defensas, o sea, los glóbulos blancos, corren hacia donde está el foco infeccioso y lo eliminan.

La sangre que recibe el hígado proviene, en diferentes cantidades, de dos fuentes diferenciadas: dos tercios los recibe a través de la vena porta (que viene desde el intestino cargada con nutrientes que el hígado tiene que procesar), y el tercio restante lo recibe de la arteria hepática. La arteria hepática, como todas las arterias, lleva sangre cargada con oxígeno a la que llamamos sangre oxigenada o pura. Aproximadamente, un 15 por 100 de la sangre que bombea el corazón por minuto pasa a través del hígado.

A medida que el hígado se va dañando, va sufriendo lesiones y el suave y esponjoso tejido hepático se va volviendo cada vez más fibroso, más duro, más parecido al tejido de una cicatriz.

Esto trae como consecuencia que la sangre que llega al hígado a través de la vena porta y de la arteria hepática tenga cada vez más y más dificultades para irrigar correctamente este órgano. La sangre que no puede circular tiende a volver hacia atrás, produciendo lo que se llama un reflujo sanguíneo, y a reverter en otros conductos abdominales y en el bazo. Cuando la sangre queda atrapada en el bazo, sus células se estancan y se destruyen, así se produce un descenso importante en el recuento de los glóbulos rojos, los glóbulos blancos y las plaquetas.

Bilis

¿Sabías que el colesterol es un ingrediente más de la bilis? Tu hígado produce bilis a partir de sustancias tales como: agua, electrólitos (sodio, potasio, cloruros y otros), proteínas, sales orgánicas (bilirrubina) y lípidos (colesterol entre otros). Primero, tu hígado convierte los componentes que no pueden disolverse en agua, en nuevos componentes solubles en agua y luego los secreta en la bilis. Las toxinas (venenos) absorbidas en el intestino también circulan a través del hígado disueltas en la sangre. Una vez que están en el hígado, este órgano las extrae de la sangre, las neutraliza y las secreta en la bilis.

Volvamos ahora al colesterol. Esta sustancia forma parte normal de nuestras dietas y está producida por ciertas células de nuestro cuerpo. Cuando se acumula demasiado colesterol, las células pueden alterar su normal funcionamiento e incluso pueden morir. Cuando se junta demasiado colesterol en los vasos sanguíneos, se produce el endurecimiento de las arterias o arteroesclerosis. Si por el contrario, el colesterol se acumula en la bilis, es muy posible que se formen piedras en la vesícula biliar. La prevención de estos cuadros clínicos o complicaciones consiste en eliminar el exceso de colesterol. Tu hígado es el único órgano que puede degradar tu colesterol, convertirlo en ácido biliar, excretarlo en la bilis y hacer que desaparezca de tu organismo de una vez por todas.

¿Qué más hace la bilis? Para decirlo en pocas palabras y de manera llana, la bilis te ayuda a absorber las grasas y las vitaminas que están disueltas en otras grasas (vitaminas A, D, E y K). Cuando este ciclo se ve interrumpido por una enfermedad o por una disfunción, tu cuerpo tiene problemas para digerir y para absorber las grasas y las vitaminas solubles en grasas; también tendrá dificultades para deshacerse de los pigmentos y de las toxinas.

Linfa

Tu hígado produce aproximadamente un litro de linfa por día. Esta sustancia, que se filtra del plasma, es un fluido rico en proteínas compuesto mayoritariamente por agua y por electrólitos. La linfa viaja a través de canales próximos a la vena porta y se une en el abdomen con otros canales linfáticos mayores. Al final, la linfa se vuelca en el torrente sanguíneo.

Cualquier clase de interrupción que sufra este proceso, ya sea debido a una enfermedad o a una congestión en los canales linfáticos, traerá aparejado el derrame de una gran cantidad de linfa en el abdomen.

Si bien éste no es un cuadro muy habitual, puede considerarse como una de las causas de la presencia de hinchazón abdominal debida a la acumulación de líquidos, o sea, un edema.

Sistema inmunitario

Para poder empezar a comprender el sistema inmunitario, tendremos que irnos familiarizando con muchos términos: linfocitos, células plasmáticas, macrófagos, fibroblastos, dendritos, leucocitos polimorfonucleares. En tu hígado se encuentran todos los distintos tipos de células inmunológicas, incluyendo las que acabamos de nombrar. De hecho, tu hígado es uno de los órganos linfoides más importantes de todo el sistema inmunológico de tu cuerpo.

Las células del sistema inmunológico que se encuentran en el hígado protegen al cuerpo contra las infecciones y las toxinas; sin embargo, la respuesta de estas células frente a algunas enfermedades puede ser perjudicial para el organismo.

Por ejemplo, en el desarrollo de la hepatitis viral, el virus por sí mismo puede causar lesiones hepáticas importantes, pero la inflamación causada por la respuesta inmunológica a ese virus puede producir un daño aún mayor.

Fábrica de sustancias químicas

Tal como dijimos con anterioridad, tu hígado funciona como una gran planta de producción de sustancias químicas. Sustancias químicas que tu cuerpo necesita para vivir, y asimismo para neutralizar y eliminar cualquier sustancia que amenace su correcto funcionamiento. De hecho, tu hígado lleva a cabo más de 500 procesos químicos de gran complejidad.

¡Espero que ya hayas comenzado a comprender que tu hígado siempre está haciendo horas extra para ayudarte y para protegerte!

Hablemos de tu sistema digestivo, por ejemplo. El hígado almacena los nutrientes y luego los envía a las distintas partes del cuerpo, de acuerdo a lo que cada una de ellas necesite. Cuando comes carbohidratos, es decir, patatas, pasta y cualquier otro tipo de almidones o féculas, tu cuerpo las metaboliza y las convierte en glucosa. La glucosa es necesaria para mantener un cierto nivel de energía, pero gracias a tu hígado ¡no tienes que estar comiendo pasta todo el día! El hígado almacena la glucosa en forma de glucógeno. Cuando necesitas una inyección de energía, tu hígado vuelve a convertir el glucógeno en glucosa y la envía a través del torrente sanguíneo a todo tu cuerpo.

Algunas de las grasas que comes crean nuevas células. El hígado envía la grasa que sobra a la sangre, y finalmente tu cuerpo la almacena en forma de células grasas que se añaden al tejido adiposo. Cuando te quedas sin carbohidratos, la grasa que el hígado almacenó se convierte en la mayor fuente de combustible del cuerpo.

Las proteínas que comes llegan al intestino, y una vez allí son metabolizadas y convertidas en aminoácidos. Estos aminoácidos se incorporan al torrente sanguíneo, y a través de él llegan a las distintas partes del cuerpo donde son necesarios. Las diversas células de tu cuerpo necesitan de estos aminoácidos para crear nuevas proteínas, o para utilizarlos como combustible. Las proteínas que tu hígado crea no sólo funcionan como reguladoras de tu sistema de coagulación, sino que también transportan las grasas y los nutrientes por todo tu cuerpo, controlan los niveles hormonales y mantienen el volumen de sangre necesario para el funcionamiento correcto de todo tu organismo.

Bilirrubina

La bilirrubina es el pigmento amarillento responsable de la ictericia. Cuando los glóbulos rojos son metabolizados, liberan una molécula llamada *hemoglobina* que lleva el oxígeno hasta tus tejidos. Cuando decimos «metabolizar» nos estamos refiriendo a un proceso muy complejo, que aquí podríamos resumir diciendo que en él las sustancias se «rompen» o se reducen a sus componentes mínimos para luego transformarse en otras distintas.

Las enzimas son proteínas que permiten que se puedan llevar a cabo ciertos procesos químicos. Una de estas enzimas, llamada *oxigenasa,* se origina en la médula ósea y las células hepáticas. Esta enzima convierte la hemo, componente principal de la hemoglobina, en bilirrubina. Una vez que esto ha sucedido, el hígado atrapa la bilirrubina que circula en tu sangre y la convierte en una nueva sustancia soluble en agua que, ahora sí, puede excretarse a la bilis.

Normalmente, la cantidad de bilirrubina que tu cuerpo produce es similar o igual a la cantidad de glóbulos rojos que se degradan o mueren. Por ello, los niveles de bilirrubina suben cuando algo no está funcionando bien en tu organismo; como por ejemplo cuando se están destruyendo demasiados glóbulos rojos, cuando estás desarrollando una enfermedad hepática (como la hepatitis), cuando el metabolismo del hígado está defectuoso o cuando se produce un bloqueo en el sistema biliar.

En todos estos casos, la bilirrubina se acumula en tus tejidos, y hace que tanto tu piel como el blanco de tus ojos presenten el clásico color amarillento de la ictericia.

GTP (ALT), GOT (AST), GGT, FA

Tu hígado crea todas estas enzimas. Cuando las células hepáticas se dañan, se lesionan, estas enzimas escapan del interior de las células y se incorporan al torrente sanguíneo. Cuando las células hepáticas afectadas son pocas, puede ser que el aumento de los niveles de enzimas en plasma sea muy bajo o casi no exista. Sin embargo, cuando el número de células del hígado lesionadas o muertas es muy alto, el nivel en plasma de estas enzimas también se eleva.

Los resultados de las pruebas de nivel de enzimas nos muestran cuál es el nivel del daño hepático, de la lesión de las células, pero no nos cuentan cómo está funcionando tu hígado. Para conocer el estado del funcionamiento de tu hígado, necesitas someterte a las pruebas que miden su capacidad para crear y para sintetizar. Esta capacidad está reflejada en los niveles de albúmina y de factores de coagulación; los niveles de bilirrubina reflejan su capacidad para excretar.

Albúmina

Una vez más, tu hígado es el responsable de producir esta proteína, que es vital para mantener el equilibrio de los líquidos de tu cuerpo. En especial, la albúmina regula el volumen de plasma en tu sangre.

Si bien los niveles de albúmina en plasma también son afectados por otras enfermedades, cuando nos enfrentamos a una lesión hepática los niveles de la albúmina en suero son indicadores bastante fiables de cómo se encuentra la capacidad del hígado para producir proteínas.

Si existe un descenso continuado y muy marcado por debajo del rango de referencia, podemos tomarlo como una de las primeras señales de una lesión hepática que está avanzando.

Factores de coagulación

El hígado también produce muchas proteínas que ayudan a que la sangre se coagule con normalidad. Al revés de lo que sucede con la albúmina, que permanece mucho tiempo en el plasma, los factores de coagulación tienen un período de supervivencia en plasma bastante corto. Este corto tiempo de vida es lo que hace que tu hígado tenga que trabajar constantemente para producir la cantidad suficiente de factores de coagulación.

Cuando el hígado se lesiona y no puede producir los factores de coagulación necesarios, los niveles en plasma descienden en el plazo de uno o dos días. Muy pronto, los pacientes comienzan a notar que sufren moratones, o que sangran profusamente, incluso por pequeños cortes o raspones. Si la lesión hepática es muy importante y se produce un fallo hepático, los pacientes pueden necesitar transfusiones tanto de plasma como de sangre.

Hormonas

La glándula tiroides es una de las principales glándulas productoras de hormonas. Los pacientes con hepatitis C crónica tienen una alta incidencia de trastornos tiroideos subyacentes. La terapia con interferón puede producir un incremento en las disfunciones tiroideas. Por ello, normalmente los médicos hacen pruebas de funcionamiento tiroideo a sus pacientes, antes de recetarles estos tratamientos basados en interferones.

En los últimos estadios de las lesiones hepáticas (fase cirrótica), es posible que los pacientes experimenten otros desequilibrios hormonales. La alteración de la función de los ovarios y de las células gónadas, así como el debilitamiento de la glándula pituitaria, se encuentran entre los casos más frecuentes.

Es común que los hombres afectados de cirrosis presenten un desarrollo anormal de las glándulas mamarias, debido a un desequilibrio hormonal. La hormona pituitaria también está relacionada con la regulación del ciclo sueño-vigilia, del apetito y de la temperatura corporal.

> Mi mujer no cesaba de decirme que le contara al médico que me dolía el pezón de la tetilla derecha. «¿Y qué si es cáncer? ¿Habrá que hacer algo, no?» Tanto insistió que me armé de valor y lo consulté con mi médico, que me dijo: «Es un cambio hormonal correspondiente a la última fase de la afección hepática» «¿Me está diciendo lo que yo creo que me está diciendo, doctor?» « Sí, Larry, le está creciendo un pecho.»
>
> ¡No me lo podía creer! ¡Los vaqueros no tienen pechos!
>
> LARRY

FASES DE LA HEPATITIS C

La figura 4B es un diagrama de las consecuencias de la infección por hepatitis C. Dividiremos la inflamación por hepatitis C y la enfermedad en sí misma, en cuatro frases que se pueden superponer o solapar.

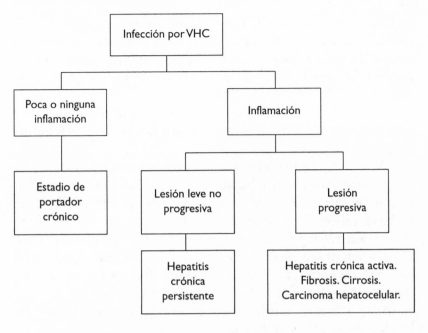

FIGURA 4B.

CONSECUENCIAS DE LA INFECCIÓN POR VHC

El gráfico muestra las consecuencias potenciales de la infección por hepatitis C. Algunos pacientes desarrollan muy poca o ninguna inflamación, y coexisten con la hepatitis C en un estadio de portador crónico. Otros pacientes experimentan diversos grados de inflamación y de lesión hepática. En los casos más severos la necrosis de los tejidos es grave, pudiendo ocasionar cirrosis o cáncer de hígado (carcinoma hepatocelular, hepatoma).

I. INFECCIÓN
II. INFLAMACIÓN
III. FIBROSIS
IV. CIRROSIS

Fase I: Infección

Cuando el virus de la hepatitis C penetra en el torrente sanguíneo se adosa a una célula hepática, entra en ella y comienza a reproducirse. Este nuevo virus, creado dentro de la célula hepática infectada, sale, se incorpora a el torrente sanguíneo y vuelta a empezar...; se adosa a otra célula, entra en ella, la infecta, se reproduce, sale, se incorpora al torrente sanguíneo... La reproducción de este ciclo hace que la infección se extienda por todo el hígado.

A menudo, los pacientes me preguntan: mi cuerpo ha podido generar anticuerpos contra la enfermedad, ¿por qué he desarrollado la hepatitis C?

A pesar de que tu cuerpo produzca una respuesta inmune contra el virus «reclutando» en tu hígado a los «soldados» anticuerpos y linfocitos, no suele deshacerse de la infección tan fácilmente. En la actualidad, sabemos que aproximadamente un 85 por 100 de los pacientes desarrollan una infección crónica. En otro tipo de infecciones, los anticuerpos son eficaces en la pelea contra la infección; pero en el caso de la hepatitis C los anticuerpos no son efectivos y no logran contrarrestar la infección. De hecho, cuando detectamos la presencia de anticuerpos, lo más probable es que la enfermedad ya sea activa y que la infección se esté extendiendo.

Fase II: Inflamación

En esta fase se desarrolla la inflamación del hígado, es decir, la hepatitis. Si durante esta fase examinamos el tejido del hígado con el microscopio, la mayoría de las células hepáticas aparecerán relativamente normales y sin daño aparente. Pero algunas zonas del hígado presentan células dañadas y otras muertas.

La inflamación del hígado se caracteriza por la presencia de unas células específicas del sistema inmunológico, llamadas linfocitos. Los linfocitos se reúnen en el hígado para intentar limpiar el cuerpo de la hepatitis C. Sin embargo, estas células también liberan unas sustancias químicas que dañan las células hepáticas y contribuyen a la lesión hepática.

En la mayoría de los casos, los síntomas de esta fase inicial aguda son leves. Por ello, la mayor parte de las personas no se dan cuenta de que han sufrido el primer ataque. Se presentan muy pocos casos en que el paciente sufra un fallo hepático repentino y fulminante debido al virus. La mayoría de los pacientes no desarrolla síntomas y sólo una cantidad media desarrolla ictericia.

Ahora sabemos que la mayoría de los pacientes con hepatitis C desarrollarán una hepatitis crónica. A menudo, esta forma crónica es leve y asintomática, si bien muchos pacientes se quejan de padecer fatiga constante, falta de energía y dificultades de concentración.

Fase III: Fibrosis

A pesar de la naturaleza leve de la inflamación y del daño hepático, la enfermedad normalmente desemboca en una fibrosis, o sea, la formación de tejido endurecido o necrotizado; dicho en una forma más simple: como si fuera el tejido de una cicatriz. Cuando la biopsia de tu tejido hepático muestra signos avanzados de fibrosis, es casi seguro que has venido padeciendo la hepatitis C durante más de diez años.

Fase IV: Cirrosis

Cuando la fibrosis aumenta, se alcanza el cuarto estadio. La aparición de una cirrosis indica que la fibrosis es tan severa que afecta al funcionamiento global del hígado y que ya se han producido modificaciones muy graves tanto de la estructura hepática como del flujo sanguíneo en el hígado.

DIEZ SEÑALES DE ADVERTENCIA. PELIGRO DE ENFERMEDAD HEPÁTICA

Las señales de advertencia a las que nos referimos pueden dividirse en dos clases: señales tempranas y señales tardías.

Lamentablemente, el hígado envía pocas señales tempranas de que algo anda mal. Es un órgano tan grande y con tantas reservas que la mayoría de personas puede perder hasta tres cuartos del hígado sin que se produzca ningún cambio en su funcionamiento y sin que la persona perciba síntoma alguno. En las hepatitis C tempranas, aunque el hígado está lesionado no aparecen síntomas, lo cual equivale a decir que el paciente permanece asintomático.

Las señales tempranas en el desarrollo de la hepatitis C, como pueden ser los dolores musculares o las jaquecas, aparecen como consecuencia de la presencia del virus, pero no porque exista un daño hepático. Sin embargo, en los estadios tardíos de la hepatitis C la función hepática se resiente y, ahora sí, aparecen las señales de advertencia de que hay una disfunción hepática.

Señales tempranas: Núm. 1 y Núm. 2

Síntomas tempranos: Núm. 1

Oigamos a Hedy:

> En las reuniones de nuestro grupo de apoyo para pacientes con hepatitis C, solemos leer nuestras notas y compararlas. Ninguno de nosotros había tenido síntomas serios, tales como picor o confusión mental, ni siquiera uno de los compañeros de grupo que tenía cirrosis. Sin embargo, casi todos habíamos padecido de fatiga y de desgana; cuatro de los integrantes del grupo habían sentido una especie de dolor, más parecido a una incomodidad en el costado derecho. Sus médicos le habían quitado importancia al síntoma diciéndoles que el hígado no duele, que no se preocupasen. ¡Por supuesto que estaban preocupados!
>
> Cuando fui a ver a mi médico, le comenté este síntoma «misterioso» y encontré una respuesta satisfactoria. Si bien es cierto que el hígado no duele, tanto la membrana que lo recubre como el órgano en sí mismo reaccionan frente a la inflamación de la hepatitis C. Pasé la información a mis compañeros de grupo y todos se relajaron. En realidad, no había cambiado nada en cuanto a la presencia del síntoma, pero el conocimiento de lo que estaba sucediendo cambiaba el panorama; ya no pensábamos que lo que sucedía era que poco a poco nos estabamos acercando al fallo hepático.

Muchos de los pacientes que tienen hepatitis C, especialmente los que están en los primeros estadios de la enfermedad, dicen que no notan síntoma alguno. Sin embargo, cuando investigan más de cerca en su condición física descubren que, en realidad, están más cansados, tienen menos energía y que últimamente no han rendido en el trabajo tanto como solían hacerlo. Parecería que el apetito y el peso no sufren variaciones, pero algunos pacientes informan que han perdido el gusto por determinadas comidas y que están teniendo dificultades para mantener el peso.

Hasta ahora, nadie sabe por qué aparecen estos síntomas. Algunos investigadores afirman que el causante es el virus mismo, mientras que otros creen que la lesión hepática que se está desarrollando es la responsable de la liberación en el torrente sanguíneo de ciertas sustancias que producen esos efectos.

En mi propia experiencia profesional he comprobado que la presencia de esos síntomas rara vez es directamente proporcional a la gravedad de la lesión hepática. Algunos de mis pacientes sufren una fatiga crónica muy severa y, sin embargo, presentan lesiones hepáticas leves. Por el contrario, otros pacientes aquejados de hepatitis agresivas no presentan síntoma alguno.

Síntomas tempranos: Núm. 2. Alteraciones en las funciones hepáticas

Si tienes hepatitis C necesitas someterte a un control médico exhaustivo. En la actualidad, se recomienda acudir a un control médico anual y someterse a las pruebas de niveles en sangre cada seis meses. Los cambios que se pueden observar en la sangre suelen ser los primeros signos indicadores del deterioro hepático.

Hace venticuatro años tuve un accidente de coche realmente muy serio y estuve tan grave que incluso recibí la extremaunción; había perdido parte de mi hígado y me hicieron varias transfusiones de sangre. A partir de allí, todo se torció. Estaba tan cansado que apenas podía segar el césped de mi casa.

Finalmente, me diagnosticaron hepatitis C. Recuerdo que en aquella época había vuelto a estudiar y que, justo después de mi graduación, mis niveles en sangre cambiaron drásticamente. Mi nivel de bilirrubina era elevado y también presentaba síntomas leves de icteria; el recuento de plaquetas arrojaba un número realmente bajo: tan sólo un tercio de lo que debía tener. Las plaquetas son los componentes sanguíneos que intervienen en la coagulación de la sangre, y tenía tan pocas que si me chocaba contra cualquier objeto se me abría la piel y comenzaba a sangrar. Tenía hemorragias nasales prácticamente todo el tiempo.

PETE

En los últimos estadios de la enfermedad es probable que se presenten ciertos cambios en los niveles de enzimas en sangre: la albúmina puede descender, la bilirrubina elevarse y la protrombina (proteína ligada al proceso de coagulación) puede aumentar. Estos cambios ocurren debido a que, poco a poco, el hígado está perdiendo su capacidad para crear la cantidad de sustancias químicas necesarias para el cuerpo.

Otro cambio que suele tener lugar durante este estadio es el aumento de tamaño del bazo. Cuando esto sucede, desciende el nivel de las plaquetas, de los glóbulos rojos y de los glóbulos blancos, porque estos elementos sanguíneos quedan atrapados en el bazo y allí se destruyen.

A lo largo de mi experiencia médica he podido observar que una retención progresiva de líquido en los tobillos y un bajo nivel de sodio en sangre son dos señales de advertencia que se corresponden con el estadio cirrótico. Estos síntomas están indicando que el hígado ya no puede soportar el daño hepático al que está sometido y que es muy probable que sobrevenga un fallo hepático.

Señales tardías, signos de cirrosis. Núms. 3 al 10

¿Qué significa la palabra *cirrosis, ¿*qué es este estado? Cirrosis, simplemente, significa endurecimiento del hígado debido a un aumento de tejido escarado o necrotizado.

Cirrosis compensada

Los pacientes aquejados de cirrosis en sus primeros estadios, también llamada cirrosis compensada, tienden a no presentar ningún síntoma y a no registrar anormalidades en los resultados de las pruebas de laboratorio.

Cirrosis descompensada

Los últimos estadios de la cirrosis, o cirrosis descompensada, se caracterizan por la anormalidad de los resultados de las pruebas de laboratorio, por la presencia de complicaciones que a menudo pueden poner en peligro la vida del paciente y por ofrecer una esperanza de vida muy corta.

Los pacientes que presenten uno o más de lo siguientes síntomas pueden ser considerados como candidatos al trasplante de hígado:

Núm. 3: Ictericia, color amarillo en la piel y en el blanco de los ojos

Cuando el pigmento llamado bilirrubina se acumula en la sangre y en otros tejidos del cuerpo aparece la ictericia; generalmente los tejidos afectados son la piel y el blanco de los ojos. En pacientes con hepatitis C, la ictericia suele ocurrir cuando el daño hepático está avanzado y la hepatitis se dispara. En algunos casos, si el desarrollo de la enfermedad se estaciona, la ictericia puede desaparecer.

¡Parecía un muerto viviente, uno de esos de las películas! ¡Mi piel estaba de color gris unos días y amarilla los otros! Pensé que no salía de ésa, pero salí. El trasplante fue un éxito, y estoy agradecido a la vida por la nueva oportunidad.

BLAIRE

Núm. 4: Retención de líquidos: edema abdominal (ascitis)

La presencia de un edema abdominal indica que los líquidos se han acumulado en el abdomen y que han producido una hinchazón. Las lesiones hepáticas son la causa más común de los edemas abdominales.

No me había dado cuenta de que estaba reteniendo líquidos. Tan sólo me preguntaba qué habría podido comer que me hubiera distendido tanto el abdomen. Mi médico calculó que, en algunos momentos, había estado cargando más de 15 litros de líquido en mi estómago.

Hasta ahora, la hinchazón iba y venía, pero durante este último año se ha convertido en un problema muy grave. Se me hinchan los dedos, las rodillas, incluso las pantorrillas y mi piel se pone tan tensa que mis pies parecen los de un cerdito. El médico me ha recetado diuréticos ¡y me paso gran parte del tiempo en el baño!

JERRY

Si como mucho, el edema empeora. Una comida abundante acaba conmigo, me siento como si fuese a explotar. Lo mejor es comer pequeñas cantidades, un poquito cada vez.

JOSIE

Para excluir otras causas del edema abdominal, o ascitis, los médicos extraen y analizan una pequeña porción del líquido. Para extraer esa pequeña muestra del fluido acumulado en el abdomen es necesario llevar a cabo una paracentesis. Este proceso requiere que se introduzca una aguja a través de la pared abdominal para retirar una muestra del líquido. Una vez que se tiene la muestra, se la somete a pruebas bioquímicas, se la observa bajo el microscopio, se realiza un cultivo y se hace un recuento completo de células. Si el edema está ocasionado por un fallo hepático, el líquido será claro, amarillo, no estará infectado y arrojará un recuento de células muy bajo.

También pueden estar involucrados otros problemas. Algunos pacientes pueden presentar una infección bacterial, por ejemplo, una peritonitis bacterial espontánea. Sin embargo, estos otros cuadros están acompañados de otros signos de infección tales como: fiebre, alto nivel de glóbulos blancos y dolor abdominal.

Es muy importante que se detecte este cuadro con prontitud y que se administren los antibióticos adecuados. En la actualidad contamos con varios tratamientos de la ascitis o edema abdominal; entre los más comunes se encuentran la administración de diuréticos (fármacos que aumentan la cantidad de orina que se excreta), la paracentesis (punción para eliminar líquidos) y el implante de sondas (tubos que redirigen los líquidos), sondas peritoneovenosas y sondas intrahepáticas del sistema pórtico.

Los calambres musculares son síntomas que frecuentemente aparecen asociados a una lesión hepática avanzada. Los pacientes tratados con diuréticos son los que más se quejan de la presencia de calambres musculares muy dolorosos. Este tipo de calambres puede responder bien si se reduce la dosis de diuréticos y se administra magnesio, calcio y, algunas veces, zinc.

La presencia de un edema abdominal es una seria señal de advertencia sobre la existencia de una lesión hepática muy avanzada. La mayoría de los pacientes que sufren de ascitis requerirán un trasplante de hígado para poder tener una sobrevida prolongada.

Núm. 5. Hemorragias, varices que sangran

Una de las complicaciones más serias y más urgentes de una lesión hepática avanzada es la presencia de hemorragias varicosas. *Varicosa* se refiere a las varices, venas hinchadas y distendidas; en estos casos se localizan normalmente en el esófago; y *hemorragia* significa sangrado.

Los pacientes aquejados de este síntoma vomitan grandes cantidades de sangre roja, muestran signos de estados mentales alterados y tienen una presión arterial muy baja. Muchas veces, cuando logran llegar a urgencias ya están en estado de *shock*.

> No sabía que tenía hepatitis C; llegué al hospital con una hemorragia de esófago. Recuerdo que era el año 1991 y estabamos en una fiesta familiar, habíamos llevado una bebida que es una mezcla de zumo de cerezas con un poco vino y yo había bebido bastante. Al principio, quise convencerme de que el líquido rojo que estaba vomitando era la bebida; pero a la larga tuve que aceptar que era sangre. Los médicos me intubaron y la hemorragia se detuvo.
>
> CHRIS

Frente a cualquier indicio de hemorragia gastrointestinal superior hay que acudir al hospital sin pérdida de tiempo. La presencia de hemorragia varicosa puede producir vómitos de sangre roja, heces con coágulos oscuros y terrosos o hemorragias rectales muy profusas.

Antes de prescribir ningún tratamiento es necesario que los médicos determinen la causa de la hemorragia por medio de una endoscopia. Para ello, insertan un tubo muy fino (endoscopio) por la boca del paciente; este tubo pasará a través de la garganta, y una vez que esté dentro del cuerpo permitirá observar el interior y determinar la causa del sangrado. Frente a estas hemorragias, los médicos endoscopistas pueden llevar a cabo dos tratamientos: uno consiste en ligar las venas sangrantes con pequeñas bandas (ligado) y el otro en inyectar una sustancia química que hace que la sangre se coagule en la vena que estaba sangrando (escleroterapia). Ambos tratamientos son eficaces en el tratamiento inicial de control de la hemorragia. Sin embargo, una vez que el paciente está fuera del hospital, debe someterse a tratamiento, una o dos veces más, para erradicar las varices y evitar sangrados posteriores.

Es probable que el médico recete fármacos que contengan somatostatina, vasopresina, nitroglicerina y productos plasmáticos a fin de controlar las hemorragias. Algunas veces, también se recomienda la administración de propranolol o de algún fármaco relacionado a fin de reducir el riesgo de recurrencia de las hemorragias.

En ocasiones, las varices se encuentran en el estómago, en el duodeno, en el intestino o en el colon; cuando presentan estas ubicaciones es más difícil acceder a ellas por medio del tratamiento endoscópico. A menudo, estas hemorragias se tratan con la implantación de una sonda quirúrgica que redirigirá el flujo de la sangre, o con la implantación de TIPS.

Esta sigla, TIPS, de uso internacional, está formada por las iniciales de *Transjugular Intrahepatic Portal-systemic Shunt*, o sea, sonda intrahepática transyugular del sistema portal. Los radiólogos ubican el TIPS en el sitio adecuado, evitando la necesidad de cirugía abdominal que puede traer complicaciones en el caso de que más adelante se requiera un trasplante de hígado.

A través de una vena del cuello, el radiólogo mete un catéter hasta llegar al hígado a través de las venas hepáticas. A través de este catéter, la aguja llega al hígado y pincha la rama principal de la vena porta. Una vez que la vena porta y las venas hepáticas están conectadas, el radiólogo dilata el conducto e implanta una sonda cilíndrica, tipo malla, expansible a través del hígado, que servirá para mantener la conexión. Una vez que la sonda está en su sitio libera la presión que sufre el sistema de la vena porta, las varices colapsan y se reduce en gran medida el riesgo de hemorragias posteriores.

Los cirujanos que se dedican a los trasplantes estiman positiva la implantación de TIPS, ya que éstos no interfieren con la cirugía. Sin embargo, en ocasiones un TIPS puede migrar dentro de la vena porta y complicar la operación de trasplante. Por ello, la mayoría de los cirujanos prefiere que el personal que vaya a realizar un implante de TIPS esté perfectamente cualificado y tenga una gran experiencia en la aplicación de la técnica.

Núm. 6. Confusión mental. Encefalopatía porto-sistémica

El hígado lleva a cabo muchas funciones metabólicas; entre ellas, la limpieza o desintoxicación de la sangre para eliminar las sustancias perjudiciales. Cuando se produce un fallo hepático, estas sustancias se acumulan llegándose a alcanzar niveles de toxicidad tan altos que pueden comprometer el funcionamiento de otros órganos vitales como el cerebro.

> Justo antes de someterme a un trasplante de hígado, los médicos me hicieron un test de aptitud mental. Pese a que me habían explicado que no tenía que alcanzar ningunos niveles mínimos y que no había manera de «suspender» esta prueba, ¡yo sentí que había suspendido!
>
> Un año después de mi trasplante me hicieron la prueba otra vez y... ¡esta vez aprobé! En realidad, lo hice tan bien que mis «notas» superaron las de un tercio del plantel médico que hizo el examen conmigo.
>
> JACK

El cerebro reacciona cuando las funciones hepáticas están alteradas; por ello, la mayoría de los pacientes con trastornos hepáticos avanzados notan cambios en su capacidad mental. Estos cambios van desde pequeños detalles, como perdida de memoria o la imposibilidad de realizar cálculos complicados, hasta alteraciones más graves como confusión, desorientación temporo-espacial, episodios de pérdida completa de consciencia o incluso el coma.

Nos será de gran ayuda comprender cuatro rasgos característicos de la encefalopatía; primero, la encefalopatía suele estar causada por otros cuadros anteriores tales como hemorragia gastrointestinal, desequilibrio de electrólitos o la presencia de una infección; segundo, es una condición completamente reversible, es decir, que se puede curar; tercero, existen tratamientos muy eficaces contra ella, unos con fármacos tales como la neomicina (antibiótico) la lactulosa (un carbohidrato no absorbible) y otros que administran una dieta de proteínas restringidas. Cuanto antes se aplique cualquiera de estas terapias, menos posibilidades tiene el paciente de repetir el cuadro o de llegar al estado de coma; y cuarto, un trasplante de hígado de resultados exitosos hace desaparecer por completo este cuadro.

Un paciente que experimente indicios de encefalopatía debe ponerse bajo tratamiento médico urgentemente, debe recibir el tratamiento adecuado y ser considerado como candidato a recibir un trasplante de hígado.

Núm. 7: Pérdida de peso

Como ya hemos dicho, tu hígado actúa como una gran planta metabolizadora de las sustancias necesarias para tu cuerpo, y asimismo como un almacén de energía. Por ello, las disfunciones hepáticas avanzadas afectan tu proceso de nutrición; la pérdida de peso suele ser un indicador de estas disfunciones.

> Hubo un momento en que era una mujer realmente musculosa, trabajaba como terapeuta física. Sin embargo, cuando ahora me miro en el espejo me doy cuenta de cuánto he perdido. ¡Me han adelgazado tanto los brazos, los hombros! También tengo el estómago dilatado a causa de los líquidos. Ahora veo una figura muy rara cada vez que me miro en el espejo!
>
> LILA

Los pacientes aquejados de hepatitis C tienen que ingerir una cantidad de calorías diarias adecuadas para su organismo. Dado que esa dieta también tendrá que ser baja en sodio para evitar los edemas, y tendrá restricciones proteicas para evitar la encefalopatía, a veces no será fácil seguirla al pie de la letra. Suelo recomendar a mis pacientes que vean a un experto en nutrición y que tomen suplementos vitamínicos.

Las pruebas sanguíneas detectan la presencia de deficiencias nutricionales. Los pacientes con disfunciones hepáticas pueden tener deficiencias en la cantidad de vitaminas solubles en agua (A, D, E, K). Esta carencia se puede corregir parcialmente con suplementos vitamínicos. Particularmente, prefiero ciertos fármacos que contengan retinil palmitato (vitamina A); vitamina D-25-OH, alguna solución de glucopolietileno tocoferol o TPGS (vitamina E), y vitamina K.

La fórmula TPGS es una vitamina E en forma de líquido emulsionado que estimula la absorción de las vitaminas A, D y K. Una forma más llana de definir esta formulación es decir que es bilis artificial; por ello, recomiendo que todas las vitaminas solubles en grasa sean acompañadas de TPGS. Sin embargo, deberá ser tu médico quien te recete los complementos vitamínicos, ya que será él quien conozca la composición y los nombres de los preparados disponibles en el mercado.

Núm. 8: Pérdida de masa ósea. Osteoporosis y fracturas

¿Sabías que a medida que se avanzan las lesiones hepáticas es probable que tus huesos vayan perdiendo masa ósea? La pérdida de masa ósea (fragilidad de los huesos) se observa con frecuencia en los pacientes con hepatitis C avanzada, especialmente en aquellos que reciben fármacos con esteroides para tratar otros cuadros clínicos.

> Jamás me había roto ningún hueso, y sin embargo, en el término de dos años me rompí dos veces el dedo gordo del pie. La primera vez, me caí de la bici y la segunda me dí con el dedo gordo en un tablón del suelo. La gota que colmó el vaso llegó cuando me rompí la rótula. Ya han pasado dos años y aún me duele la rodilla cuando cambia el tiempo. ¿Pura coincidencia? ¿Los años? ¿La he-

patitis C?... ¿Quién sabe? Pero mi médico insiste en que me haga algunas pruebas.

SHEILA

Como primera medida, tu médico deberá descartar la presencia de otras posibles causas de pérdida de masa ósea, tales como deficiencia de vitamina D o hiperparatiroidismo.

En la mayoría de los casos, los pacientes que sufren fracturas frecuentes y pérdida sostenida de masa ósea debida a los efectos de los últimos estadios de la hepatitis C, presentan un cuadro clínico llamado osteopenia que no suele responder a los tratamientos que administran Vitamina D, ni calcio ni flúor. Sin embargo, existen estudios recientes que sugieren que una nueva droga llamada *alendronate* puede aliviar este cuadro clínico.

Lamentablemente, tanto el uso postrasplante de esteroides, como la inactividad física a la que están sometidos estos pacientes, incrementa la fragilidad de los huesos. Para intentar paliar estos efectos, la mayoría de los centros de trasplante estimulan a los pacientes para que después de la operación comiencen a andar cuanto antes. Asimismo, han reducido drásticamente la cantidad de esteroides que se administran a este tipo de pacientes.

Núm. 9: Problemas de coagulación de la sangre: coagulopatías

Los pacientes aquejados de lesiones hepáticas en sus últimos estadios presentan deficiencias múltiples en el sistema de coagulación; esta condición hace que tengan un alto riesgo de sufrir hemorragias.

> Algunas veces, con sólo morder una manzana me lastimo y veo sangre sobre la fruta. Durante el último mes me desperté tres veces con la boca llena de sangre.
>
> También me han salido pequeños angiomas (lunares llenos de sangre) por todo el cuerpo, especialmente en los brazos y en el pecho. Mi mujer dice que parecen arañitas. En realidad no me duelen, pero si me olvido y las rasco, sangran.

GARY

Las proteínas que intervienen en el proceso de coagulación descienden tanto que incluso un golpe muy suave sobre los labios, las encías, las extremidades o cualquier otra parte de la piel puede ocasionar un hematoma (moratón) persistente o una hemorragia.

Algunos procesos más agresivos para el cuerpo, como puede ser una cirugía, pueden traer aparejadas hemorragias excesivas. Sin embargo, en muchos casos es posible la administración de factores de coagulación que reduzcan los riesgos de sangrado.

A menudo, el bazo retiene y destruye las plaquetas reduciendo la otra fuente de factores de coagulación con que cuenta el cuerpo. Cuando los problemas de coagulación se agravan, se convierten en una señal de que la lesión hepática está realmente avanzada y de que el paciente debe ser considerado como candidato a un inmediato trasplante.

Núm. 10: Picazón: pruritos

Si bien no es un síntoma muy corriente, los pacientes con hepatitis C avanzada y con ictericia, pueden sufrir de pruritos constantes que los atormenten día y noche. Este cuadro está causado por la acumulación sobre la piel de sustancias que, en circunstancias normales, el hígado se encargaría de eliminar. No suelen presentarse eccemas fuertes, salvo en el caso de que sean ocasionados por un rascado persistente. Si bien esta picazón puede aparecer en cualquier sitio del cuerpo, las localizaciones más habituales son las palmas de las manos, las plantas de los pies, el velo del paladar y el conducto externo del oído.

Perdonad mi lenguaje, pero lo llamo «el endiablado picor» por no llamarlo algo más fuerte. Empezó como una pequeña picazón que apenas notaba; así que no le presté atención hasta que fue cada vez más intensa y cada vez me rascaba más. Me picaba una parte que abarcaba casi un cuarto de mi pierna izquierda; las cremas no me servían para nada.

En el transcurso de un año y medio, se me puso la pierna tan mal que juré que jamás me volvería a rascar. Pese a que tengo una gran fuerza de voluntad, al poco tiempo ya me había lastimado de tanto rascar.

Por suerte, los otros días un compañero de mi grupo de apoyo me dijo que usara almidón en polvo. Ahora, cuando me baño, me seco y me pongo almidón en polvo. Por ahora funciona.

SAÚL

El prurito ocasionado por las enfermedades hepáticas no responde al tratamiento con antihistamínicos, ni a las lociones ni a las cremas; pero mejora si se utilizan fármacos que estimulen el flujo de la bilis. Estos fármacos contienen ursodeoxicolatina u otros principios químicos que inhiben ciertas sustancias en el intestino, tales como la colestiramina.

Los estudios más recientes sugieren que estos pruritos podrían estar relacionados con la producción en el cuerpo de sustancias estructuralmente similares a la morfina. Por consiguiente, estas sustancias podrían responder a la medicación destinada a bloquear los efectos de la morfina (naloxone y naxeltrone).

Algunos pacientes sufren de pruritos tan exacervados que impiden el desarrollo de una vida normal, ya que no responden a ninguno de los tratamientos mencionados. Sin embargo, estos casos extremos mejoran después de un trasplante exitoso.

OTRAS SEÑALES DE ADVERTENCIA RELACIONADAS CON LA HEPATITIS C

Lesión o insuficiencia renal

Un tipo de insuficiencia renal específica llamada glomerulonefritis membranoproliferativa, suele presentarse cuando los virus de la hepatitis C se alojan en los riñones y causan una inflamación. Al principio, puede no haber síntomas, lo que hace que la condición tenga que ser detectada a través de un análisis rutinario de orina que muestre los niveles de proteínas en orina.

Dado que la mayor parte de las proteínas se eliminan a través de la orina, la albúmina en sangre puede bajar y los pacientes pueden experimentar hinchazón de los tobillos o del abdomen. Cuando la glomerulonefritis aparece como una complicación de la hepatitis C, suele responder a los tratamientos con interferón.

Crioglobulinemia

Los síntomas de esta condición dermatológica (de la piel) son: fiebre, lesiones renales, eczemas y ulceraciones en los dedos de las manos y de los pies. Está causada por los anticuerpos que el organismo produce para pelear contra la hepatitis C. No es fácil tratar la crioglobulinemia; es un proceso complejo que puede requerir que se administren interferones, esteroides, ciclofosfamidas, inmunoglobulina intravenosa y que el paciente se someta a plasmaféresis (proceso en el que la sangre pasa a través de un filtro para poder remover estos complejos de anticuerpos)

Disfunciones tiroidales

Las disfunciones de la glándula tiroides tienen una alta incidencia en la población en general (del 2 al 3 por 100) e incluso es más alta entre la población con hepatitis C (del 5 al 20 por 100).

A menudo, lo que causa el problema es una tiroides poco activa, pero en casos muy raros la tiroides puede tener un exceso de actividad Los signos de una tiroides poco activa, o sea, de hipotiroidismo, incluye la intolerancia al frío, la piel seca, la falta de energía y tono muscular, pelo hirsuto, cambio en el tono de voz y confusión mental. Los signos de hipertiroidismo, o sea, una tiroides demasiado activa, incluyen palpitaciones, sudoración excesiva, intolerancia o poca resistencia al calor, temblores, escalofríos, hipertensión y poca capacidad de concentración.

Una tiroides poco activa se trata con reemplazos de la hormona tiroides tales como la levotiroxina. El tratamiento de una tiroides hiperactiva se hará a base de yodo radioactivo, beta bloqueantes y propil tiouracil.

Afecciones de la piel

Los cuadros clínicos dermatológicos asociados con la hepatitis C incluyen afecciones tales como el liquen plano, la dermatitis liquenoidea y la porfiria cutánea tardía. Las dos primeras condiciones se tratan con lociones dermatológicas y pueden dispararse durante el tratamiento con interferón.

El llamado liquen plano es una afección cutánea que se caracteriza por la aparición de manchas redondas de color rojo amarronado, cuya superficie se hincha levemente. Habitualmente, la mácula no presenta más de uno o dos centímetros de diámetro, y algunas veces puede tener apariencia escamosa y provocar prurito.

La llamada dermatitis liquenosa aparece con manchas rojas, planas, que generalmente no pican. Las manchas pueden presentar una apariencia escamosa, y la superficie que ocupen puede ser más de dos centímetros de diámetro.

La porfiria cutánea tardía aparece en forma de ampollas en áreas que son expuestas al sol, o también de labilidad traumática, usualmente dedos y manos. La porfiria cutánea tardía responde favorablemente a la disminución de hierro en sangre (flebotomía) y al tratamiento particular de la hepatitis C.

Problemas autoinmunes

La información disponible al día de hoy sugiere que existe un cierto número de condiciones o cuadros autoinmunes que pueden estar asociados con el virus de la hepatitis C o con el tratamiento con interferón. Este informe incluye la púrpura trombocitopénica idiopática (bajo recuento de plaquetas); la hepatitis activa crónica autoinmune (inflamación hepática ocasionada por el propio sistema autoinmune) y la poliarteritis nodular o nodosa (inflamación de los conductos sanguíneos, del abdomen, hígado y riñones).

Ciertos cuadros clínicos pueden dispararse durante el curso de la terapia con interferón; entre ellos citaremos la anemia hemolítica (destrucción de los glóbulos rojos); la pericarditis o la pleuritis (inflamación de las membranas que recubren el corazón y hígado); la soriasis, la artritis reumatoidea y el lupus sistémico eritematoso.

Esta lista hace una enumeración de lo peor que le puede pasar a tu hígado; pero recuerda que dos tercios de las personas que desarrollan hepatitis C crónica no realizan la progresión hacia la cirrosis hasta veinte o treinta años después de aparecida la infección. Sin embargo, es importante saber cuáles son los síntomas de estas afecciones para poder informar a tu médico con rapidez y precisión.

En los capítulos siguientes nos ocuparemos de las diversas formas en que tú puedes ayudar a tu hígado; por medio de una alimentación sana y de técnicas que ayuden a reducir el estrés. En estos capítulos se escuchará mi voz desde la perspectiva médica profesional y la de otros expertos en distintas áreas de la medicina, al tiempo que escucharemos los testimonios de otros pacientes que han querido compartir sus experiencias personales contigo.

El principio de la curación es el conocimiento de la enfermedad.

MIGUEL DE CERVANTES

CAPÍTULO 5

Cuidar la alimentación, cuidar tu cuerpo

Guía para una nutrición sana en los cuadros de lesiones hepáticas

Al principio, cuando aún me encontraba con la conmoción por haberme enterado de que tenía hepatitis C crónica, estaba demasiado asustada como para pensar en una terapia con interferón. Por ello decidí hacer todo lo que estuviera a mi alcance para utilizar métodos «naturales». Consulté a dos especialistas en endocrinología, que me recomendaron una dieta baja en grasa para aliviar el trabajo del hígado. También me recomendaron dosis intravenosas de vitamina C y enemas de café. ¡La verdad es que las perspectivas no me seducían demasiado!

Después fui a ver a un médico naturópata que me dio una dieta tan estricta que bajé cinco kilos. ¡Estaba guapísima! Pero seguía sintiéndome agotada y decidí consultar un especialista en nutrición. Fui a la consulta de una médico que me hizo anotar todo lo que comía; una vez que se lo llevé, lo estudió y me dijo que el problema era que no estaba comiendo suficientes proteínas. Seguí sus indicaciones y empecé a sentirme mejor, con más energía.

Si miro hacia atrás, veo que lo que estaba tratando de hacer era sentir que podía controlar mi cuerpo... en un momento de mi vida en que todo parecía escapar a mi control. Quizá no pudiera controlar y erradicar el virus pero, al menos, podría controlar lo que entraba en mi cuerpo.

Al poco tiempo, me fui dando cuenta de que había perdido el interés en esa maravillosa «comida basura» que solía gustarme tanto.

Ahora me parece una paradoja, una ironía de la vida; pero... ¡saber que estaba enferma me «hizo» más sana!

HEDY

*C*UANDO DESCUBREN QUE tienen hepatitis C, muchas personas empiezan a interesarse en mejorar su estado de salud general a través de la nutrición. Siempre suelo animar a mis pacientes a que coman de manera más sana, pero que eviten esas dietas «milagrosas» que prometen mucho más de lo que realmente pueden ofrecer.

Atención: consulta siempre con tu médico antes de realizar cambios drásticos en tus hábitos de comida, y no tomes vitaminas ni suplementos nutricionales por tu cuenta. Hay algunas sustancias que pueden parecer totalmente inocuas, pero que pueden perjudicar a tu hígado.

En los estadios tempranos o precirróticos, los pacientes afectados por la hepatitis C pueden seguir manteniendo su dieta habitual, siempre que sea equilibrada y completa. En general, los médicos no suelen recomendar suplementos vitamínicos fuertes, sino tan sólo una multivitamina al día. Sin embargo, a medida que la enfermedad avanza habrá que poner más atención en la dieta y en los suplementos vitamínicos, ya que el cuerpo comenzará a sufrir una carencia de vitaminas.

La terapia nutricional tiene los siguientes objetivos:

- Mantener el equilibrio adecuado entre las calorías que ingieres y las calorías que tu cuerpo requiere.
- Evitar que se produzcan carencias de determinados nutrientes.
- Utilizar los suplementos vitamínicos adecuados para cada caso, siempre y cuando sean necesarios.

En este capítulo hablaremos de ciertos conceptos básicos de la nutrición. En las próximas páginas, veremos qué es lo que sucede cuando una deficiencia hepática afecta tus necesidades en cuanto a la alimentación y finalmente, consideraremos ciertas deficiencias específicas que suelen aparecer, así como los tratamientos adecuados para resolverlas.

- **Panorama nutricional**
  Peso corporal ideal
  Dieta normal

- **Tu hígado y tu alimentación**
  Metabolismo de los carbohidratos
  Metabolismo de las proteínas
  Metabolismo de las grasas
  Bilis
  Vitaminas

- **Necesidades nutricionales para pacientes con hepatitis C, que no presentan cirrosis**
  Requerimientos calóricos
  Suplementos vitamínicos
  Terapias nutricionales
  Hierbas perjudiciales para el hígado
  Testimonios de pacientes sobre nutrición

- **Necesidades nutricionales para pacientes con hepatitis C, con cirrosis**
  Requerimientos calóricos
  Restricción de proteínas
  Suplementos vitamínicos
  Suplementos minerales
  Restricción de sal y de líquidos

PANORAMA NUTRICIONAL

Tu hígado es el órgano más grande de tu aparato digestivo. Cuando el hígado recibe los nutrientes que provienen del intestino, los metaboliza[1], los envasa, los almacena y los envía como fuente de energía para los otros órganos de tu organismo.

La lista de las tareas relacionadas con la nutrición que tu hígado lleva a cabo incluye los siguientes temas:

• Metabolismo de los carbohidratos, de las grasas, y de las proteínas para la obtención de energía.
• Asimilación y almacenamiento de vitaminas.
• Producción de bilis para ayudar a la digestión y a la absorción de grasas.
• Filtrado y destrucción de las toxinas, incluyendo el alcohol y otras drogas.

Peso corporal ideal

Mucha gente está preocupada por su peso y la mayoría con razón. En Estados Unidos hay muchas personas con un sobrepeso importante, y en los últimos años Europa está comenzando a seguir esta tendencia. Sin embargo, frente a la presencia de una lesión hepática avanzada, la mayor preocupación es justamente la contraria: la pérdida de peso y la imposibilidad de aprovechar los nutrientes que se ingieren.

¿Pero, entonces, cuánto deberías pesar? No tenemos una respuesta exacta porque las normas que generalmente se usan están diseñadas para la población en general, utilizando percepciones y cánones culturales, considerando las influencias del medio y determinadas diferencias en el metabolismo. En realidad, no hay reglas; sólo indicios que nos dan valores aproximados:

• **HOMBRES:** 48 kg para los primeros 152 cm. Agregar 2,7 kg para cada 2,54 cm adicionales.

---

[1] En este capítulo usamos el término «metabolismo», que definimos como los procesos corporales que incluyen un conjunto de reacciones químicas que son necesarias para el mantenimiento de las funciones vitales.

- **MUJERES:** 45,3 kg para los primeros 152 cm. Agregar 2,25 kg para cada 2,54 cm adicionales.

Dieta normal

Los alimentos que ingerimos aportan los carbohidratos, las grasas y las proteínas que más tarde se convertirán en fuente de energía para todo nuestro organismo y sus funciones. La energía se mide en calorías. Los carbohidratos y las proteínas aportan 4 calorías por gramo, y la grasa aporta 9 calorías por gramo; más del doble. Otras sustancias esenciales tales como fibra, minerales, ciertos aminoácidos y otros ácidos grasos llegan a nuestro organismo sólo si mantenemos una dieta que incluya una gran variedad de alimentos. Tomemos como ejemplo el grupo de las frutas: las naranjas son ricas en vitamina C mientras que los plátanos aportan el potasio que nuestro cuerpo necesita, y media ración de melón nos dará la mitad del requerimiento diario de beta caroteno.

En aquella época, estaba tomando muchos suplementos vitamínicos, incluyendo tres cápsulas de aceite de omega... que tenían un sabor horrible. Por suerte, me enteré de que tomando pescado fresco dos o tres veces por semana obtenía los mismos resultados que tomando las tres cápsulas diarias del aceite.

¡Qué alivio! Esas cápsulas tenían el mismo sabor horrible que el aceite de hígado de castor que cada primavera me daba mi madre cuando yo era pequeña.

BONNIE

Una dieta sana y equilibrada contendrá los nutrientes necesarios y las calorías justas como para evitar cualquier exceso y cualquier carencia. Una alimentación sana es aquella que equilibra la cantidad de carbohidratos, de grasas y de proteínas que nuestro cuerpo recibe.

El Ministerio de Agricultura de Estados Unidos, a través de su Departamento de Salud Pública, recomienda una ingestión calórica diaria de 30 a 40 calorías por kilo de peso, repartida de la siguiente manera:

TABLA 4.
PIRÁMIDE DE LA ALIMENTACIÓN SANA

Guía para elegir correctamente nuestra alimentación diaria

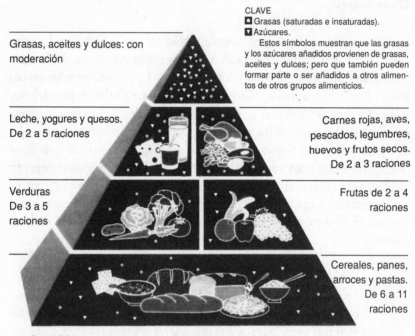

CLAVE
▫ Grasas (saturadas e insaturadas).
▪ Azúcares.
    Estos símbolos muestran que las grasas y los azúcares añadidos provienen de grasas, aceites y dulces; pero que también pueden formar parte o ser añadidos a otros alimentos de otros grupos alimenticios.

Grasas, aceites y dulces: con moderación

Leche, yogures y quesos.
De 2 a 5 raciones

Carnes rojas, aves, pescados, legumbres, huevos y frutos secos.
De 2 a 3 raciones

Verduras
De 3 a 5
raciones

Frutas de 2 a 4
raciones

Cereales, panes, arroces y pastas.
De 6 a 11
raciones

Fuente: US Department of Agriculture / US Department of Health and Human Services

Utiliza esta pirámide como ayuda para llevar a cabo una alimentación diaria equilibrada. Comienza por tomar suficientes raciones del grupo de los cereales, del grupo de los vegetales y del grupo de las frutas; luego agrega 2 o 5 raciones del grupo de los derivados lácteos y 2 o 3 del grupo de las carnes.

Recuerda que cada uno de estos grupos aporta algunos de los nutrientes necesarios para un correcto funcionamiento de tu organismo, pero ninguno de ellos los aporta todos.

Ningún grupo es más importante que el otro, todos ellos son necesarios en una dieta sana.

No te excedas con las grasas, ni con los aceites ni con los dulces, que están en la punta de la pirámide.

- 40 a 50 por 100 de carbohidratos,
- 30 por 100 de grasas,
- 1 a 1,5 gramos de proteína por cada kilo de peso corporal.

Podemos obtener más información sobre este tema si consultamos la siguiente pirámide alimenticia.

La pirámide ilustra en forma gráfica la importancia de un adecuado equilibrio entre los diversos grupos de alimentos, y sugiere el número de raciones que debemos tomar de cada uno de ellos. El tamaño de cada una de esas raciones dependerá de la cantidad de calorías que queramos aportar a nuestro organismo.

Las raciones ideales son pequeñas; una ración equivale a media taza de pasta, a una taza de vegetales de hoja crudos, a una taza de otro tipo de vegetales, crudos o cocidos, a una pieza mediana de fruta, una taza de leche o yogur y a 50 o 100 gramos de carne magra, o pescado o aves.

Las recomendaciones del Departamento de Salud Pública (EE.UU.) establecen un número máximo y un número mínimo de raciones de cada uno de los cinco grandes grupos. Aquellas personas que consuman cerca de 1.600 calorías diarias deberían comer el número de raciones más bajo de cada grupo. El número mayor queda reservado a aquellas personas que sean muy activas y que quemen alrededor de 2.800 calorías al día. Sin embargo, cualquiera sea tu grupo se te recomienda que:

- Escojas la mayor parte de tu alimentación diaria entre los grupos de los cereales, pastas y arroces (6 a 11 raciones), el de las verduras (3 a 5 raciones) y el de las frutas (2 a 4 raciones).
- Consumas con moderación los productos del grupo de los lácteos (2 a 5 raciones) y los del grupo de las carnes, huevos y frutos secos (2 a 3 raciones).
- Limites la ingestión de aquellos alimentos que aportan muy pocos nutrientes y son muy altos en grasas y azúcares.
- En general, el Departamento de Salud recomienda una dieta moderada en sal, baja en sodio y en grasas, sobre todo baja en grasas saturadas y en colesterol.

FUENTES DE CONSULTA EN EE.UU.

1. Puedes solicitar una copia gratis del informe *Dietary Guidelines for Americans* (Guía Alimenticia para los Norteamericanos) contactando al Center for Nutricion Policy. Página web: usda.gov/cnpp
2. Puedes consultar la página web de Amgen's Eating Well (Guía para una buena alimentación) y bajar su programa a tu ordenador en www.infergen.com.

BIBLIOGRAFÍA COMPLEMENTARIA

Berger, Alan, *Claves para una alimentación sana,* Barcelona, Robin Book, 1998.
Colgan, Michael, *La nueva nutrición,* Málaga, Sirio, 1998.
Colbin, Annemarie, *El poder curativo de los alimentos,* Barcelona, Robin Book, 1993.

TU HÍGADO Y TU ALIMENTACIÓN

El hígado es el órgano que tiene más responsabilidad a la hora de regular y responder a las demandas metabólicas de tu organismo. Tu hígado no sólo debe funcionar bien para poder mantener un metabolismo normal de los carbohidratos, las grasas y las proteínas, sino que también tiene que procesar y utilizar varias vitaminas. En esta sección del libro hablaremos sobre la función de un hígado sano y veremos qué papel desempeña una alimentación equilibrada dentro del panorama nutricional que tu organismo requiere.

Metabolismo de los carbohidratos

La mayoría de los carbohidratos de tu dieta provienen de los diversos grupos de azúcares: la sacarosa (azúcar de mesa), la fructosa (bollería) y la lactosa (azúcar presente en la leche); también intervienen las féculas presentes en los cereales, los panes, las patatas, las pastas, los arroces, las frutas, las verduras y las legumbres. Cuando ingieres carbohidratos, las enzimas especializadas del páncreas y de los intestinos los procesan y obtienen azúcares simples (glucosa, galactosa, maltosa y fructosa)

Estos azúcares son absorbidos por las células que tapizan las paredes intestinales, entran a la circulación del sistema de la vena porta y llegan hasta el hígado, precisamente a través de la vena porta. Durante el ayuno que tiene lugar durante la noche, los niveles de azúcar en sangre descienden hasta alcanzar cotas relativamente bajas, la producción de insulina se detiene y desciende el nivel de insulina en sangre. Despues de una comida, el nivel de azúcar en sangre sube y estimula al páncreas para que libere insulina; de esta manera se eleva el nivel de insulina en sangre.

La insulina, sustancia que aumenta como respuesta a la ingestión de comida, es la hormona que estimula al hígado para que obtenga más glucosa y la almacene, principalmente en forma de glucógeno. Cuando el organismo se enfrenta a períodos de ayuno o de ejercicio físico, el hígado libera este glucógeno y lo dirige hacia los músculos. Si bien el hígado puede almacenar una cantidad razonable de esta sustancia, el glucógeno es la fuente de energía más utilizada durante esos períodos de ayuno o de demanda extra de energía, por lo que sus existencias pueden agotarse con rapidez. Después de agotar el glucógeno, el organismo recurre a otras reservas de energía tales como las proteínas y las grasas.

Metabolismo de las proteínas

Obtenemos proteínas a través de la ingestión de huevos, productos lácteos, carnes y ciertos cereales. Las enzimas que producen el páncreas y el intestino procesan estas proteínas y obtienen de ellas aminoácidos y pequeños péptidos.

A través de las células que tapizan sus paredes interiores, el intestino absorbe estos aminoácidos rápidamente y los envía al hígado por medio de la vena porta. Una vez allí, intervienen en la creación de reservas de energía o en la síntesis de nuevas proteínas. Estas proteínas que acaban de ser sintetizadas llevan a cabo determinadas funciones en el organismo (véase tabla 5).

TABLA 5

ALGUNAS PROTEÍNAS QUE SE ENCUENTRAN EN EL HÍGADO, Y SUS FUNCIONES DENTRO DEL ORGANISMO

PROTEÍNA	FUNCIÓN
Factores de coagulación (II, V, VII, IX y X)	Mantener una coagulación normal
Albúmina	Mantener volumen de sangre normal
Renina	Regular la presión sanguínea
Globulina	Regular las acciones hormonales
Transferina	Transportar hierro
Ferritina	Almacenar hierro
Retinol proteico	Transportar vitamina A a los ojos
Receptor LDL	Eliminar colesterol de la sangre
Proteínas P-450	Metabolizar productos químicos, drogas y toxinas

Metabolismo de las grasas

En general, las grasas se dividen en lípidos neutros (triglicéridos), lípidos acídicos (ácidos grasos) y esteroles (colesterol, esteroles vegetales). Los triglicéridos se encuentran en los productos lácteos, las carnes rojas, los aceites, la mantequilla y la margarina. Los triglicéridos constituyen la grasa alimenticia más común y son nuestra mayor fuente de energía. El hígado tiene la capacidad de regular y de procesar los triglicéridos.

Los triglicéridos que provienen de los alimentos se digieren en el intestino por medio de la lipasa, una enzima secretada por el páncreas como respuesta a la ingestión de comida.

El hígado también segrega bilis, sustancia que sintetiza las grasas convirtiéndolas en otras sustancias solubles en grasas para permitir una mejor absorción. Una vez que son absorbidas, las grasas adoptan otra forma y vuelven a al torrente sanguíneo a la espera de que el hígado las quite de circulación. Cuando las grasas llegan al hígado, son procesadas de tres maneras diferentes: una, se almacenan en forma de pequeños husos grasos en las células hepáticas; dos, son metabolizadas y utilizadas como fuente de energía, y tres, una vez que están metabolizadas, el hígado las envía, a través de la sangre, a aquellos órganos que las necesitan.

El hígado también tiene un papel preponderante en la síntesis del colesterol que proviene de los alimentos, y es la fuente principal de una nueva forma sintetizada del colesterol.

Bilis

El hígado produce y segrega un fluido llamado bilis que interviene en el proceso digestivo. La bilis presenta una gama de colores que va desde el amarillo claro hasta el marrón dorado.

Esta sustancia contiene agua, electrólitos (sales), colesterol, sales biliares (detergentes), fosfolípidos y proteínas. La bilis ayuda a activar las enzimas segregadas por el páncreas, y es esencial para la digestión y la absorción de las vitaminas solubles en grasas.

Vitaminas

El hígado desempeña un papel principal en varios pasos del metabolismo de las vitaminas. Las vitaminas se dividen en dos grandes grupos: las solubles en grasas (vitaminas A, D, E y K), y las solubles en agua (vitamina C y complejos vitamínicos B).

Los pacientes con lesiones hepáticas avanzadas pueden sufrir una deficiencia en la cantidad de vitaminas solubles en agua; esta condición es generalmente producto de una alimentación deficiente o inadecuada. En condiciones normales, las reservas de vitamina B_{12} del organismo son más que suficientes; cuando existe una deficiencia no suele estar relacionada con fallos hepáticos ni con afecciones hepáticas.

Sin embargo, cuando la ingestión diaria disminuye la tiamina y los folatos decrecen y se produce una deficiencia de dichos elementos. Cuando esto sucede, se administran suplementos por vía oral y, en la mayoría de los casos, los niveles vuelven a la normalidad.

Las vitaminas solubles en agua requieren no sólo una ingestión adecuada, sino una correcta digestión y absorción. Por esta razón es necesaria una producción normal de bilis. La absorción de las proteínas solubles en grasas no sería posible sin la presencia de bilis en el intestino, ya que estas proteínas son prácticamente insolubles en agua. La bilis actúa como un detergente, deshaciendo estas vitaminas y disolviéndolas de manera que puedan ser absorbidas por el intestino.

Si la producción de bilis es insuficiente, es probable que la administración de suplementos orales de vitaminas A, D, E y K no sea suficiente para volver a tener un nivel normal de vitaminas en el organismo. La administración de una solución de vitamina E con propiedades similares a las de un detergente (TPGS) suele mejorar la absorción de esta vitamina E en pacientes con lesiones hepáticas avanzadas. Esta solución también puede mejorar la absorción de las vitaminas A, D y K cuando se toman de forma simultánea.

NECESIDADES NUTRICIONALES DE LOS PACIENTES CON HEPATITIS C QUE NO PRESENTAN CIRROSIS

Requerimientos calóricos

En general, las necesidades calóricas de un paciente con hepatitis C que no presenta cirrosis son las mismas que las de otra persona de su misma edad y sexo que no tenga la infección. Por ello, recomendamos lo siguiente:

* No-restricción de sal.
* No-restricción de proteínas.
* Ingestión diaria de 30 a 40 calorías por kilo de peso.
* Una multivitamina diaria.

Aquellos pacientes que beban grandes cantidades de alcohol deberán eliminarlo por completo. Es posible que estos pacientes necesiten tomar suplementos dietéticos con tiamina y folato.

Suplementos vitamínicos

En general, los pacientes de hepatitis C no cirróticos no requieren otros suplementos vitamínicos salvo los que indicamos en el punto anterior. Una de las cuestiones que deben tenerse en cuenta es que, si la producción de bilis desciende, el paciente puede desarrollar una deficiencia de vitaminas solubles en grasas. Esta deficiencia tiene incidencias muy bajas durante los estadios tempranos del desarrollo de la infección, pero suele prevalecer durante los estadios posteriores o durante el estadio cirrótico. Una vez que se detecta, esta deficiencia de vitaminas solubles en grasas debe ser tratada administrando la cantidad adecuada de compuestos vitamínicos.

Terapias nutricionales

Según la revista *Time,* los consumidores norteamericanos gastaron, durante el año pasado, más de 12.000 millones de dólares en suplementos nutricionales naturales. Esta cantidad representa casi el doble de lo gastado en 1994, y la tendencia general es la de un aumento de ventas sostenido equivalente a un 10 por 100 cada año[2].

Los pacientes con hepatitis C suelen utilizar un gran número de esos suplementos naturales, principalmente los que están elaborados a partir de equinacea, picnogenol, silimarina, diente de león y otras hierbas naturales. Ninguna de estas terapias ha sido estudiada en cuanto a sus resultados ni se dispone de información suficiente como para avalarlas; o sea, que las consideraremos eso: terapias no probadas.

A pesar de no existir pruebas fehacientes de su eficacia, estas terapias han ganado gran cantidad de adeptos y muchos pacientes afectados de hepatitis C las utilizan. Hay varios factores determinantes en este fenómeno: la falta de información existente acerca de las formas de tratar la hepatitis C, la falta de una terapia tradicional efectiva, la actitud general que dice: «Mal no me puede hacer, y a lo mejor me ayuda!»

---

[2] John Greenwald, «Herbal Healing», artículos aparecidos en la revista *Time,* p. 60, 23 de noviembre de 1998.

y, finalmente, la lenta evolución de la enfermedad en la mayoría de los casos de hepatitis C.

En realidad, como no poseemos pruebas de la eficacia de estos suplementos naturales, no podemos recomendarlos. Sin embargo, en caso de que decidas tomarlos es prudente que informes a tu médico de tu intención de tomar suplementos vitamínicos naturales.

> Entré en un herbolario y le pedí a la dependienta que me diera algo «bueno para el hígado», y me dieron uña de caballo, consuelda, chaparral y yohimba.
>
> Las enzimas se me dispararon hasta 800. Cuando mi médico me preguntó si estaba tomando algo por mi cuenta, le llevé las botellas y me enteré de que estas hierbas, en realidad, son hierbas que deben evitarse cuando sufres de una lesión hepática, ya que pueden ser tóxicas para este órgano!
>
> Dejé de tomarlas y mis enzimas bajaron a niveles normales. ¡Desde ese entonces, nunca más he dicho que algo «natural» no te puede hacer daño!
>
> HAROLD

Hierbas perjudiciales para el hígado

En el año 1994, el Congreso de Estados Unidos aprobó un decreto que otorgaba una mayor cuota de mercado libre a las empresas fabricantes de suplementos nutricionales. El ministerio oficial encargado de legislar acerca de alimentos y fármacos en ese país (Food and Drug Administration, FDA) debe revisar los estudios clínicos existentes sobre estos «fármacos naturales» a fin de determinar su efectividad, su seguridad, las dosis recomendadas y la posible interacción con otras sustancias.

Sin embargo, y pese a la existencia de dicho decreto refrendado por el Congreso de los Estados Unidos, la FDA no otorga su autorización específica ni realiza pruebas a estos suplementos dietéticos naturales ya que los fabricantes no necesitan esa autorización antes de lanzar nuevos productos naturales al mercado.

Una vez que un suplemento natural ha sido lanzado al mercado, deberá ser la FDA quien presente evidencia de su falta de eficacia o de su toxicidad para que pueda ser retirado.

En junio de 1997, la FDA elevó una proposición para limitar la cantidad de efedrina alcaloide presente en los suplementos dietéticos, este alcaloide se comercializaba como efedra, hierba de Ma Huang, efedra china y epitonina; la proposición pedía que se informase al consumidor de los posibles efectos nocivos de esas hierbas naturales. Entre los posibles efectos negativos se encontraba el de agravar la condición de los pacientes con hepatitis C[3].

En 1993, la FDA elevó otra lista de sustancias potencialmente perjudiciales para el hígado y la función hepática. Además de varias hierbas, esta lista incluye la vitamina A (tomada en dosis superiores a 25.000 o más unidades internacionales diarias) y la niacina (en dosis de liberación lenta superiores o iguales a 500 mg diarios y en dosis de liberación inmediata superiores o iguales a 750 mg por día).

A continuación incluyo una lista de sustancias que han resultado ser perjudiciales para el hígado; los cuadros hepáticos que pueden producir varían desde la hepatitis hasta el fallo hepático.

Dado que estas hierbas adoptan diversos nombres vulgares, las mencionamos por sus nombres científicos: *Atractylis gummifera, Azadirachza indica, Berberis vulgaris, Calliepsis laureola, Cassia angustifolia, Crotaiaria, Corydalis, Hedeoma pulegoides, Heliotropium, Larrea tridentata, Lycopodium serratum, Mentha pulegoides, Sassafras albidum, Scuteileria, Stephania, Symphtum officinale, teucrium chamaedrys, Tusilago farfara, Valeriana officinalis* (valeriana y genciana) y *Viscum alba*[4].

En mi opinión, si tienes una disfunción hepática crónica, tal como la hepatitis C, deberías abstenerte de consumir hierbas que no hayan sido analizadas en laboratorios para determinar su influencia sobre el funcionamiento del organismo. Esta actitud es necesaria si estás siendo sometido a un tratamiento con interferones. Cualquier sustancia, in-

---

[3] Paula Kurtzweil, «An FDA guide to Dietary Supplements», guía publicada por la Food and Drug Administrarion, *Consumer,* meses de septiembre y octubre de 1998.

[4] D. Larrey y G. P. Pageaux, «Hepatotoxicity of Herbal Remedies and Mushrooms», estudio publicado en los *Seminarios de Enfermedades Hepáticas,* pp. 183-188, número 15, 1995.

cluso las de venta libre en herboristerías y farmacias, puede interferir con los fármacos que estás tomando. Nunca tomes nada por tu cuenta sin comentarlo antes con tu médico.

Testimonios de pacientes sobre nutrición

Creo que si tienes hepatitis C y tomas alcohol, sencillamente estás loco. Es como tomar veneno.

ANEE

Intento ser lo más cuidadoso posible en lo que se refiere a mi hígado. He cambiado mi alimentación y ahora tomo más carbohidratos complejos en forma de vegetales, frutas y cereales integrales. Si los atletas olímpicos usan este tipo de carbohidratos para su dieta, supongo que también será buena para mí.

SHAWN

He dejado la cafeína porque creo que no puede ser muy buena para mi hígado. Ahora, cada mañana tomo agua caliente con un chorrito de limón fresco. Al principio, fue muy diferente y me costaba mucho, pero ahora ya me he acostumbrado.

DANA

Las cosas ya no son lo que eran, ahora ya no tolero las grasas ni otras comidas como judías, picantes, tortillas. Son demasiado grasosas y demasiado saladas para mi organismo. Tampoco digiero bien los fritos en general; cuando estoy en casa cocino siempre con aceite de oliva.

CASEY

Comer pequeñas cantidades varias veces por día me resulta mejor que comer dos o tres comidas copiosas. Me siento mejor y más saciada. Siempre llevo una bolsita de frutos secos sin sal en el coche, en caso de que tenga que tomar algo entre comidas.

RITA

Un buen tazón de avena caliente sabe genial en una mañana muy fría. Para agregar algo de proteínas suelo espolvorear el cereal con algunas nueces sin sal; y para evitar ingerir demasiado azúcar, le pongo un poco de sirope de arce. Es azúcar también, claro, pero con un poquito endulzo todo el desayuno.

MINDY

Solía beber leche semidesnatada; pero me enteré de que no es realmente baja en grasas. En realidad el 35 por 100 de sus calorías provienen de la grasa, así que cambié a leche descremada. Ahora me sabe tan bien como la otra, pero sin la grasa adicional.

También solía beber muchas gaseosas y refrescos, hasta que comencé a leer las etiquetas, montones de azúcares y conservantes. Hace un año ya que no bebo ningún refresco. El otro día, le di un sorbito a una gaseosa que estaba tomando mi amigo ¡casi tuve que escupir! Mis gustos han cambiado definitivamente.

JASON

¡Deberíais ver mi nueva batidora! Es tan moderna que me intimida un poco, pero ahora me preparo los zumos más frescos, más dulces y más sabrosos. He oído que el combinado de zumo de zanahoria, remolacha y pepinos tiene muy buen sabor, lo probaré. Puedo hacer zumos de mis verduras favoritas también.

BRENDA

Mucho depende de tu actitud. Si piensas que una dieta sana, baja en grasas es un placer y no un agobio, puedes seguirla sin mayores dificultades. Ahora me tomo el tiempo que necesito para hacer las compras en algún herbolario bien surtido o en un buen supermercado donde pueda encontrar buena fruta y verduras para variar mi dieta.

Intento sentarme para tomar todas mis comidas y no comer deprisa y corriendo. Mi mayor problema es que tengo que ir a muchas comidas de negocios, pero también aprendí a pedir más arroces y más pescados.

STACEY

Necesidades nutricionales de los afectados de hepatitis C con cirrosis

Requerimientos calóricos

En general, un paciente necesita de 30 a 40 calorías por kilo de peso durante los primeros estadios de la cirrosis, también llamados de cirrosis compensada. Para lograr estas cantidades, quizá tengas que variar tus hábitos alimenticios; a medida que la hepatitis C progresa, puedes comenzar a sentir falta de apetito, fatiga, reducción de tu actividad física y cambios en tu patrón de vigilia-sueño. La mayoría de mis pacientes suelen quejarse de que han perdido resistencia al esfuerzo físico: «Estoy tan cansado que no puedo hacer nada, me cuesta hacer mi trabajo como antes.»

Estos cambios suelen estar acompañados de sentimientos de desgana, apatía, ansiedad o depresión. Para ayudarte en esta etapa, es bueno que puedas desarrollar un nuevo modelo de comidas que te permita obtener el máximo de energía posible, y otros hábitos de descanso que reduzcan la duración de los períodos de actividad física.

Sin embargo, no existe una receta mágica que funcione con todos los pacientes. Necesitas comentar y estudiar tus necesidades nutricionales con tu médico. De acuerdo con mi experiencia profesional, los pacientes en estadios cirróticos compensados suelen beneficiarse si cambian sus modelos de comidas y se acostumbran a tomar menor cantidad de alimentos repartidos en más veces.

También suelo indicar que tomen 1 o 2 tabletas de multivitaminas diarias, a pesar de que aún no se han comprobado los beneficios de estos suplementos nutricionales. A pesar de todos estos cambios en los hábitos alimenticios, la fatiga suele persistir en estos estadios de la enfermedad; en esos casos es bueno poder tomarse períodos de descanso a lo largo de la tarde; la duración puede variar entre 30 minutos y una hora.

Atención: es importante que comprendas que la cirrosis avanzada está asociada con un empeoramiento grave de las funciones hepáticas; por ello, pueden ser necesarias modificaciones específicas de los hábitos diarios para irlos ajustando a tus necesidades particulares. Tu médico te dará las pautas alimenticias a seguir, o te dirá si tienes que consultar a un especialista en nutrición.

Restricción de proteínas

Es muy importante que un paciente aquejado de hepatitis C tome la cantidad adecuada de proteínas para evitar una pérdida muscular excesiva y un descenso grave de la energía general. Sin embargo, cuando se desarrolla una encefalopatía, el médico podrá prescribir una dieta de proteínas restringidas.

La encefalopatía está caracterizada por una alteración de las funciones mentales o por un estado general confuso u obnubilado. Cuando el cuadro es grave, el paciente está desorientado, confuso o incluso puede llegar a parecer comatoso. La encefalopatía puede provocar cambios drásticos en los hábitos de sueño, alteraciones importantes de la personalidad y provocar una reducción importante en la coordinación motora.

Un factor que contribuye al empeoramiento de estos síntomas es la ingestión de proteínas; por ello, los pacientes que presenten cualquiera de los síntomas mencionados deberán someterse a una dieta baja en proteínas. En la mayoría de los casos, la ingestión proteica no se reduce a cero, sino que queda en un nivel de 20 a 60 gramos por día. A menudo se utilizarán otros métodos paliativos junto con la reducción de proteínas, el más común suele ser la administración de suplementos ricos en lactulosa o neomicina.

Mientras estaba en lista de espera para el trasplante de hígado, hubo veces que me metía en el coche y no sabía dónde tenía que ir. Si tomas demasiadas proteínas pueden ocasionarte pérdidas de conocimiento o que te quedes dormido sin darte cuenta. Mi médico me dijo que no condujera más y me indicó una dieta con restricción de proteínas. A partir de ese momento, me ocupé de contar las proteínas que comía y cuando me sentía muy cansado bajaba la cantidad. Tuve que hacer un cambio muy importante en mi alimentación para incluir las verduras y las frutas, pero ahora ya me estoy acostumbrando... ¡Soy de Dakota del Sur, me he criado alimentándome a base de fileー

tes y patatas! Mis padres suelen reírse y decir que hasta que cumplí los dieciséis años pensaba que una gramínea era un refresco!

BILL

Suplementos vitamínicos

La mayoría de las personas con hepatitis C, incluso aquéllas con cirrosis, absorben y almacenan las vitaminas solubles en agua (C y B) de manera adecuada. Sin embargo, y para estar más seguro, suelo recomendar a mis pacientes que tomen dos multivitaminas diarias; una por la mañana y otra por la tarde.

Los pacientes que beben sin moderación o que abusan del alcohol se están arriesgando a sufrir una carencia de estas vitaminas, en especial de tiamina y folato. Por ello, estos pacientes se beneficiarán de una ingestión suplementaria de vitaminas en forma de suplementos vitamínicos.

Sin embargo, es necesario que los pacientes aquejados de la hepatitis C se mantengan alejados del alcohol de forma definitiva. Pasado un tiempo, los pacientes que dejan de beber alcohol suelen poder prescindir de los suplementos vitamínicos.

En realidad, tenemos pocos datos estadísticos sobre el comportamiento de los cuadros de carencia vitamínica en pacientes con hepatitis C. Sin embargo, al realizar las pruebas de evaluación de pacientes cirróticos candidatos a un trasplante de hígado, hemos podido observar que aproximadamente un 20 por 100 presenta déficit en los valores en plasma de vitamina A, vitamina D (25-OH) y de vitamina E. A pesar de que son pocos los pacientes que presentan síntomas atribuibles a estas deficiencias, parece razonable realizar controles de nivel de vitaminas a lo largo del proceso evolutivo de la cirrosis, que permitan administrar los suplementos vitamínicos necesarios.

Suplementos minerales

Los pacientes con hepatitis C suelen experimentar carencia de tres minerales: calcio, magnesio y zinc.

La deficiencia de calcio puede estar provocada por falta de vitamina D, nutrición insuficiente o mala absorción del mineral. Es posible restaurar el equilibrio del calcio si se corrige la anormalidad subyacente que produjo la carencia de la vitamina. Sin embargo, es posible que un enfermo de hepatitis C presente una reducción de la masa ósea aun sin sufrir ninguno de los problemas que hemos mencionado. Por ello, recomiendo que se tomen de 0,5 a 1 g de calcio diariamente. El calcio se puede obtener a través de la ingestión de productos lácteos o de suplementos terapéuticos. Cuando un paciente no pueda tomar productos lácteos debido a una restricción de proteínas, de sales o de líquidos (véase la sección siguiente), los suplementos proveen los minerales necesarios.

La deficiencia de magnesio puede presentarse debido a una alimentación inadecuada, pero suele ser más común en pacientes que toman diuréticos para tratar la retención de líquidos, ya que los riñones eliminan el magnesio a través de la orina. Muchas veces no es posible modificar las dosis ni suprimir los diuréticos. Por ello, muchos pacientes en fase cirrótica deben tomar suplementos minerales que contengan magnesio (500 mg de magnesio [gluconato] tres veces al día).

La deficiencia de zinc puede ocasionar la pérdida de los sentidos del olfato y del gusto. Los pacientes que presenten estos síntomas podrán mejorarlos tomando suplementos con sulfato de zinc (220 mg tres veces al día).

Restricción de sal y líquidos

La cirrosis crea complicaciones en la regulación normal de sales y de agua que lleva a cabo el organismo. Las afecciones hepáticas graves generan y envían señales neuronales y hormonales al riñón; estas señales hacen los riñones retengan agua y sales. La sal actúa como si fuera una esponja y, como resultado, el líquido se acumula en determinadas partes del cuerpo, tales como los tobillos (edema periférico), el abdomen (ascitis) y el pecho (retención pleural).

El especialista en nutrición me indicó una dieta restringida, 2 gramos de sodio al día, lo que resulta ser ¡una cucharilla de café! Lo intenté, pero realmente me gusta la sal. Si me descuido y tomo, por ejemplo, un caldo que lleve sal, ya acumulo líquidos. A veces, me lleva días eliminarlo.

Puedo llegar a ganar entre 5 y 6,5 kilos de líquido en unos pocos días. Una vez había llegado a acumular 14 litros de líquido. ¡Parecía un rinoceronte embarazado!

Mi mujer sigue insistiendo en que si no cubriera todas mis comidas con la «muerte blanca», las cosas me irían mucho mejor.

RANDY

El tratamiento de la retención de líquidos no sólo requiere una restricción en la cantidad de líquidos ingeridos, sino también la administración de diuréticos. Los diuréticos son medicinas que bloquean parcialmente los riñones y causan un aumento en la eliminación de sales y de líquidos a través de la orina.

Es necesario que los pacientes comprendan que la causa principal que se esconde tras la retención de líquidos es el consumo excesivo de sal. Los diuréticos funcionan porque hacen que los riñones pierdan sal. Si tomas demasiada sal en tu alimentación estarás provocando una mayor retención de líquidos en tu organismo. Si no sigues al pie de la letra las restricciones de sal en tu dieta puedes contrarrestar los efectos de los diuréticos y continuar con la retención de líquidos aunque estés medicado correctamente.

La restricción de sal más habitual es la que limita la ingestión a 2 gramos diarios. Los diuréticos más comunes son los que incluyen los siguientes componentes: espironolactone, amilorida, furosemida, hidroclorotiazida y metolozón. Los fármacos cuyo componente principal es la espironolactona y la amilorida tienden a conservar el potasio del organismo, mientras que cuando el componente principal es la furosemida, la hidroclorotiazida o el metolozón la tendencia es a la pérdida de potasio.

La mayoría de las veces estos efectos se pueden equilibrar recetando dos tipos de diuréticos que el paciente deberá consumir en forma conjunta. Sin embargo, hay ocasiones en que es necesario administrar suplementos minerales de potasio para mantener los niveles de este mineral entre los rangos de normalidad.

Se suele prescribir una restricción de fluidos tan sólo cuando el paciente presenta cuadros edematosos con niveles de sodio en sangre muy bajos. Cuando hablamos de restricción de fluidos o de líquidos incluimos todos los líquidos que usualmente se consumen; es decir, agua, té, café, leche, refrescos, etc.

Los pacientes con niveles de sodio realmente bajos tendrán que reducir la ingestión de líquidos a aproximadamente un litro por día.

TABLA 6.

EJEMPLOS DE DIETAS CON RESTRICCIÓN DE SAL

Esta dieta proporciona aproximadamente 2,3 gramos/día de sodio. No usar sal al cocinar ni añadirla en la mesa. A continuación se enumeran también alimentos permitidos y prohibidos.

A diario	Leche (con cereales, té, etc.) (300 ml).
En el desayuno	Frutas. Cereales para el desayuno (v. «Alimentos prohibidos»). Un huevo, tomates. Dos rebanadas de pan normal. Mantequilla sin sal. Confitura, mermelada o miel. Leche.
A media mañana	Se puede tomar té, café o leche.
En la comida	Verdura o ensalada. Carne o pescado sin sal. Patatas, arroz o pasta. Pan sin sal. Frutas.
En la merienda	Té con leche. Galletas sin sal.
En la cena	Verdura o ensalada. Carne o pescado sin sal. Patatas, arroz o pasta. Pan sin sal. Frutas. El resto de la leche con té o café y galletas sin sal.

(Preferiblemente, todos los alimentos deben ser preparados en casa.)

ALIMENTOS QUE SE PUEDEN TOMAR

Frutas frescas y verduras frescas (o congeladas).
Pan sin sal o tostadas sin sal.

Cereales sin sal.
Arroz blanco, pasta seca, sémola, sagú, tapioca.
Azúcar, glucosa, miel, mermelada, confitura.
Dulces hervidos, mentas, goma de mascar, chocolate negro.
Pimienta, hierbas, especias, vinagre, mostaza en polvo.
Carne, pescado, huevos.
Leche sólo en cantidad limitada.
Té, café, zumo de frutas frescas.
Agua mineral, excepto aguas carbónicas.
Pueden usarse sustitutos de la sal (a base de cloruro potásico) si el potasio
    sérico es normal o bajo.
Mantequilla sin sal, todos los aceites de guisar, nata.

ALIMENTOS QUE DEBEN EVITARSE

Galletas normales, bizcochos.
Pan ordinario, más allá de la cantidad permitida.
Levadura, polvos de hornear.
Todos los restantes cereales que lleven sal en su preparación.
Queso, helados.
Yogur, a menos que se tome en vez de la leche.
Leche evaporada o condensada.
Salchichas, hamburguesas.
Jamón, beicon, carnes en lata, pasta de carne.
Pescado en lata, ahumado o en salsa, pasta de pescado, pescado congelado.
Todos los alimentos preparados.
Extractos de carne o de levadura.
Verduras en lata, incluidas las habichuelas.
Sopas enlatadas o en sobre, puré de patatas instantáneo.
«Ketchup», pepinillos, mostaza preparada, salsa de soja, todas las demás
    salsas embotelladas.
Chocolate con leche, caramelos de chocolate, gomas de frutas, caramelos de
    frutas.
Bebidas carbónicas (soda, agua de Vichy).
Zumo de tomate.
Pasas de Corinto.
Patatas fritas de bolsa, frutos secos salados y otros aperitivos salados.

DIETA CON PROTEÍNAS VEGETALES Y POBRE EN SODIO

Aproximadamente 65 g de proteínas, 11,7 MJ (2.600 kcal) y 40 mmol (mEq) de sodio (2,3 g de sal común). No añadir sal al cocinar ni en la mesa.

En el desayuno	Zumo de naranja (200 ml). Cereales y azúcar. Dos rebanadas de pan integral. Mantequilla sin sal. Confitura.
A media mañana	Cacahuetes (50 g). Zumo de naranja (200 ml). Setas fritas. Patatas al horno (200 g). Tomates asados. Habichuelas. Una rebanada de pan integral. Mantequilla sin sal. Melocotones y zumo. Nata.
En la cena	Arroz hervido (150 g). Cebollas fritas en mantequilla sin sal. Habichuelas (50 g). Piña de lata. Nata.

TABLA 7.

EJEMPLO DE MENÚ DE HOSPITAL PARA PACIENTES QUE REQUIEREN UNA DIETA MÁS RESTRINGIDA EN SAL (1 gramo/día)

	DESAYUNO	COMIDA	MERIENDA	CENA	RESOPÓN
DÍA 1	Leche. Café des. Galletas. Pan Merm. Marg. Zumo. Azúcar	Ensalada lechuga Alubias estofadas Emperador salsa Peras Pan	Leche Café descaf. Galletas Azúcar	Hervido valenc. F. merluza rom. Tomate frito Manzana asada Pan	Leche y malta o zumo
DÍA 2	Leche. Café des. Galletas. Pan Merm. Marg. Zumo. Azúcar	Lechuga y zanahor. Cocido Tortilla francesa Tomate natural Kiwi. Pan	Leche. Café descaf. Galletas Azúcar	Consomé Lenguado menier c/patatas vapor Plátano Pan	Leche y malta o zumo
DÍA 3	Leche. Café des. Galletas. Pan Merm. Marg. Zumo. Azúcar	Ensalada completa Paella verduras Suquet de pescado Naranja Pan	Leche. Café descaf. Galletas Azúcar	Sopa castellana Muslitos pavo al horno Manzana Pan	Leche y malta o zumo
DÍA 4	Leche. Café des. Galletas. Pan Merm. Marg. Zumo. Azúcar	Lechuga Potaje garbanzos Ternera mechada con zanahorias Yogur, fruta. Pan	Leche. Café descaf. Galletas Azúcar	Puré verduras Pollo frito Cebolla, pimiento Pera Pan	Leche y malta o zumo

EJEMPLO DE MENÚ DE HOSPITAL PARA PACIENTES QUE REQUIEREN
UNA DIETA MÁS RESTRINGIDA EN SAL (1 gramo/día) *(continuación)*

DÍA 5	Leche. Café des. Galletas. Pan Merm. Marg. Zumo. Azúcar	Lechuga y rábano Fideuà Fritura pescado Macedonia frutas Pan	Leche. Café descaf. Galletas Azúcar	Hervido acelgas Albóndigas salsa jardinera Manzana asada Pan	Leche y malta o zumo
DÍA 6	Leche. Café des. Galletas. Pan Merm. Marg. Zumo. Azúcar	Lech. Tom. y Ceb. Paella valenciana J. York/Q. Burgos Naranja Pan	Leche. Café descaf. Galletas Azúcar	Verduras horno Tortilla cebolla Tomate natural Piña almibar Pan	Leche y malta o zumo
DÍA 7	Leche. Café des. Galletas. Pan Merm. Marg. Zumo. Azúcar	Ensalada completa Soma minestrone Libros lomo empan. Manzana Pan	Leche. Café descaf. Galletas Azúcar	Verduras horno Hamburguesas Tomate frito Naranja Pan	Leche y malta o zumo
DÍA 8	Leche. Café des. Galletas. Pan Merm. Marg. Zumo. Azúcar	Lechuga Arroz. Bacalao, colif. Merluza salsa verd. Peras Pan	Leche. Café descaf. Galletas Azúcar	Crema zanahoria Ternera mechada con guisantes Natillas Pan	Leche y malta o zumo
DÍA 9	Leche. Café des. Galletas. Pan Merm. Marg. Zumo. Azúcar	Lechuga y apio Espagueti boloñ. Redondo pavo Naranja Pan	Leche. Café descaf. Galletas Azúcar	Puré verduras Pollo al horno con alcachofas Melocotón almib. Pan	Leche y malta o zumo

Atención: consulta siempre a tu médico sobre el uso de diuréticos (dosis y frecuencia) y sobre las restricciones alimenticias de sal o de líquido.

Recuerda que la automedicación es mucho más peligrosa en estos casos.

Aquel que sigue comiendo después de que su estómago está lleno, se está cavando la tumba con los dientes.

PROVERBIO TURCO

CAPÍTULO 6

Aprender a cuidar nuestras emociones

Retos emocionales de las enfermedades crónicas

Como cualquier persona con hepatitis C, vivo con los altos y los bajos de la ola emocional de esta enfermedad. Cada análisis de sangre, cada resultado de una biopsia me pone a temblar. Cada vez que me canso y no puedo terminar una tarea que antes realizaba con facilidad, me siento desalentada y enojada. No obsesionarme con el tema de mi salud es una lucha diaria.

Algunos días me enfado cuando mis amigos actúan de forma sobreprotectora; y en cambio otros me enfado cuando me dejan sola. ¡No es fácil quitarse la tristeza de encima! Sin embargo, también existen esos momentos radiantes —una fresca mañana soleada de otoño, una cena familiar— cuando la vida y su belleza son un regalo maravilloso.

Para llevar a cabo este capítulo, el doctor Everson y yo hemos recurrido a profesionales expertos en salud mental que trabajan con pacientes de hepatitis C. También dejamos constancia de los testimonios personales de los pacientes. ¿Quién más puede realmente comprender lo que se siente?

HEDY

Éstos son los temas que trataremos en este capítulo:

- **Fase uno: diagnóstico.**
  Problemas específicos que se presentan frente a un diagnóstico de hepatitis C.

- **Fase dos: impacto emocional. Actitudes y expectativas.**

- **Fase tres: reorganización.**

- **Sanación** *versus* **curación.**

- **Depresión: señales de advertencia.**

- **Comprender a tu familia y amigos. Estructuras familiares.**

- **Herramientas de ayuda para nuestro bienestar: algunas sugerencias prácticas.**

  Ayuda médica y psicológica
  Ejercicio físico y nutrición
  Sentirse útil, divertirse y pasarlo bien
  Explorar tus aspectos creativos y espirituales

*L*A HEPATITIS C PUEDE llegar a ser el reto emocional más grande de tu vida. ¿Cómo te las arreglas para vivir con una enfermedad crónica sin que ésta afecte a todas las áreas de tu vida?

«El objetivo es el equilibrio», nos dice Meredith Pate-Willing. La señora Pate-Willing es una asistente social clínica que trabaja en los grupos de apoyo de la Asociación Qualife y de la Conexión H. Ambas instituciones, con sede en el Estado de Colorado, Estados Unidos, tienen como objetivo enriquecer y expandir la calidad de vida de las personas que se enfrentan a enfermedades que ponen en serio peligro sus vidas.

¿Cómo alcanzas el equilibrio y un «estilo de vida orientado al bienestar»? «No hay ningún "atajo" que nos evite tener que pasar por las distintas etapas de la pena», nos dice Pate-Willing. «La pena es la forma que tiene la naturaleza para ayudarnos a que nos podamos adaptar a la noticia de nuestra enfermedad.»

Muchas veces, durante nuestro período de pena, somos muy duros con nosotros mismos. En un mundo donde todo es rápido, donde los cereales y el café son instantáneos y las palomitas de maíz salen enseguida del microondas, no nos explicamos cómo es que no hemos superado aún nuestra pena, nuestro dolor al enterarnos de que tenemos una enfermedad muy seria, cómo es que no podemos hacerlo mejor?

La realidad es que cada uno de nosotros pasa por todo el proceso a su propio ritmo y a su propia manera. La amabilidad con uno mismo es uno de los ingredientes principales del proceso de sanación. ¡Ten paciencia contigo! Ya lo superarás; y saldrás de la crisis reforzado, más fuerte y con un mayor conocimiento acerca de quién eres.

De acuerdo a la experiencia de Pate-Willing en este tema, es realmente útil saber que los ciclos de la pena que sientes se mueven en espiral y tienen tres fases: diagnóstico, impacto y reorganización.

FASE UNO: DIAGNÓSTICO

Conocer el diagnóstico de tu hepatitis C te sume en un estado de conmoción o de incredulidad.

> En ese momento no me di cuenta, pero ése fue el día en que toda mi vida cambió para siempre. Estaba como anestesiado. En ese instante no sabía lo que sentía, no reconocía la conmoción de haberme enterado ni el dolor de lo que había perdido: mi salud.
>
> Cuando salí, fui andando hasta llegar a mi coche; el sol seguía brillando como antes pero ya nada era igual. Yo mismo me sentía irreal.
>
> DAVE

Si por un lado has perdido el concepto de ti mismo como el de una persona sana, y por el otro te resistes a aceptar que estás enfermo y que eres un paciente, ¿cómo vas a hacer para adaptarte?

Algunos pacientes desarrollan un sentimiento de gran desconsuelo. El desconsuelo es una manera de enfrentarse a la pérdida, ya sea a la pérdida de nuestra propia personalidad («Solía cocinar grandes cenas familiares, y ahora estoy muy cansada»), o a la pérdida de nuestros sueños («¿Me casaré alguna vez? ¿Llegaré a conocer a mis nietos? ¿Podré montar un nuevo negocio?»).

De acuerdo con Pate-Willing, la pena y el desconsuelo son sentimientos normales en esta situación, incluso son necesarios. Estos sentimientos son el puente entre lo que era entonces y lo que es ahora. Si no eres capaz de cruzar ese puente, estarás en un estado de lucha perpetua.

Durante esta primera fase del diagnóstico necesitarás que tanto tu familia como tu sistema de apoyo (ya sea un grupo específico de apoyo o bien tus amigos de siempre) cierren filas en torno a ti para ayudarte a que te puedas adaptar a tu nueva realidad.

1. Enterarte del diagnóstico puede dejarte como atontado o hacer que te sientas muy incómodo emocionalmente, como si el *shock* y la pérdida te dejaran anestesiado. Tienes que comprender que esta respuesta emocional es perfectamente normal.
2. Todo el mundo necesita apoyo psicológico y social, no sólo la persona que se acaba de enterar de que tiene hepatitis C. Los otros miembros de la familia pueden sentirse afectados por la noticia, y cada uno lo sentirá en grados muy diferentes. Cuando una parte de un sistema cambia, todo el sistema recibe el impacto y reacciona. Es una reacción en cadena, un «efecto dominó».

Cuando me dieron el diagnóstico me quede aturdida. La primera persona a quien se lo dije fue a mi mejor amiga. Al saberlo se vino abajo y rompió a llorar. En ese momento me asombró ver que lo que yo sentía era una profunda rabia.

«¡Hey! —quise gritarle— ¡Qué la que tiene el problema soy yo!» Por suerte no dije nada, pero me duró el enfado hasta que me pude dar cuenta de que ella sentía su propia pena, su duelo por poder perder a su mejor amiga, a su amiga de siempre. Su mundo también se estaba desmoronando.

Todo lo que yo quería, en realidad lo único que quiero aún hoy, es que me pongan un brazo sobre el hombro y me digan: «Estoy aquí. Sé que es duro, pero tú me importas. Me importa lo que sientas.»

ESTELLE

Es posible que la gente no responda de la manera en que tú esperabas. A veces tú puedes procesar la información rápidamente y ellos necesitan más tiempo, o viceversa. Con qué rapidez o con qué lentitud las personas puedan asimilar las noticias sobre tu hepatitis C afectará tu relación con ellas; ya sea tu matrimonio o tus relaciones de amistad. De alguna manera, todos los integrantes de la relación tendrán el sentimiento inconsciente de que las reglas han cambiado. En realidad, el mero hecho de reconocer estos cambios puede llevar algún tiempo.

Algunas veces, el paciente o su grupo de referencia se niegan a aceptar la nueva realidad. «La negación —dice Pate-Willing— es un mecanismo de defensa mal entendido.» «Actúa como barrera y mantiene a tu organismo apartado de una sobrecarga que en ese momento no puede soportar. Hasta ahí puede ser un mecanismo sano, pero se convierte en un mecanismo perjudicial cuando evita que busques el tratamiento médico apropiado.»

Problemas específicos frente al diagnóstico de la hepatitis C

Aprender a aceptar el diagnóstico de cualquier enfermedad crónica es siempre un asunto difícil, pero los pacientes de hepatitis C tienen ciertos temas especiales.

Sentirte bajo de forma y de energía

Quizá experimentes una pérdida de energía general, fatiga, disminución de la capacidad de concentración y dificultad para llevar a cabo tareas cotidianas que antes realizabas sin ningún problema. Estos síntomas pueden aumentar tu vulnerabilidad emocional y volverte más susceptible a tener períodos de depresión. Si sientes que tu depresión es profunda, consulta a tu médico sin dilación.

Sentirte contaminado

A pesar de que el virus se transmite tan sólo por contacto de sangre a sangre, puede ser que te surjan miedos y te cuestiones quién querrá relacionarse contigo y quién no. ¿Cómo reaccionarán tu jefe o tus amigos? ¿Qué tendrás que decirle a tu dentista?

Casi no me pude creer lo que pasó con ese tipo en el trabajo. Deje una lata de refresco abierta sobre la mesa, y él bebió de allí sin darse cuenta de que era mía. ¡Casi se vuelve loco cuando vio que había bebido de mi lata! Aún hoy me evita la mirada cuando tiene que pasar frente a mi escritorio y, si puede, no me habla!

BONNIE

¿Cómo te has contagiado?

Cuando te enfrentas a la pregunta de cómo te has contagiado la hepatitis C, las diferentes respuestas pueden afectarte de distinta manera y condicionar tu forma de sentir el diagnóstico:

1. Si lo puedes achacar a una transfusión de sangre, no te sientes responsable por tu enfermedad.
2. Si has usado drogas intravenosas, ya fuera un episodio aislado o que aun sigas involucrado en ellas, tienes que aprender a procesar la dolorosa idea de que te has hecho esto a ti mismo.
3. La gente que no sabe cómo se ha contagiado se enfrenta a la posibilidad de no poder averiguarlo nunca, y esta incertidumbre crea sus propios dilemas.

Tener buen aspecto. No parecer enfermo

Por más extraño que parezca, hay mucha gente a la que le es difícil ofrecer consuelo a alguien que no tiene signos visibles de estar enfermo o estar herido. Durante los primeros estadios y aun durante los estadios medios de la hepatitis C, es probable que sufras síntomas silenciosos. Sólo tú sentirás la fatiga y los dolores en las articulaciones. Desgraciadamente, a mucha gente y a ti mismo le será difícil creer que estás enfermo. A no ser que expliques detalladamente cuáles son los síntomas de la hepatitis C y cómo te sientes en realidad, es posible que no encuentres el apoyo que necesitas.

Ya unos años antes de que me diagnosticaran la hepatitis C, me iba sintiendo cada vez más falto de energía, sentía que iba «cuesta abajo». Dejé de jugar al tenis porque, sencillamente, no podía correr rápido y no llegaba a las bolas; tuve que abandonar mis paseos en bici porque me dolían muchísimo las rodillas.

Ahora que sé cuál es mi diagnóstico, entiendo lo que me sucede; pero mi mujer sigue sin querer escuchar: «Se te ve muy bien, es sólo que te estás haciendo mayor.»

GEORGE

La naturaleza fluctuante de la hepatitis C

Nadie sabe por qué los resultados de las pruebas de Jill son unos tan distintos de otros. Un mes aparecen con una carga viral muy baja y al mes siguiente se han disparado. El desarrollo fluctuante de la hepatitis C suele hacer que los pacientes sientan que están caminando sobre arenas movedizas. Nunca se sabe lo que sucederá mañana.

Falta de información

Uno de los factores más estresantes de esta enfermedad es la incertidumbre a la que nos somete la falta de información. No tienes manera alguna de contestarte algunas preguntas, como por ejemplo «¿Con qué estamos tratando? ¿A qué me voy a tener que enfrentar en el futuro? ¿Cómo y cuánto afectará mi vida esta enfermedad?» Frente a todos estos interrogantes, los hechos que tu médico te pueda aclarar acerca del estado de tu enfermedad serán de suma importancia en el proceso de aceptación de tu condición.

¿Qué puedes hacer para ayudarte a ti mismo?

«Sé paciente contigo mismo, ¡ten paciencia!», nos dice Pate-Willing. «Acepta que son tiempos difíciles e intenta no culparte por ser un ser humano.»

Los resultados de mi segunda biopsia me sumieron en un mar de dudas y desaliento. ¡Mi hígado estaba peor! Fue como estar otra vez en el primer día del proceso, el día que me dijeron que tenía hepatitis C. Durante días y semanas, tuve ataques de pánico y no podía controlar el llanto. ¡No sabía qué hacer para superarlo!

Finalmente, una amiga que también tiene hepatitis C me aconsejó que no tratara de ocultar mi pena. «Para mí, la única cosa que funciona es dejarme ir y sentir el dolor a fondo, no reprimir nada.»

Cuando me di permiso para sentir lo que estaba dentro de mí, sin importar cuán doloroso podía llegar a ser, pude empezar a caminar. A partir de ese momento sentí que ya no estaba atrapada por mis miedos y mi dolor.

LANIE

«Sé amable contigo mismo, no te castigues. ¡Paciencia, paciencia y más paciencia! Es la palabra mágica», nos dice Pate-Willing.

«Vas a tener ciclos emocionales; los altibajos se van a suceder una y otra vez. Cada vez que la actividad de tu enfermedad sufra un cambio, también lo sufrirán tus emociones; cada vez que aparezca un nuevo síntoma, aparecerá una nueva situación emocional.»

FASE DOS: IMPACTO EMOCIONAL. ACTITUDES Y EXPECTATIVAS

Tanto para ti como para tu sistema de apoyo, el reto de la fase uno es sentiros juntos y poder confrontar y comprender la naturaleza de tu enfermedad. En la segunda fase, la pregunta principal será: «¿Qué hacemos ahora que sabemos que la hepatitis C es una enfermedad crónica, o sea, para siempre? ¿Cómo nos preparamos para un largo camino que tendrá sus dificultades?» Ahora es el momento de cambiar de actitudes frente a la vida y de expectativas, al tiempo que exploras e investigas acerca de las alternativas que se te ofrecen.

Otro reto al que tendrás que enfrentarte es cómo hacer para conectar con familiares y amigos, al mismo tiempo que mantienes tu independencia y te permites tener tu propio espacio.

Las preguntas que te surgirán abarcarán todo el espectro de temas posibles, desde las más trascendentales: «soy madre soltera y no tengo a nadie que cuide de mí... ¿debería volver a la casa de mis padres o es mejor que conserve mi apartamento?»; hasta otras aparentemente más triviales como «mi marido ha tenido un trasplante. ¿Debería quedarme todas las noches en casa o podré seguir yendo a jugar a las cartas con mis amigas los jueves?»

Muchas veces, las familias tienen reglas no escritas acerca de las enfermedades. Quizá el mensaje que recibiste de pequeño fue: «Aprieta los dientes y que nadie note que tienes miedo»; o quizá creciste en un hogar donde cuando estabas enfermo se te colmaba de atenciones, halagos y regalos. ¿Qué sucede si rompes esas reglas, esas pautas familiares de comportamiento?

> Finalmente me decidí y le conté a mi hermano mayor que estaba asustada, muy asustada. Me escuchó y me dijo que él tenía un amigo que también tenía hepatitis C y que no «iba quejándose por ahí», que en realidad su amigo casi no hablaba del asunto, que él creía en los efectos del pensamiento positivo.
>
> Comparada con el amigo de mi hermano, yo era una «quejica». En realidad, ése había sido siempre mi gran miedo secreto: ser la débil de la familia.
>
> MELISSA

FASE TRES: REORGANIZACIÓN

A medida que entras en la fase tres, tanto tú como tu familia comenzaréis a reorganizaros en torno a una nueva realidad. Surgirá un nuevo sentido de aceptación, y comenzarás a hacerte otro tipo de preguntas. «¿Quién soy? ¿Podré llevar a cabo el trabajo que he venido a hacer en esta vida?»

En algún momento las cosas se asientan. Quizá te hagas a la idea de que ahora funcionarás con un nivel de energía menor, cambiarás de hábitos alimenticios o tomarás alguna decisión sobre qué tratamiento adoptar.

> Las cosas empezaron a resultarme difíciles. No podía llevar a cabo ni siquiera el trabajo de un solo día. Cassie y yo habíamos planeado una excursión en bici a las Montañas Rocosas, pero cambiamos

de planes y decidimos pasar un fin de semana en un hostal, eso sí. con vistas a la montaña. Finalmente, tuve que aceptar la realidad.

JIM

Durante esta etapa, cualquier acontecimiento que haga tambalear el precario equilibrio de tu vida, sacudirá todo tu sistema.

Si comienzas el tratamiento con interferón, tanto tú como tus familiares y amigos tendréis que reorganizaros en torno a tu nuevo tratamiento. Supón que decides dormir una pequeña siesta diaria y que algún otro tendrá que ocuparse de lo que tú tenías que hacer. Muy poca gente se da cuenta de que cualquier cambio, positivo o negativo, altera el sistema. Paradójicamente, también tendrás que reorganizarte una vez que hayas terminado el tratamiento con interferón. Por ejemplo, quizá tú sigas necesitando esa pequeña siesta diaria, pero puede ser que ahora los tuyos ya no lo aprueben.

El ciclo de enfrentarse al diagnóstico, sentir su impacto y reorganizar tu vida para poder manejarte con las exigencias y necesidades de la hepatitis C se repetirá una y otra vez, cada vez que haya alguna novedad respecto a tu estado de salud. Si la hepatitis C avanza y alcanza un estadio tardío de lesión hepática y aparece la necesidad de un trasplante, la idea de la muerte puede ser, en ese momento, un tema principal.

«Para la mayoría de la gente, el descubrimiento más fuerte es la toma de conciencia de la fragilidad del ser humano» dice Pate-Willing. Para la mayoría de las personas, es muy difícil procesar este concepto, adoptar nuevas prioridades en la vida, aceptar que somos mortales y al mismo tiempo, planear cómo será la vida después del trasplante.

SANACIÓN *VERSUS* CURACIÓN

«Todos estamos ansiosos porque se descubra una cura —dice Pate-Willing— pero es probable que aún pasen muchos años antes de esto suceda. Necesitamos cambiar el foco de nuestra atención y centrarnos en la sanación, o sea, un equilibrio entre mente, cuerpo y espíritu.»

«A medida que somos más conscientes de nuestras respuestas emocionales, descubrimos lo sano que es apoyarnos en nuestro proceso de pena y aceptarlo. Aprendemos cómo recurrir a diversas fuentes, diversas estrategias tales como cambios alimenticios o técnicas de relajación que nos puedan ofrecer alguna ayuda. El objetivo es salir de cada uno de los ciclos reforzado, en un nivel más alto que nos permita sentirnos mejor acerca de nosotros mismos. Queremos ser más flexibles con nosotros y con los demás mientras vamos aprendiendo a superar la situación.»

La pena puede llegar a ser un sentimiento muy sanador. La pena es para nuestra psiquis y nuestro espíritu, lo mismo que la cicatrización de una herida para nuestro cuerpo.

«Todo eso suena muy bonito —podrás decirte—, pero cómo hago para dejarme llevar y curar por esa pena?»

«Habla de lo que te pasa, cuenta cuáles son tus sentimientos —dice Pate-Willing—, abre tu corazón a un amigo, a un grupo de apoyo, lleva un diario. Conéctate a Internet, hay varios grupos de charlas (*chats*) acerca de la hepatitis C. Observa lo que pasa cada vez que cuentas lo que sientes y haces partícipes a otros de tu pena; vuelve a hacer una evaluación de tus emociones cada vez que las compartas.»

«A medida que recorras este camino, podrás hacer encajar tu nuevo yo en los patrones de tu viejo yo.»

«El símbolo chino de la palabra *crisis* está formado por los ideogramas de las palabras *peligro* y *oportunidad*. Una enfermedad crónica puede darnos la oportunidad de profundizar en nosotros mismos, de ampliar nuestros horizontes, de ser más flexibles y de encontrar un significado en nuestras vidas.»

DEPRESIÓN: SEÑALES DE ADVERTENCIA

Si bien sentir pena y estar deprimido son estados emocionales normales, una depresión prolongada no lo es. Afortunadamente, hay muchas maneras de tratar la depresión, con medicación y terapia. Lo más importante es que comuniques lo que te está pasando a tu médico. Esto es lo que aconseja el Dr. Robert House, director del Servicio de Residentes y del Departamento de Apoyo Psiquiátrico del Centro de Ciencias de la Salud de la Universidad de Colorado.

¿Cuáles son las primeras señales de la depresión? De acuerdo con el Dr. House, es importante prestar atención a la aparición de los siguientes síntomas cuando impliquen un cambio en tu conducta habitual.

- Falta de energía, fatiga, falta de interés en tus actividades cotidianas.
- Irritabilidad o aislamiento.
- Perturbaciones del sueño que impliquen un cambio en tu modelo habitual de descanso (dormir mucho más o mucho menos que antes, despertar muchas veces durante el sueño, despertarse antes o después de lo habitual, despertarse sin haber descansado lo suficiente).
- Pérdida importante de peso en un corto período de tiempo.
- Pérdida del apetito, disminución del sentido del gusto.
- Llanto frecuente, romper a llorar sin razón aparente: «lloro por nada».
- Pensar y hablar acerca del suicidio, tener la sensación de que no vale la pena vivir.
- Sentimientos de desamparo y de desesperanza, «sé que las cosas no mejorarán».
- Resistencia a reanudar las actividades cotidianas después del trasplante. Situaciones diarias tales como: no llevarte bien con tu familia si es que antes lo hacías, no querer reanudar las relaciones sexuales con tu pareja después de un lapso razonable de tiempo, no querer tener ninguna cita si es que estás sin pareja, aislarte, etcétera.

COMPRENDER A TU FAMILIA Y A TUS AMIGOS. ESTRUCTURAS FAMILIARES

Una enfermedad crónica es una enfermedad para la familia. Cuando un miembro de la familia enferma, ello afecta a todo el grupo familiar. Normalmente, una familia guarda un cierto equilibrio, observa ciertas reglas no escritas y mantiene determinados roles. Éstos implican posiciones dentro de la familia; por ejemplo ¿quién trae el dinero a casa?, ¿quién saca la basura? o ¿quién hace las compras?

Estos roles siempre se alteran cuando aparece la necesidad del paciente de hacer menos cosas, y de pasar esas tareas a otro miembro de la familia. Las reglas no escritas que subyacen en un grupo familiar son valores. Estos valores pueden referirse a la comunicación: «¿quién puede decirle qué a quién?»; a las emociones: «¿a quién se le permite mostrarse triste o estar enfadado?», y a otros temas tan diversos como la educación, la sexualidad, la religión y la política.

Para un paciente con hepatitis C, las reglas y los valores más importantes de la familia son aquellos que se refieren a la salud y la enfermedad.

Los problemas surgen cuando las reglas de tu familia o de tu grupo de amigos chocan con el hecho de tu enfermedad. ¿Puedes tomarte el día libre si tienes un simple resfriado, o es necesario que estés casi moribundo?

Otra cuestión importante que surge en estos casos es: ¿cómo te relacionas con el sistema sanitario al cual vas a acudir?

> Mi marido y yo estamos atravesando momentos muy duros debido a mi hepatitis C. Él es un fanático del ejercicio físico y también se atiborra de vitaminas. Yo hago lo que mi médico me indicó y poco más. Mi marido no deja de intentar que yo cambie mis hábitos de vida y eso me irrita. Quisiera gritarle «¡Déjame en paz! ¡Lo haré a mi manera!»
>
> JANICE

Vínculos familiares

En las familias se crean diferentes vínculos entre sus componentes. Algunas veces están tan entrelazados que es difícil decir cuándo empieza uno y cuándo termina el otro. Saben muy bien afrontar las dificultades en bloque, pero necesitan aprender a aceptar ayuda de afuera.

En el otro extremo están aquellas familias cuyos miembros tienen una total independencia unos de otros, pero también una gran desconexión y una absoluta carencia de comunicación. Este grupo necesita aprender a escucharse unos a otros y a cerrar filas cuando un miembro de la familia necesita todo el apoyo del grupo.

La mayoría de las familias está en algún punto entre estos dos extremos.

> Mi hermana solía decir: «Venga, vámonos de compras», y yo no quería ir porque el tratamiento con interferón me dejaba agotada. Sabía que se iba a enfadar si al cabo de dos horas de tiendas tenía que irme a casa; o sea, que tenía que decirle que no. Sin embargo, cada vez que le decía que no quería salir, me soltaba un sermón. Siempre estaba tratando de controlarme.
>
> Finalmente, reñimos; habíamos sido inseparables y de repente ya no nos hablábamos.
>
> SALLY

Si bien es cierto que una enfermedad crónica puede producir un estado de desorganización general, esta crisis puede ser como una puerta abierta a otras opciones y a las otras alternativas que se presentan cuando un grupo familiar cambia o modifica sus reglas y sus valores.

> Mi madre solía decir que no le era fácil creer que alguien estuviese realmente enfermo, ¡a no ser que le viera alguna herida sangrante! Sin embargo, me apoyó incondicionalmente durante mi tratamiento con interferón. A pesar de que tiene ochenta y cinco años y podría pensarse que a esa edad ya no se puede cambiar, fue ella quien estuvo a mi lado. Aún hoy, mi madre es la única persona que comprende cabalmente por lo que estoy pasando.
>
> PETE

Como las personas, las familias atraviesan por distintas edades de la vida y cada una de estas edades tiene sus propios temas, desde la llegada de un nuevo bebé hasta el momento de tener que cuidar unos padres ancianos. Cuando una enfermedad ocurre dentro del seno de una familia, las tareas normales de ese estadio vital sufren alteraciones. Supongamos, por ejemplo, que la madre o el padre de un adolescente enferma de hepatitis C. Este adolescente estará en medio de fuerzas vitales contradictorias u opuestas. Por un lado, sentirá la necesidad de libertad, de separarse de sus padres y desarrollar su propia personalidad, y por el otro, tendrá que colaborar cada vez más en casa y aceptar compromisos que antes no tenía.

La comunicación y la apertura son las claves para mejorar el nivel de comprensión entre los miembros de la familia. Cuando se habla de un problema y éste se puede plantear en términos de cambio de roles, de valores o de responsabilidades, el problema no se convierte en una cuestión personal donde hay uno que tiene la culpa de lo que pasa. Muy a menudo, la gente se siente herida cuando piensa que los miembros de su familia no se preocupan por él.

Si el problema que se presenta con la aparición de la enfermedad se puede definir como un conflicto frente al cual es necesario cambiar de actitudes, de roles y de valores, el grupo familiar podrá trabajar en forma conjunta para lograr una resolución.

Veamos, por ejemplo, qué situación se plantea cuando Jorge espera que Susana, su mujer, vaya con él a todas las consultas con el médico; y, por otro lado, Susana ha tenido que buscarse un trabajo de medio día para ayudar a pagar las facturas de la casa.

Lo que sucede no es culpa de nadie, pero Susana se siente enfadada. Susana siente que ella no puede hacerlo todo, o sea, que su antiguo papel familiar de ser el soporte emocional de toda la familia tiene que ser modificado.

En vez de culparse el uno al otro y sentirse no queridos, Susana y Jorge pudieron hablar de un cambio de papeles en la familia y pudieron llegar a un acuerdo. Susana iría con él a las consultas más importantes y Jorge le pediría a su hermana que lo acompañara a las revisiones de rutina.

¿Es usual que la gente quiera cambiar las reglas de su sistema familiar? No, pero la enfermedad de un miembro trae aparejados cambios inevitables, frente a los cuales aparece un sentimiento de pérdida de control. Puedes elegir enfadarte o puedes optar por decidir qué cambios se pueden hacer y cuáles no. ¿Cómo podremos encontrar una nueva forma de funcionamiento familiar que sea justa con todos los miembros? ¿Qué reglas y valores tendremos que dejar ir? ¿Cuáles podremos modificar?

HERRAMIENTAS DE AYUDA PARA NUESTRO BIENESTAR. ALGUNAS SUGERENCIAS PRÁCTICAS

Las enfermedades que ponen en peligro la vida, tales como la hepatitis C, presentan oportunidades para volver a pensar acerca de nuestras prioridades. Muchas veces no podremos curar la enfermedad, pero sí podemos mejorar la calidad de nuestras vidas. Podemos nutrirnos física y emocionalmente a través de un adecuado tratamiento médico y psicológico, podemos hacer dietas sanas, podemos profundizar en nuestras relaciones, podemos divertirnos más, podemos encontrar otro significado a nuestras vidas y podemos explorar nuestra creatividad y nuestra espiritualidad.

Explora estas zonas de tu vida con una actitud abierta y curiosa, y no intentes explorar en todas ellas al mismo tiempo. Haz tus cambios en forma gradual.

Pate-Willing y otros profesionales de este tema nos dan algunas recomendaciones:

Atención: las recomendaciones y sugerencias concernientes a dietas, nutrición y ejercicio físico pueden variar de acuerdo a las necesidades de cada persona; consulta siempre a tu médico antes de efectuar ningún cambio.

Ayuda médica y psicológica

Pon especial cuidado si estás en condiciones de poder seleccionar el equipo de profesionales que te atenderá. El tema del tratamiento de la hepatitis C está evolucionando continuamente y requiere un adecuado conocimiento de las pruebas específicas y de las distintas terapias que surgen. Muchos médicos no tienen una adecuada experiencia en el tratamiento de la hepatitis C; busca un gastroenterólogo o un hepatólogo que sí tenga experiencia en este campo. La mayoría de los centros médicos y de los hospitales tienen equipos médicos especializados en disfunciones y enfermedades hepáticas, pero en caso de que no los tengan seguramente sabrán derivarte a otros centros hospitalarios más preparados.

Si bien es cierto que las cualificaciones del equipo que te atienda son realmente importantes, la calidad de la relación médico-paciente es fundamental en el tratamiento de esta enfermedad. Cerciórate de que tú y tu médico os entendéis a la perfección. Éste es un tema muy personal y tiene sus matices. ¿Prefieres que sea tu médico quien te diga exactamente lo que tienes que hacer, o prefieres tener un papel más activo en la toma de decisiones? ¿Tu médico responde a tus preguntas con claridad y al completo, o parece ansioso por terminar la consulta y pasar al paciente que sigue? ¿El personal de enfermería es amable y comprensivo? ¿Los empleados de recepción son educados y eficientes?

Si necesitas consultar a un profesional de la salud mental (psicólogo, psiquiatra, psicoanalista, trabajador social...) recaba información entre tus amigos de confianza y entrevístate con unos cuantos. Pregunta acerca de su formación profesional y de su experiencia en el campo que te interesa. Asegúrate de que el profesional que elijas tenga experiencia en el campo de las enfermedades crónicas. El profesional que escojas deberá estar colegiado y autorizado a llevar a cabo el tratamiento que vais a iniciar juntos, o bien supervisado por otro profesional que sí cumpla estos requisitos.

Mantente siempre informado acerca de los nuevos hallazgos en el tratamiento y estudio de la hepatitis C. Cuanto más sepas, mejores decisiones podrás tomar. Finalmente, observa tus propias creencias y actitudes acerca de la enfermedad. No elegimos estar enfermos, pero sí podemos elegir cómo manejarnos frente a la nueva situación.

Bibliografía complementaria

Bridges, William, *Transitions,* trabajo publicado por Addison-Wesley, 1980.

Dr. Flach, Frederic, *Resilience: the power to bounce back when the going gets tough,* Nueva York, Hatherleigh Press, 1987.

Kushner, Harold S., *Cuando a la buena gente le pasan cosas malas,* Los Libros del Comienzo, Madrid, 1996.

Dr. Travis, John W., y Regina Sara Ryan, *Libro completo del bienestar,* Gaia, Madrid, 1999.

Hay muchos estudios que prueban la importancia de un grupo o de una red de apoyo. En 1989, el conocido estudio del psiquiatra David Spiegel y su equipo de colaboradores demostró que las mujeres

enfermas de cáncer de mama con metástasis que acudían a grupos se-
manales de apoyo tenían una supervivencia significativamente más larga que aquellas que no lo hacían[1].

La mayoría de nosotros formamos parte de un grupo familiar o
social que nos sirve de apoyo, aunque no tenga una organización formal. Un apoyo eficaz siempre incluye el compartir sentimientos y emociones en forma recíproca. Cada una de las personas que integran un
grupo de estas características se siente escuchada y valorada, a la vez
que sabe que puede recurrir al grupo cuando necesite ayuda.

Fuente: Consulta la lista de Fuentes al final del libro, allí podrás
encontrar los nombres de algunas organizaciones dedicadas al apoyo de
los pacientes con hepatitis C.

Ten en cuenta qué forma más rápida de encontrar información y
conocer los últimos adelantos científicos es navegar por Internet y vi-
sitar todos los sitios dedicados a la hepatitis C.

Ejercicio físico y nutrición

La actividad física no sólo refuerza y vigoriza tu cuerpo, sino que
ayuda a tu equilibrio emocional.

Si te lo puedes permitir, es realmente muy útil contar con la ayuda de un entrenador especializado en enfermedades crónicas. Los hospitales y centros médicos suelen tener un equipo de expertos en rehabilitación de enfermos cardíacos; estos profesionales podrán orientarte
para encontrar expertos en las enfermedades crónicas. Sin embargo, no
es necesario gastar dinero para hacer ejercicio. Puedes salir a caminar
con algún amigo, alquilarte un vídeo de yoga o tai-chi o acceder a algún tipo de ejercicios en el agua que ayudan a reducir la presión a las
que están sometidas tus articulaciones.

Para una mayor información acerca de una correcta nutrición,
consulta el capítulo 5 de este libro.

---

[1] Dr. David Spiegel, *Living Beyond Limits,* Random House, Nueva York, 1993,
página 79.

Atención: Consulta siempre a tu médico antes de iniciar un programa de ejercicios físicos o de introducir cambios en tu dieta.

Sentirse útil. Divertirse y pasarlo bien

Todos necesitamos sentir que nuestra vida tiene un significado, un propósito, y también necesitamos divertirnos, pasar buenos ratos. Busca actividades que te ayuden a disfrutar, a tener esperanzas, a vivir una vida plena. Recuerda siempre que el equilibrio es la clave.

> Siempre había sido una adicta al trabajo, pero cuando me enteré de que tenía hepatitis C comencé a cuestionarme mi modo de vida. ¡Hasta empezó a no gustarme mi trabajo!
>
> Empecé a probar cosas nuevas, por ejemplo, la meditación. Después probé la terapia creativa a través del arte y me entusiasmé mucho. Un día, estuve haciendo figuras de arcilla que representaban mi vida. Hice una casa sin techo, ya que el sueño del «chalé» en el campo se había desintegrado; modelé un monstruo en una jaula ya que me sentía así: como un monstruo, y finalmente representé a la Diosa Diana en una caseta en la copa de un árbol. También puse un puente que significaba que yo estaba tratando de llegar a algún sitio, a un paraíso, y agregué un arroyo... muchas imágenes inconscientes.
>
> Cambié de trabajo, me convertí en una mujer menos seria, más lúdica, empecé a comer alimentos sanos.
>
> Al volver la vista atrás veo que realmente estoy en el paraíso, que crucé el puente!
>
> MARÍA

Tómate un tiempo y hazte las siguientes preguntas: «¿Qué es lo que es importante para mí?» «¿Cómo estoy actuando con respecto a esas cosas que considero importantes?» «¿De qué manera puedo seguir llevando una vida plena dentro de los nuevos límites de energía que me pone mi estado de salud?»

Para más información, cf. LeShan, Lawrence, *Cancer as a turning point,* Penguin, Nueva York, 1994.

Acercarte a la vida con una actitud lúdica te ayuda a retomar los momentos dichosos. «Al igual que el buen humor, las experiencias gratificantes hacen tanto por tu estado de bienestar general como el ejercicio físico», dice Pate-Willig. Tendrás que ser flexible y estar dispuesto a explorar nuevas opciones. Si ya no puedes escalar más, investiga qué sendas de la montaña son las adecuadas para la marcha. Ábrete a nuevas experiencias. Por ejemplo, si nunca has ahondado en la poesía date una nueva oportunidad y realiza una visita a la biblioteca de tu barrio.

«Aprende a darle un sentido a tu vida, vive una vida plena», dice Pate-Willig. «Cuando estás a la mesa con tu familia, ¿qué sientes, una charla vacía o el agradecimiento de tener una familia?» «¿Me tomo el tiempo necesario para disfrutar de los colores de las verduras que hay en mi plato?» «¿Me detengo en algún momento del día y me doy el permiso de sentirme bien, sencillamente en ese momento, sin más?

Explorar tus aspectos creativos y espirituales

Nuestra mente tiene la capacidad de sanarnos, y las técnicas que desarrollan esa capacidad son infinitas. La visualización, la meditación, las imágenes guiadas, el llevar un diario, las terapias ocupacionales son algunos de los ejemplos más conocidos. Todos ellos no son más que herramientas que nos ayudan a aquietar la mente para que alcance un estado de calma y para que pueda disfrutar algunos momentos sin mantener el diálogo interno; estos momentos son los que nos ayudarán a mejorar nuestra calidad de vida.

Tanto la visualización como la meditación y las diversas técnicas de relajación nos ayudan a permanecer en un estado de atención relajada, a estar conscientes pero sin el estrés de la vida cotidiana.

Acude a una librería y mira los distintos libros y vídeos que se ofrecen. En realidad, hay más de treinta métodos distintos, o sea, que lo realmente importante es que encuentres uno con el que te sientas cómodo.

BIBLIOGRAFÍA COMPLEMENTARIA

Benson, Herbert y Miriam Klipper, *La relajación: la terapia imprescindible para mejorar su salud,* Grijalbo Mondadori, Barcelona, 1997.
Swami Shivapremananda, *Yoga para el stress,* Gaia, Madrid, 1999.

Escribir un diario ayuda a reducir el nivel del estrés, y puede ser tu mejor amigo en el medio de la noche cuando no hay nadie más con quien hablar. Escribe rápidamente, no te censures y guárdalo en un lugar seguro.

Para más información, cf. Capacchione, Lucía, *The Well-Being Journal,* North Hollywood, Newcasttle 1989.

La expresión artística creativa en sus diversas formas (pintura, dibujo, música, danza, poesía, etc.) es un elemento de curación, ya que al desarrollarla trabajas con imágenes y símbolos para poder expresar tus sentimientos.

Para más información, cf. Capacchione, Lucía, *El diario creativo,* Gaia, Madrid, 1998.

Al principio, después del diagnóstico, me volví hacia todo tipo de terapias. ¡Me apunté a todas! Terapias orales, yoga, meditación..., todo lo que había. ¡Quedaba agotada tan sólo de ir a todas las clases!

Finalmente decidí que estaba en un lío, que lo que yo quería era jugar más. Me apunté a un fin de semana de danza y... ¡¡¡bingo!!! Cuando estaba bailando alcanzaba un punto de quietud interior que era lo que realmente había estado buscando. Para mí, la danza está directamente relacionada con la vida y con el proceso creativo. Los movimientos de tipo *staccato* apuntaban al hecho de que estaba teniendo problemas con saber poner límites, con poder decir «no». La danza se convirtió en una metáfora de mi propia vida y comencé a sanarme a todos los niveles.

Un tiempo más tarde nos mudamos de casa, y ¿a que no adivináis qué encontré mientras estaba revisando unas cajas viejas? ¡Unas zapatillas de punta, unas pequeñas zapatillas de ballet! Había olvidado por completo que de niña había tomado clases de danza clásica y que me encantaban!

SARA

El trabajo con imágenes guiadas es un método específico de relajación y movimiento que utiliza las imágenes de nuestra propia mente. La mayoría de los profesionales de la salud que se dedican a atender los problemas emocionales derivados de las enfermedades crónicas podrán ayudarte a preparar una cinta de audio con imágenes específicas que funcionen adecuadamente para tu caso. Es necesario que antes estés familiarizado con la relajación, para que tengas un fácil acceso al método de las imágenes guiadas.

Esta técnica utiliza los cinco sentidos y suele funcionar mejor cuando el viaje guiado está especialmente diseñado para ti. Por ejemplo, no todo el mundo tiene capacidad para visualizar imágenes; en estos casos el terapeuta utilizará sonidos u olores.

El recuento de mi GPT (ALT) era muy alto, más o menos 500, o sea, que decidí seguir adelante e iniciar el tratamiento con interferón. Sonará un poco extraño, pero en realidad comencé a hacerlo utilizando el método de la meditación de la luz blanca; visualizaba el interferón trabajando en mi hígado, contra la hepatitis C. En el siguiente análisis de sangre, el nivel había bajado hasta cero.

Visualizaba al interferón como caballeros de la blanca luz que luchaban a favor de mi sistema inmunitario; eran caballeros del Reino del S.I.B. (Sistema Inmunitario de Bill). ¡Visualizaba un inmenso ejército de tres millones de caballeros enfundados en brillantes armaduras blancas!

BILL

Incluso si no tienes ninguna creencia religiosa formal, puedes recurrir a tu espiritualidad. Pate-Willig nos dice: «Recuerda cuáles fueron tus sentimientos cuando nació tu hijo, o vuelve a evocar la delicia de estar en un campo de flores silvestres; lo que tú quieras. La espiritualidad te conecta con algo mayor a tu propia individualidad.»

Si hubiera tenido que enfrentarme a la muerte en el momento en que me diagnosticaron la hepatitis C habría sentido que, en realidad, no había vivido; me hubiese sentido enfadado y con un montón de remordimientos y arrepentimientos.

Pero cuando la enfermedad avanzó tuve que pedir la baja permanente por enfermedad. Esto me dio la oportunidad y el tiempo necesario para explorar en mi interior; y descubrí que podía meditar, podía alcanzar un punto de quietud interna que me permitía conectar con un poder superior. Ahora que he tenido la oportunidad de saber lo que es vivir con plenitud, ya no estoy tan asustado acerca de la muerte.

STEVE

Sin embargo, y en el mismo orden de cosas, la enfermedad puede ser un reto, un desafío teológico. De acuerdo al Dr. House, algunos pacientes atraviesan períodos de crisis de fe. La gente que ha asistido a la iglesia o al templo durante toda su vida puede sentirse rechazada, abandonada; puede sentir que la dejan sola y enfadarse con Dios. También es común que crean que la enfermedad debe ser un castigo por algún pecado desconocido. Su entorno social se asienta en la iglesia, y su pérdida será muy grande si aquél falla. En estos casos, lo que recomiendo es que hablen con su sacerdote.

El reverendo Julie Swaney, capellán del Centro de Ciencias de la Salud, en la Universidad de Colorado, nos dice: «El desasosiego espiritual ocurre cuando el espíritu o la fe de una persona repentinamente se llena de agujeros. Todo aquello en lo que creías ha desaparecido. Has perdido tu sistema de valores y te sientes solo y perdido. Pero uno de los regalos de la enfermedad es la apertura que te otorga hacia las distintas avenidas de la vida. Las personas se reafirman en ciertas relaciones, en determinados valores; vuelven a evaluar el valor del tiempo y establecen sus prioridades acerca de qué es importante en su vida. La espiritualidad está íntimamente relacionada con el sentido que le demos a cada una de nuestras experiencias. Descubre qué es lo funciona en tu caso y lánzate a ello.»

BIBLIOGRAFÍA COMPLEMENTARIA

Dr. Benson Herbert y Marg. Stark, *Timeless Healing, The power and biology of belief,* Scribner, Nueva York, 1996.

Victor Frankl, *El hombre en busca de sentido,* Herder, Barcelona, 1998.

Pema Chödrön, *Cuando todo se derrumba,* Gaia, Madrid, 1999.

Finalmente, unas palabras más acerca de cómo prestarte atención y cuidarte. Camina hacia tu bienestar, pero paso a paso. Es probable que hagas avances y retrocesos; concéntrate primero en un área de tu vida, luego en otra.

Haz distintas pruebas, experimenta... y persevera en lo que es bueno para ti.

No hay pena que el tiempo no atenúe o suavice.

CICERÓN

CAPÍTULO 7

Tratamiento contra la hepatitis C

Historia del interferón y de la ribavirina

Cuando me diagnosticaron la hepatitis C tuve pánico. Especialmente cuando el médico me describió el tratamiento con interferón. Acababa de leer un libro acerca del envenenamiento del medio ambiente y había decidido adoptar métodos alternativos: dieta macrobiótica, suplementos vitamínicos, cambiar los empastes de mis muelas que estuvieran hechos de mercurio y reemplazarlos por otros de oro... Bueno, de todo.

Mis niveles de GOT (AST) y de GPT (ALT) bajaron un poco y la prueba RCP también arrojó valores más bajos. Pensé que había encontrado una curación; pero en las pruebas siguientes los valores habían subido otra vez. En ese momento me enteré de que la hepatitis C fluctúa: arriba y abajo; niveles altos, niveles bajos. Efectivamente, había adoptado un estilo de vida mucho más sano, pero los virus seguían allí.

Finalmente, decidí iniciar el tratamiento con interferón. Mis niveles bajaron y así han permanecido hasta ahora. En lo que a mí respecta, el tratamiento con interferón es el único método antiviral que funciona.

TED

TOMAR DECISIONES acerca del tratamiento de la hepatitis C puede ser un proceso muy estresante. Tienes que trabajar conjuntamente con tu médico para decidir qué plan terapéutico adoptar. Sin embargo, es muy útil que sepas todo lo posible acerca de cuáles son tus opciones en este campo.

En este capítulo trataremos los siguientes temas:

- **Panorama general.**
- **Monoterapia con interferón.**
  ¿Qué es el interferón?
  ¿Quiénes deben tomar interferón?
  Tratamiento con interferón
  Tipos de interferón
  Evaluación de las respuestas
- **Interferón combinado con ribavirina.**
  Interferón combinado con ribavirina en España
  ¿Qué es la ribavirina?
  ¿Quiénes deben someterse al tratamiento combinado?
  Tratamiento combinado
  Evaluación de las respuestas
- **Experiencias personales de los pacientes.**
  Inyecciones
  Efectos secundarios del interferón
  Efectos secundarios de la ribavirina
- **Testimonios de los pacientes sobre el tratamiento.**
  Monoterapia con interferón
  Terapia combinada
  Interferón combinado con ribavirina en España
- **¿ Y después del tratamiento, qué?**
  Pacientes que no responden a la monoterapia con interferón
  Pacientes que sí responden
  Cuidados continuos
  Vacunas

Panorama general

Como paciente de hepatitis C crónica puedes sentir fatiga, pérdida de energía, disminución de la capacidad de concentración e incomodidad al llevar a cabo tus tareas cotidianas. Todos estos síntomas, sentimientos y cambios de actitud pueden provocar períodos de depresión o alterar tu estado emocional.

Sin embargo te animo a que continúes tu actividad física, a que sigas con tu ocupación habitual, a que no abandones tu vida social y a que mantengas una alimentación sana. También te recomiendo que hagas ejercicio con regularidad y que tomes un suplemento vitamínico al día, una multivitamina (véanse capítulos 5 y 6 para una guía más detallada de las sugerencias acerca de cómo cuidarte a través de la alimentación y cómo cuidar tus emociones).

Recuerda: la hepatitis C y el alcohol no hacen una buena pareja.

Evita un consumo excesivo de alcohol; la combinación alcohol-Hepatitis C puede acelerar el desarrollo de tu lesión hepática. Como médico, desaconsejo tanto el consumo diario de alcohol como su consumo esporádico en grandes cantidades.

Sin embargo, el alcohol tiene un peso como costumbre social, y muchos pacientes me preguntan si no podrían tomar una copa de vez en cuando. Si no estás dispuesto a cortar totalmente con el consumo de alcohol, deberías limitar la cantidad a menos de 60 mililitros de alcohol a la semana.

Muchos pacientes tienen inquietudes y preguntas acerca de las llamadas terapias alternativas. Hay un cierto número de infusiones, pociones, remedios elaborados a partir de hierbas, productos de venta sin receta y métodos de acupuntura que dicen ser eficaces en el tratamiento de las lesiones hepáticas, pero ninguno de ellos ha sido adecuadamente probado. Desaconsejo el uso de estos tratamientos para erradicar la hepatitis C, ya que su efectividad es dudosa y su seguridad es desconocida.

Un estudio recientemente publicado ha demostrado que una hierba medicinal china llamada Jin Bu Huan, que se comercializaba como sedante y analgésico, estaba asociada con lesiones hepáticas severas en siete pacientes. Consulta siempre con tu médico antes de tomar ningún remedio elaborado a partir de hierbas o de venta libre en farmacias o herbolarios. (consulta capítulo 5, «Hierbas peligrosas para tu hígado».)

MONOTERAPIA CON INTERFERÓN

¿Qué es el interferón?

Los científicos identificaron la sustancia llamada interferón en el año 1957, y demostraron que las células infectadas con un virus segregan una sustancia que tiene la capacidad de proteger a las otras células no infectadas para que no se infecten. Esta sustancia, el interferón, es una proteína natural cuyo nombre deriva, precisamente, de su capacidad para interferir en la reproducción viral, también conocida como réplica viral.

A partir de estos estudios, la historia del interferón se ha ido haciendo cada vez más compleja. En la actualidad se conocen tres clases de interferón: alfa, beta y gamma. El interferón gamma no es efectivo contra la hepatitis C. El interferón beta es menos efectivo que el alfainterferón. Los interferónes alfa son los más eficaces a la hora de tratar pacientes con hepatitis C.

¿Quiénes deben tomar interferón?

El criterio para la selección de pacientes candidatos al tratamiento con interferón se desarrolló a partir de dos estudios llevados a cabo en el año 1989: el del Grupo de Control Multicenter US, y el del Grupo de Control NIH. Este criterio hace hincapié en tres condiciones principales: cuánto tiempo has tenido la enfermedad (cronicidad), diagnóstico o confirmación de diagnóstico de la hepatitis C y ausencia de una lesión hepática severa (lesión hepática compensada). Para cumplir con estos requisitos los pacientes hepáticos deberán tener:

- Recuento GPT (ALT) elevado por un período no inferior a seis meses.
- Biopsia de hígado compatible con diagnóstico de hepatitis crónica.
- Ausencia de serios cuadros clínicos subyacentes.
- Ausencia de signos de fallo hepático (ascitis, hemorragias, encefalopatía).
- Bilirrubina < 4 miligramos/decilitro.

- Albúmina > 3 gramos/decilitro.
- Tiempo de protrombina < 3 segundos prolongados más allá del control.
- Plaquetas >70.000 /microlitro (millonésima de litro)
- Glóbulos blancos > 3.000/microlitro, leucocitos polimorfonucleares (PMN) >1.500/microlitro
- Hemoglobina>11gramos/decilitro

(Véase el capítulo 2 para una explicación completa de estos términos.)

Los pacientes no deben presentar evidencia de ninguna otra condición hepática subyacente (especialmente hepatitis autoinmune crónica o hepatitis alcohólica activa) ni estar en situación de embarazo. En la actualidad también se exige que los pacientes hayan dado positivo a la presencia de virus de la hepatitis C en la batería de pruebas VHC-ARN.

Tratamiento con interferón

El tratamiento con interferón estándar se prescribe en 3 millones de unidades (o bien 9 microgramos si se utiliza Infergen®) administrados tres veces por semana (usualmente lunes, miércoles y viernes) por un período de hasta doce meses. Los investigadores han intentado dosis más altas, dosis diarias y mayores períodos de administración, y hasta ahora han obtenido algunas mejoras en las respuestas generales de los pacientes.

El interferón-alfa-2B (Intron® A, Schering-Plough) fue el primer interferón aprobado por la FDA (organismo del gobierno encargado de aprobar los fármacos en EE.UU.) para el tratamiento de la hepatitis C crónica. El interferón-alfa-2A (Roferon-A®, Roche) y el interferón-alfa-con-1 (*Infergen®[1], Amgen) también han sido aprobados por dicho organismo. En la tabla 8 mencionaremos algunos de los interferones bajo investigación de la FDA o de otros estudios clínicos.

---

[1] En el momento de cerrarse esta edición española no consta que este fármaco, así como algunos otros que vendrán precedidos por un asterisco (*), estén comercializados en España.

Tipos de interferón

Es probable que en los próximos años la FDA apruebe otros interferones adicionales y otros antivirales para el tratamiento de la hepatitis C. La información de la que disponemos al día de hoy sugiere que los interferones alfa son similares en cuanto al rango de respuestas generales obtenidas en pacientes de hepatitis C. Los efectos secundarios que provocan son similares, pero la frecuencia de su incidencia varía ligeramente de un interferón a otro.

Evaluación de las respuestas

Hay dos factores cuya presencia suele predecir una respuesta completa o sostenida, estos factores son:

- El paciente presenta un determinado tipo de genotipo.
- Los niveles del virus (VHC) en plasma están por debajo de dos millones de copias por mililitro.

(Algunos estudios, pero no todos, sugieren que la juventud también ayuda a pronosticar una respuesta positiva al tratamiento con interferón.)

¿Cómo puedes saber si el interferón está funcionando?
Medimos su efectividad de tres maneras:

1. Los niveles de GPT (ALT) se normalizan. La hepatitis C es una enfermedad hepática y, por tanto, los niveles de GPT (ALT) reflejan el estado de la lesión hepática. La normalización de sus valores implica que el daño hepático ha disminuido o se ha detenido. Todos los seguimientos clínicos utilizan los niveles de GPT (ALT) como parámetros de medición del fármaco analizado; este nivel sirve como elemento de comparación entre los resultados de los distintos estudios clínicos.
2. El virus de la hepatitis C (VHC-ARN) desaparece de la sangre en las mediciones del RCP.

3. Una biopsia posterior al tratamiento con interferón muestra evidencias de una mejora en la condición del hígado.

TABLA 8. TIPOS DE INTERFERÓN
(en el orden de aparición en el mercado)

TIPO	NOMBRE DEL FÁRMACO	LABORATORIO
Interferón-alfa-2b	Intron® A	Schering-Plough
Interferón-alfa-2a	Roferon® A	Roche Laboratories
Interferón-alfacón-1	*Infergen®	Amgen
Interferón-alfa-n1	Wellferon®	Glaxo-Wellcome
Interferón-alfa-n3	Alferon-N®	Interferon Sciences, Inc.

Lamentablemente, no todos los estudios experimentales han incluido los resultados es estos dos últimos métodos de medición (la batería de tests RCP y las biopsias hepáticas) en sus conclusiones, de tal manera que no nos es posible comparar los resultados entre todos los estudios.

Observar y analizar los resultados de las etadísticas experimentales nos brinda mucha e importante información, pero cuando la persona que está tomando interferón eres tú, quieres saber a ciencia cierta cómo evaluar y medir los índices de éxito y fracaso. Los profesionales de la medicina utilizan unas descripciones especiales para definir las distintas respuestas que puede tener un paciente.

Respuesta completa. GPT (ALT)

Perfil: el paciente tiene un nivel GPT (ALT) normal en los dos últimos meses del tratamiento. Si bien existen excepciones, la normalización del GPT (ALT) a menudo está asociada con la desaparición de los virus de la hepatitis C de la sangre y, asimismo, con una mejora generalizada en la histología hepática. Al final del período de tratamiento con alfa-interferón, entre un 30 y un 60 por 100 de los pacientes tiene niveles normales de GPT (ALT), y aproximadamente un 80 por 100 de pacientes con GPT (ALT) normal erradicarán el virus de la sangre.

Respuesta Completa (ARN)

Perfil: el paciente no tiene VHC-ARN detectables en sangre durante los últimos dos meses del tratamiento.

Respuesta parcial

Perfil: el paciente presenta una respuesta parcial o casi completa al tratamiento. No normaliza su nivel de GPT (ALT) ni erradica los VHC-ARN, pero sí presenta un descenso sostenido de los niveles de GPT (ALT) equivalente a más de un 50 por 100 de los niveles que presentaba antes de comenzar el tratamiento (nivel de base). Al final del tratamiento, presenta un nivel de GPT (ALT) que no alcanza a ser 1,5 veces mayor que el límite normal. La mayoría de los pacientes no erradican el virus; cuando detienen el interferón, sus niveles de GPT (ALT) usualmente regresan a los valores que tenían previamente a iniciar el tratamiento.

Sin respuesta

Perfil: un 50 por 100, o más de los pacientes no responden a los tratamientos antivirales disponibles en la actualidad; el nivel de GPT (ALT) permanece en los rangos de anormalidad y el ARN es positivo.

Recurrencia

Perfil: los pacientes que presentan respuestas completas (GPT (ALT) normal y ARN normal durante tratamiento) se clasifican como recurrentes cuando los niveles de GPT (ALT) vuelven a ser anormales y el VHC-ARN positivo después de que se finalice el tratamiento. El 50 por 100 de los pacientes que dan respuesta completa recaerán dentro de los 6 meses posteriores al tratamiento de monoterapia con interferón.

Respuesta sostenida

Cuando un paciente presenta una respuesta completa y no presenta recurrencia, se le considera un paciente con respuesta sostenida. La duración del seguimiento post tratamiento varía considerablemente de acuerdo a los distintos estudios, esta variación va desde 6 a 36 meses. Sólo entre el 5 y el 15 por 100 de los pacientes que inician el tratamiento permanecerán con un nivel GPT (ALT) normal y VHC-ARN negativos una vez que la monoterapia con interferón haya sido suspendida. Otros estudios sugieren que a dosis mayores (5 millones o más de unidades de interferón) y a tratamientos más prolongados (de 12 meses o más) la respuesta sostenida puede tener índices más altos.

FIGURA 5 A

LA RESPUESTA SOSTENIDA A LA MONOTERAPIA CON INTERFERÓN (% ARN NEGATIVO, 6 MESES POSTERIORES AL TRATAMIENTO) ES MÁS COMÚN EN LOS GENOTIPOS NO-1 VHC, BAJOS NIVELES DE ARN Y MAYOR DURACION DEL TRATAMIENTO (48 SEMANAS) [2]

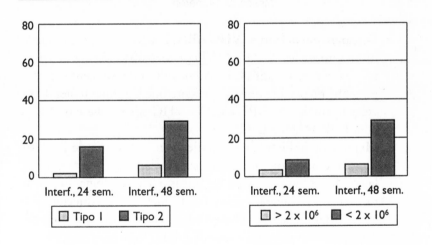

Medición de la respuesta: una mayor duración del tratamiento (48 semanas) mejora las respuestas sostenidas en los genotipos 1 y No-1 VHC

[2] Las figs. 8a y 8c están basadas en los datos de la tabla 4 del siguiente estudio: J. G. McHutchson, S. C. Gordon, E. R. Schiff, M. L. Shiffman, W. M. Lee, V. K. Rustgi, Z. D. Goodman, M. H. Ling, S. Cort,. J. K. Albretch, «Interferon alfa-2b Alone or in Combination with Ribavirin as Initial Treatment for Chronic hepatitis C», en *New England Journal of Medicine,* 339 (1485-1492), 1998.

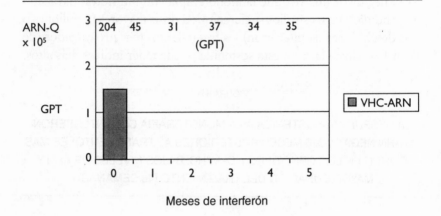

FIGURA 5B.
PERFIL DEL GPT (ALT) Y VHC-ARN DEL PACIENTE CON RESPUESTA
COMPLETA

- **Desaparición del virus (VHC-ARN.** Los pacientes que alcanzan
  niveles normales de GPT (ALT) pueden observar que sus niveles de virus de hepatitis C han descendido al nivel cero (véase figura 5b) Es posible que un paciente que continúe teniendo niveles normales de GPT (ALT) y VHC-ARN negativo se haya
  curado de la hepatitis C.
- **Mejoría de la histología hepática:** En la mayoría de los estudios, la terapia con interferón está asociada con una mejoría en
  la condición de las células hepáticas. Una histología que mejora, en la mayoría de los casos, es producto de la reducción de la
  actividad inflamatoria. Hay estudios recientes que sugieren que
  la terapia con interferón puede inhibir la producción de sustancias que crean fibrosis hepática.

INTERFERÓN COMBINADO CON RIBAVIRINA

En el momento en que la primera edición americana de este libro
vio la luz la terapia combinada de interferón y ribavirina estaba siendo
estudiada y se la consideraba aún experimental. Los resultados de los
estudios a gran escala que llevaron a cabo tanto laboratorios como cen-

tros médicos indican que la terapia que combina el Intron® A y la ribavirina está asociada a respuestas sostenidas más altas que las obtenidas con una monoterapia de Intron® A.

En la actualidad, mientras preparamos esta edición, la única terapia disponible en EE.UU. es la que utiliza REBETRON™ (Schering Corporation) administrado en dosis de 3 millones de unidades tres veces por semana (3MU, 3v/s) que es Intron® A, más de 1 a 1,2 gramos/día de ribavirina (Rebetol®).

La FDA, encargada de supervisar los fármacos, aprobó este tratamiento en junio del año 1998 para pacientes recurrentes y para pacientes nuevos o «naive» (no tratados previamente con terapia de alfainterferón)

Interferón combinado con ribavirina en España

El tratamiento combinado se ha ido aplicando con éxito de forma paulatina en distintos países europeos. En España, el Ministerio de Sanidad aprobó su administración a finales de 1999. La aprobación de este tratamiento ha sido recogida detalladamente en todos los medios de comunicación. La mayor parte de los especialistas en España ha manifestado que cuanto más precozmente se diagnostique la enfermedad, antes se instaurará el tratamiento y mayor será la posibilidad de curación.

¿Qué es la ribavirina?

La ribavirina es un análogo nucleósido de la guanosina que tiene una actividad antiviral en contra de una cierta variedad de virus ADN y ARN. La ribavirina también modifica la respuesta inmune y aumenta la actividad antiviral del interferón. En realidad, no se conoce con exactitud cuál es el mecanismo de acción de la ribavirina en contra de la hepatitis C; en la actualidad, esta función está aún en fase de ensayo. Cuando se la utiliza como monoterapia, la ribavirina no tiene efectos beneficiosos sobre los niveles de VHC-ARN en suero; tan sólo es eficaz cuando se lo utiliza en combinación con el interferón.

FIGURA 5C.

LA RESPUESTA SOSTENIDA AL TRATAMIENTO CON INTERFERÓN +
RIBAVIRINA (% ARN NEGATIVO EN LOS 6 MESES POSTERIORES AL
TRATAMIENTO) ES MÁS COMÚN EN LOS GENOTIPOS VHC NO-1 Y CON
NIVELES BAJOS DE ARN

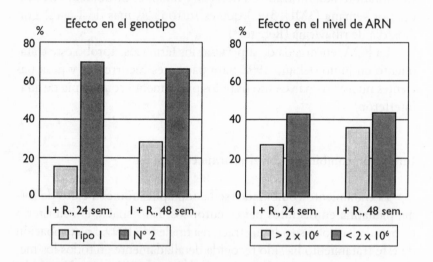

Evaluación de la respuesta: el tratamiento de larga duración (48 semanas) mejora
la respuesta en los casos de genotipo VHC 1.

¿Quiénes deben tomar la terapia combinada?

El perfil del candidato a este tratamiento es, básicamente, igual al
del candidato a la monoterapia con interferón.

Dado que la ribavirina rompe los glóbulos rojos, la concentración
de la hemoglobina debe ser mayor de 12 gramos por decilitro en las
mujeres, y mayor de 13 gramos por decilitro en los hombres. Los candidatos también deben reunir las siguientes características:

- Tener un recuento de plaquetas > 100.000.
- No presentar ninguna afección cardiovascular activa.
- Seguir un adecuado método de contracepción para evitar un
  embarazo.

Tratamiento combinado

El tratamiento combinado (Rebetron™) es Intron® A 3 MU v/s + ribavirina 1 a 1,2 g/día. La duración óptima del tratamiento no está claramente definida, pero puede variar desde 6 meses para pacientes infectados con genotipos no-1, hasta 12 meses para pacientes con genotipo 1. Así como sucede con la monoterapia, la respuesta sostenida depende del tipo de genotipo y del nivel de ARN (fig. 5c).

Evaluación de las respuestas

Las definiciones y valores hallados para la respuesta a este tratamiento son similares a los hallados para la monoterapia con interferón analizada anteriormente.

EXPERIENCIAS PERSONALES DE LOS PACIENTES

La mayoría de los pacientes se ponen muy nerviosos con las inyecciones de interferón y están muy preocupados acerca de si podrán soportar los efectos secundarios del tratamiento.

Inyecciones

De acuerdo a mi experiencia médica, los pacientes aprenden rápidamente a aplicarse ellos mismos las inyecciones. La mayoría de las personas piensan en las inyecciones intramusculares de las vacunas para la gripe y se asustan de tan sólo pensar que se las tendrán que poner a sí mismos. Sin embargo, las inyecciones de interferón son mucho más fáciles de poner, ya que son inyecciones subcutáneas. Subcutánea significa que sólo tienes que meter la aguja debajo de la piel y no profundizar hasta el músculo.

Tenía miedo de tener que autoinyectarme. Cuando llegué a la consulta, la enfermera estaba buscando la clásica naranja para enseñarme cómo hacerlo y poder practicar. No la pudo encontrar y me demostró cómo darme la inyección en la alfombrilla del ratón que tenía sobre el escritorio, y ¡después practicamos en una caja de pañuelos de papel! La verdad, fue muy gracioso, no me esperaba algo así.

Las primeras dos o tres veces que lo hice en casa ponía la aguja en una posición demasiado horizontal, empujaba, empujaba y no sucedía nada. ¡Me hice unos moratones increíbles!

Volví a ver a la enfermera que esta vez me dijo que pellizcara un poco de piel con dos dedos, sostuviera la jeringuilla como si fuera un dardo y la metiera recta con un ángulo de 90°. ¡Funcionó!

MARLA

Es importante que hagas todas las preguntas que te surjan y que practiques bajo la supervisión de una enfermera o un practicante cómo ponerte las inyecciones, hasta que te sientas totalmente cómodo y confiado como para poder hacerlo solo. También te tienen que enseñar cómo almacenar y preparar el fármaco para la inyección, qué técnicas de esterilización usar, cómo elegir los sitios para aplicarte las inyecciones y cómo descartar correctamente las agujas y/o jeringuillas.

Las compañías farmacéuticas disponen de material divulgativo especial para ayudarte en este aprendizaje. Los visitadores médicos suelen entregar este material a los profesionales de la salud; consulta con tu médico y solicítale estas muestras.

En general, recomiendo que la primera autoinyección tenga lugar en la consulta médica, bajo la supervisión del personal sanitario. Si bien es cierto que es extremadamente raro que un paciente presente una reacción adversa, es aconsejable que permanezca en observación por un par de horas.

Efectos secundarios del interferón

Cada persona reacciona en forma diferente al interferón. Las quejas más usuales son las que hablan de síntomas parecidos a los de una gripe. ¿Por qué? Cuando una gripe real se mete en tu organismo, éste reacciona contra la infección enviando interferones a pelear contra el virus invasor. De alguna manera, el interferón es responsable de la presencia del cansancio, del dolor muscular, de la fiebre y de los otros síntomas de la gripe.

Mientras que algunas personas no presentan ninguna sintomatología durante el tratamiento con interferón, otras sienten escalofríos, dolores musculares, náuseas e incluso tienen diarreas. Estos síntomas tienden a remitir después de las primeras semanas.

La pérdida de peso es un síntoma que tiende a permanecer durante todo el curso del tratamiento. Algunos pacientes logran mantener el peso y mejorar sus niveles energéticos utilizando suplementos tales como *Resource®, *Suplena® y Ensure Plus®.

Para paliar los efectos secundarios, recomiendo tomar dos Tylenol Forte® (analgésico reforzado) justo antes de aplicar la inyección. Se puede reducir la intensidad de los efectos secundarios con una adecuada hidratación, para lo cual es aconsejable beber dos vasos de agua antes de la inyección y una cantidad aproximada de dos litros y medio de líquido por día.

Para reducir los efectos de la fatiga se pueden echar pequeñas siestas; paradójicamente, algunos pacientes sienten que la fatiga disminuye si incrementan su actividad física, incluso si hacen ejercicio físico.

Si ves que estás perdiendo el apetito, come pocas cantidades repartidas en varias veces al día.

Varía los sitios de las inyecciones para evitar reacciones cutáneas adversas.

Durante el transcurso de la terapia con interferón necesitarás realizar análisis de sangre con cierta frecuencia. La razón principal es que necesitas estar seguro de que tus recuentos son los adecuados. El interferón reduce la cantidad de glóbulos blancos y de plaquetas. Este efecto del interferón está directamente asociado con la dosis que uses; a mayores dosis mayor descenso del número de células. Algunas veces, y dependiendo de los recuentos celulares, la dosis de interferón deberá ser reducida o inclusive puede llegar a ser necesario suspender el tratamiento.

Hay una serie de efectos secundarios particularmente desagradables, tales como depresiones, cambios en la actitud mental y caída del pelo. Sin embargo, estos síntomas tienen una incidencia mínima, se presentan sólo en casos aislados. Si bien los síntomas de depresión usualmente se presentan en pacientes con historias previas de depresión, la sintomatología puede aparecer en cualquier paciente y requerirá que se reduzca la dosis o incluso que se suspenda el tratamiento. En algunos casos, y para poder seguir con el tratamiento de interferón, el médico podrá prescribir medicación específica para controlar los síntomas de depresión (Zoloft®, Elavil®, Efferox® o Prozac®)[3].

Si se produce una caída importante de cabello durante el tratamiento, recuerda que este síntoma desaparecerá una vez finalizado el mismo. Un seguimiento minucioso de la evolución de tus constantes, te alertará si se presentan algunos efectos secundarios poco frecuentes como pueden ser un desequilibrio de la función tiroidea o el desarrollo de otros cuadros autoinmunes (véase capítulo 4).

No dejes de comunicar a tu médico la aparición de cualquiera de estos síntomas:

- Pensamientos recurrentes acerca del suicidio.
- Pensamientos acerca de homicidios.
- Fiebre continua superior a 40° u otro signo de infección.
- Erupción cutánea generalizada.
- Cualquier otro síntoma que interfiera con el desarrollo de tu actividad habitual.

El interferón puede afectar la capacidad de tu organismo para pelear en contra de las infecciones. No te sometas a tratamientos invasivos como pueden ser trabajos dentales profundos, sin consultar antes con tu médico quien deberá decidir si te prescribe un antibiótico para protegerte de cualquier infección.

La mayoría de los pacientes se adaptan bien al tratamiento. Como médico, suelo recomendar a mis pacientes que se mantengan ocupados, que hagan ejercicio físico, que beban mucha agua, que descansen cuando lo necesiten y que mantengan su vida social. Pon el foco de tu atención en los pensamientos positivos y, sobre todo, no permitas que el tratamiento con interferón te aísle.

Efectos secundarios de la ribavirina

Uno de los efectos secundarios más frecuentes de la ribavirina es la pérdida de glóbulos rojos (hemolisis), este cuadro hace que aproxi-

---

[3] El Zoloft se comercializa en España con las marcas Aremes y Besitrán. El Elavil, como Tryptizol.

madamente un 8 por 100 de los pacientes necesite una reducción en la dosis inicial. Esta reacción adversa tiene lugar en los primeros estadios del tratamiento y, en la mayoría de los casos, se estabiliza pasadas las primeras 4 semanas. Es muy raro que un paciente tenga que suspender el tratamiento por completo debido a esta reacción.

Existen otros efectos secundarios que son más frecuentes cuando se utiliza una terapia combinada que cuando se administa una monoterapia de interferón; estos efectos secundarios incluyen los siguientes cuadros: falta de aliento o respiración entrecortada, irritación de la garganta, prurito, aparición de eccemas, náuseas, dificultad para conciliar el sueño y pérdida de apetito. Entre un 20 y un 26 por 100 de los pacientes requerirán una disminución en la dosis originalmente prescrita, debido a la presencia de cualquiera de los cuadros de efectos secundarios que acabamos de mencionar.

TESTIMONIOS DE LOS PACIENTES SOBRE EL TRATAMIENTO

A continuación compartiremos contigo algunos de los testimonios de otros pacientes que se han sometido a tratamiento. Recuerda siempre que lo que funciona para una persona no tiene por qué funcionar para otra. Una vez que te hayas familiarizado con los fármacos, irás encontrando tu propia comodidad, tus propias «reglas del juego»

Monoterapia con interferón

En mi caso, beber mucha agua me ayudó. Si no estaba hidratada por dentro me sentía mucho peor.

Nuestras vidas cambiaron cuando mi marido comenzó el tratamiento con interferón. No estábamos preparados para ello. El tratamiento con interferón puede ser muy extenuante también para la pareja del paciente. Para poder ayudarlo, tuve que bajar mi ritmo, hacer planes a velocidad menor.

Mi marido y yo solíamos ir a esquiar y hacerlo durante todo el día en pistas de dificultad alta y superior; también solíamos hacer cami-

natas de 15 a 20 kilómetros. Sin embargo, durante el tratamiento tenía que insistir para lograr que se levantase del sofá y diésemos un
pequeño paseo de media hora.

Perdí casi 10 kilos porque había perdido el apetito, y yo ya era
bastante delgada. Tenía el estómago... no sé... sencillamente no podía
comer; y es muy importante que comas incluso si tienes que dividir la
comida en muchas tomas durante el día.

Ahora que terminé el tratamiento con interferón, cada mañana
tomo un desayuno... doble y he logrado recuperar 5,5 kg.

Estoy aplicándome 5 millones de unidades y, sin embargo, puedo seguir montando en bici como antes; sigo haciendo 300 kilómetros
a la semana. Parecería que los efectos del interferón se me hacen más
presentes cuando no salgo a montar en bicicleta.

La gente de mi grupo de apoyo y yo hemos llegado a la conclu-
sión de que dos de las cosas que más ayudan en este proceso son:
descansar mucho y tener una actitud positiva. Lo interesante es que
a pesar de todos los efectos secundarios, ninguno de nosotros está
arrepentido de haber intentado la terapia con interferón.

Un pequeño consejo que a mí me ha servido mucho: presiona con
tus pulgares el sitio donde te vas a poner la inyección durante unos 10
segundos, esto «duerme» la piel un poco... y todo es más fácil.

En realidad, estoy bastante más irritable que antes. O sea que
me disculpo más a menudo y le aclaro a los otros que no tiene que ver
con ellos, que no me siento bien y que es algo que me está sucediendo a mí.

Es una especie de dolor de cabeza bastante peculiar; yo lo llamo
«el dolor de cabeza del interferón».

También me parece que me olvido más de las cosas, mis amigos
dicen que a ellos también les pasa y que son cosas de la edad; pero yo
sé que es diferente. Ahora lo apunto todo, y cuando digo todo ¡quiero decir todo!

Una noche me di un baño y realmente me relajé en él; después me puse las inyecciones. Mi piel estaba tan suave que la aguja entró sin ningún problema. Sin embargo, no se te ocurra hacer al revés... ¡Nunca te des un baño después de las inyecciones!

Siento náuseas tanto durante la mañana como por la noche; pero las náuseas desaparecen si como algo. Tengo que poner atención en el proceso de comer, cómo y cuándo; otra cosa que he observado es que si como justo antes de ponerme la inyección, no me aparecen los efectos secundarios.

Un día, en la peluquería, mi peluquera me dijo que se me estaba poniendo el cabello muy fino; mi cabello ya es fino de por sí... o sea que no me preocupé demasiado. Cuando suspendí el tratamiento con interferón, volvió a la normalidad.

En mi caso, lo peor del tratamiento es la fatiga; lo de la fiebre y el malestar de estómago lo superé en los primeros días, pero la fatiga... me agota. Me canso mucho más que antes y tengo que descansar más a menudo. Unas semanas después de iniciar el tratamiento me recetaron antidepresivos, y ahora lo llevo mejor.

Tuve que aprender a decir que no. ¡Es asombroso cómo puedes simplificar tu vida profesional cuando no te queda más remedio que hacerlo! He aprendido a no programar demasiadas entrevistas en un día; si tengo que estar corriendo de un lado para otro, al final del día estoy sencillamente agotado.

Terapia combinada

El tratamiento con interferón me produjo una crisis y mi médico me pasó a la ribavirina inmediatamente. Me llevó semanas poder acostumbrarme a las dificultades para respirar. Cuando camino rápido me quedo sin aliento, siento que en cualquier momento me voy a desmayar, y cuando subo escaleras es aún peor.

La reducción del nivel de glóbulos rojos significa precisamente eso: que tengo menos oxígeno en la sangre. He tenido que aprender a desplazarme con movimientos lentos, y a aceptar que en este momento de mi vida me es imposible ir corriendo de aquí para allá. Si siento que me voy a desmayar, voy aún más lentamente y trato de respirar más profundamente para que me entre más. Pero el lado positivo de las cosas es que mis niveles han bajado otra vez!

¡Esto del tratamiento con ribavirina realmente me sienta como una patada en salva sea la parte! No pude seguir trabajando y tuve que contarles todo lo que me pasaba. No les sentó muy bien tener que buscar alguien para que los sacase del apuro sin previo aviso, pero realmente se han vuelto mucho más comprensivos.

Comencé la terapia combinada hace dos semanas. Me había mentalizado acerca de que podía sentir escalofríos o cosas por el estilo, pero la realidad es que no estoy sintiendo nada extraño; quizá un pequeño dolor de espalda. Lo que sí noto es que tengo menos aire y me agoto antes, cuando sucede bajo la velocidad y, por ejemplo, si voy en bici, pedaleo más despacio.
En realidad, me sentí peor cuando tuve que tomar antibióticos para una sinusitis. Beber un montón de líquidos ayuda mucho.

Me costó mucho adaptarme a la terapia con ribavirina. Empecé a sentirme muy nervioso, ansioso, emocionalmente devastado. También perdí mucho peso. Si en ese momento hubiese sabido que sólo iba a durar unos meses, lo hubiera podido tolerar mejor; pero entonces sólo sentía que me iba a sentir así el resto de mi vida.

Una mañana, mientras me estaba cepillando los dientes, vi que tenía una mancha negra en la lengua. ¡Dios mio! —pensé— ¿qué es esto? ¿La peste?

Se lo conté inmediatamente a mí medico; él vio que eran venas prominentes, me redujo la dosis de ribavirina y las manchas negras desaparecieron. La tos se me mejoró bastante también con el cambio de dosis. Sin embargo, tengo la piel y los ojos mucho más secos, ahora tengo que ponerme cremas y aceites por todo el cuerpo.

Cuando el médico me redujo la dosis, me sentí muy desalentado; pensé que se había acabado todo! Después, me enteré de que una mujer de mi grupo de apoyo había bajado la dosis a 4 pastillas diarias... y aun así había erradicado el virus. Han pasado 6 meses y los virus no han vuelto! Su caso me hace sentir mucho mejor.

Al principio perdí mucho peso, la ribavirina me hacía sentir muchas náuseas. La verdad, no sé cómo no me di cuenta de que estaba tomando las pastillas con el estómago vacío! Ahora las tomo siempre con algo en el estómago y bebo mucha agua. Ya no siento más náuseas.

Me pregunto qué es lo que me produce las erupciones y los problemas de piel; sobre todo la sequedad extrema de los codos. Me salen unas manchas de color púrpura, secas, y pican. Algunas veces, los baños de agua con sal me ayudan a mejorar los síntomas.

¿Y DESPUÉS DEL TRATAMIENTO, QUÉ?

Una vez que terminas el tratamiento que el médico te ha prescrito sabes si estás dentro del grupo que responde al tratamiento o si no has respondido. Si no has respondido o si has tenido una respuesta parcial significa que tus niveles de GPT (ALT) no han alcanzado los niveles normales y que no has erradicado el VHC-ARN durante los dos últimos meses del tratamiento. Si respondes al tratamiento tendrás niveles de GPT (ALT) normales y erradicarás los virus durante el tratamiento.

Los pasos a seguir después del tratamiento dependen de cómo ha respondido tu organismo.

Si no has respondido a la monoterapia con interferón

La primera pregunta para los pacientes que no responden al tratamiento es:

¿Has seguido el tratamiento al pie de la letra? ¿Te has olvidado de alguna dosis? Si lo has hecho..., ¿por qué? ¿No pudiste soportar los efectos secundarios? ¿Pudiste seguir con la misma dosis que iniciaste o tuvieron que reducirla? ¿Por qué te redujeron las dosis?

Tus respuestas a todas estas preguntas le ayudarán a tu médico a saber qué procedimiento seguir.

Si te has saltado alguna dosis, por olvido u otra razón, o bien no has podido seguir el tratamiento completo, la primera consideración sería intentar de nuevo un tratamiento completo. Algunos pacientes sufren unos efectos secundarios intolerables y no pueden cumplir con todo el tratamiento; en estos casos no es apropiado volver a seguirlo con las mismas dosis salvo que se administren simultáneamente fármacos que alivien los síntomas.

Por ejemplo, si el paciente se ha saltado dosis o ha tenido que interrumpir el tratamiento debido a estados depresivos, es posible reiniciar el tratamiento con interferón o el tratamiento combinado una vez que se haya tratado la depresión.

Si hubo que reducir las dosis porque el número de glóbulos blancos o de plaquetas bajó demasiado, es posible que se tolere un nuevo ciclo de tratamiento si se lo combina con fármacos que incrementen el número de glóbulos blancos (*Neupogen®) o de glóbulos rojos (Epogen®)[4].

Los facultativos deberán tener en cuenta estos factores, ya que en la actualidad los protocolos que se refieren a la posología en los tratamientos repetidos incluyen dosis mayores de fármacos y tratamientos más prolongados. Obviamente, los pacientes que no han tolerado el primer tratamiento con interferón no tolerarán un segundo tratamiento en iguales condiciones.

Los pacientes tratados con un segundo tratamiento, a dosis mayores y mayor tiempo de administración, tienen entre un 10 y un 15 por 100 de posibilidades de alcanzar una respuesta sostenida.

Existen otras opciones para los tratamientos repetidos que incluyen nuevos interferones. En la actualidad, en EE.UU. sólo contamos con tres interferones aprobados por la FDA destinados al tratamiento de la hepatitis C: Intron® A (Schering); Roferon® A(Roche) e *Infergen® (Amgen). Este organismo está estudiando otros dos interferones que posiblemente se acepten para el tratamiento de la hepatitis C: Wellferon® (Glaxo Wellcome) y *Alferón® (ISI).

Quizá algunos pacientes que no hayan respondido a los alfa-in-

---

[4] El Epogen se encuentra en España como Dobupal o Vandral.

terferones-2b, puedan responder a tratamientos que utilicen uno de estos otros interferones.

Si has respondido a la terapia

Una respuesta sostenida a la terapia es el mejor resultado que cabe esperar después del tratamiento con interferón. Se considera una respuesta sostenida cuando el paciente sigue manteniendo niveles de GPT (ALT) normales y respuesta ARN negativa, aun después de finalizar el tratamiento. La mayoría de los pacientes con respuesta sostenida han logrado erradicar el virus y presentan signos de clara mejoría en la biopsia hepática (menor cantidad de células inflamadas y menor daño celular).

Los pacientes que logran una respuesta sostenida a largo plazo (más de tres años) pueden detener la progresión de la enfermedad y pueden haber erradicado el virus de la hepatitis C. Sin embargo, siempre existe el riesgo de que la hepatitis C permanezca dormida o inactiva y que se reactive posteriormente. Los pacientes en esta situación deben continuar sus exámenes de rutina y sus análisis.

Desgraciadamente, la mayoría de los pacientes con una respuesta completa a la monoterapia presentarán una recurrencia viral en los seguimientos posteriores al tratamiento (de 6 a 12 meses).

La recurrencia de la presencia del virus no suele mostrarse por medio de síntomas, sino que habrá que recurrir a los análisis que arrojarán un incremento en los niveles de GPT (ALT) y un ARN positivo.

Los pacientes con recurrencia viral suelen responder positivamente a un retratamiento, con interferón combinado, tomado a dosis mayores y de mayor duración. Aún no se sabe si para estos pacientes será mejor recibir dosis más altas durante más tiempo, o bien recibir una combinación de interferón y ribavirina.

Cuidados continuos

Los pacientes afectados de hepatitis C corren el riesgo de una lesión hepática progresiva, de desarrollar complicaciones en los últimos estadios de la enfermedad y de necesitar un trasplante para poder sobrevivir. No son éstos los únicos riesgos a los que están sometidos, sino que tienen la posibilidad de desarrollar un cáncer de hígado (hepatoma). Por ello, necesitan estar siempre bajo supervisión médica, y no sólo acudir a las consultas con su médico, sino someterse a pruebas de laboratorio que permitan un control exhaustivo de sus funciones hepáticas.

Los pacientes con hepatitis C en estadios cirróticos pueden necesitar mediciones periódicas de sus niveles de alfa-fetoproteínas y pruebas de ultrasonido que puedan detectar un cáncer de hígado en sus primeros estadios (véase capítulo 9).

Es muy importante que comprendas que la combinación del alcohol con la hepatitis C puede ser causa de una transición temprana a la cirrosis y al fallo hepático. El alcoholismo activo es una contraindicación para el trasplante de hígado.

Vacunas

En el año 1997, el National Institute of Health (NIH) [Instituto Nacional de la Salud], organismo del Gobierno de los EE.UU. dedicado a la salud pública, indicó que los pacientes de hepatitis C deberían recibir las vacunas para la hepatitis B en el caso de que no sean pacientes ya inmunes (HbsAb+) y para la hepatitis A en el caso de que no sean pacientes ya inmunes (HAVAb+).

Personalmente estoy de acuerdo con dichas recomendaciones, pero aconsejo que consultes con tu médico antes de aplicarte ninguna vacuna, especialmente si estás siguiendo una monoterapia con interferón o una terapia combinada.

Una droga es una sustancia que, una vez que se la inyectas a un conejillo de indias, produce un estudio científico.

ANÓNIMO

CAPÍTULO 8

Trasplantes de hígado

Un milagro de la medicina moderna

Ya hacía nueve meses que estaba en la lista de espera para el trasplante, cuando me dieron un localizador para que lo llevara noche y día. A los dos días, a esa hora de la mañana en que todo comienza a despertar, sentí el *bip, bip,* del «busca». Salté de la cama. No me había movido tan rápido durante meses por lo enfermo que me encontraba.

Llegué al «busca», lo miré, pero no había ninguna señal de mensaje. ¡Parecía que se me iba a salir el corazón por la boca! En ese momento me di cuenta de que lo que había oído era el ruido que hacía el camión de la basura cuando va marcha atrás!

La llamada del hospital llegó tres semanas después, a las 4,30 de la mañana. Los médicos no dejaban de preguntarme si estaba seguro, si no había cambiado de idea, si seguía queriendo el trasplante. ¡Dios mío sí! —dije—. ¡Claro que sí! ¡Sigamos con los planes!

*A*LGUNOS PACIENTES CON hepatitis C desarrollan cirrosis o fallos hepáticos y necesitan un trasplante de hígado para poder seguir viviendo. Si bien es cierto que el trasplante hepático es la terapia más complicada para las personas que están en los últimos estadios de la hepatitis C, también produce resultados prácticamente milagrosos.

Los pacientes en estadios de pretrasplante atraviesan momentos realmente duros. Sufren de una variedad de síntomas que incluyen ictericia, falta de sueño, picores y pruritos, acumulación de líquidos, confusión mental y hemorragias.

Un trasplante con resultados satisfactorios curará estos síntomas y el paciente podrá llevar una vida plena y productiva.

En este capítulo desarrollaremos los siguientes temas:

- **Trasplantes de hígado: una breve reseña histórica.**
- **¿Cuándo necesitas un trasplante de hígado?**
  El diagnóstico más común: hepatitis C
  Señales que indican que necesitas un trasplante
  Denegación de trasplantes
- **El equipo responsable del trasplante.**
- **Esperando un hígado.**
  El proceso de evaluación
  Grupos de apoyo para trasplantados
- **Cirugía del trasplante hepático.**
  Donantes de órganos
  Trasplantes de donantes vivos
  El procedimiento quirúrgico
  Permanencia en el hospital
- **Vivir con un hígado nuevo.**
  Fármacos para prevenir el rechazo
  Saber enfrentarse a las complicaciones
  Transformaciones psicológicas
- **Mejores tasas de supervivencia.**
- **Cómo se asignan los órganos.**

TRASPLANTES DE HÍGADO: UNA BREVE RESEÑA HISTÓRICA

El primer trasplante de hígado fue llevado a cabo en 1963 por el Dr. Thomas Starzl en la Universidad de Colorado.

En 1983, un ensayo presentado por la National Institute of Health (NIH) concluyó que «después de una intensa revisión y consideración de los datos disponibles, concluimos que el trasplante de hígado es una modalidad terapéutica aplicable a los últimos estadios de enfermedades hepáticas, que merece una aplicación más amplia».

En esos momentos, tan sólo seis centros en Estados Unidos y cuatro de Europa llevaban a cabo trasplantes hepáticos. Diez años más tarde, 3.442 pacientes habían sido transplantados en 88 centros de Estados Unidos.

El 1 de diciembre de 1998 había 12.000 pacientes en las listas de espera.

¿CUÁNDO NECESITAS UN TRASPLANTE DE HÍGADO?

Hepatitis C: el diagnóstico más común

El trasplante de hígado es la terapia más satisfactoria que se aplica a pacientes con una amplia variedad de enfermedades que, a la larga, desembocarán en un fallo hepático. El diagnóstico más común para un trasplante de hígado es la hepatitis C. La hepatitis de Laennec, causada por el alcohol, es la segunda causa más importante, si bien la infección conjunta causada por el alcohol y la hepatitis C tiende a acelerar la progresión del daño hepático. Una vez más, este dato reafirma la peligrosidad de combinar estos dos elementos: alcohol y hepatitis C.

Señales que indican que necesitas un trasplante

Ciertos cuadros clínicos marcan la necesidad de un trasplante, entre ellos mencionaremos:

- ascitis (acumulación de líquidos en el abdomen),
- encefalopatía (alteración de la función mental),
- hemorragias (sangrado proveniente de venas en el esófago o estómago),
- empeoramiento de la condición general,
- calidad de vida muy empobrecida.

Los pacientes que presentan una infección espontánea en los fluidos, un nivel bajo de albúmina en suero (< 2,8 g/dl), problemas de coagulación (tiempo de protrombina > 5 segundos/prolongada) y una ictericia severa y continuada deberán ser considerados candidatos para un trasplante urgente.

Todos los hallazgos clínicos mencionados indican una severa disfunción hepática y son señales de los últimos estadios de lesiones hepáticas.

> Me enteré de que tenía hepatitis C cuando tuve que ir al hospital hace un año. Tenía una gran acumulación de líquidos en el abdomen; me hicieron un drenaje y me mandaron de vuelta a casa. No pude dormir en toda la noche, me tumbaba en la cama, me levantaba, me volvía a tumbar. La única forma en que podía descansar un poco era metiéndome en la bañera; si flotaba un poco lograba aliviar el dolor del abdomen. Cuando volví al hospital me hicieron un análisis de ultrasonidos; así fue como descubrieron que tenía hepatitis C.
>
> CHRIS

Muchos pacientes con hepatitis C presentan pocos o ninguno de estos síntomas de fallo hepático; en estos casos se considera que sufren una hepatitis compensada y que quizá sea muy pronto para considerar un trasplante.

Sin embargo, la lista de espera para trasplantes de hígado está haciéndose cada vez más larga, y al mismo tiempo la cantidad de donantes disminuye día a día. Los pacientes suelen tener que esperar uno, dos o más años antes de poder someterse a un trasplante[1].

Una vez que se determina que tienes cirrosis, tu médico deberá controlarte de cerca para poder descubrir con rapidez cualquier signo de deterioro que haga que la necesidad de trasplante sea más perentoria. Desgraciadamente, no todos los pacientes con cirrosis compensadas tienen la misma evolución; algunos permanecerán estables durante muchos años mientras otros pueden deteriorarse relativamente rápido.

El desarrollo de la hepatitis C varía mucho de un caso a otro; por

---

[1] Si bien es cierto que la falta de donantes de órganos es un serio problema en todos los países, es preciso recordar que España tiene el mayor índice mundial de donaciones. (N. del E.)

esta razón es importante que tu médico haga un pronóstico acerca de tu posible evolución. Si bien éste será imperfecto, el profesional tendrá que estimar qué posibilidades tienes de desarrollar un cuadro clínico potencialmente peligroso para tu vida en el lapso de uno o dos años. Cuando las posibilidades de desarrollar dichos síntomas son de más de un 10 por 100, tu caso debe considerarse como candidato a trasplante de hígado.

Denegación de trasplantes

Se deniega la posibilidad de acceder a un trasplante a aquellos pacientes que tienen SIDA, una infección activa en sangre o un cáncer incurable; y también a aquellos que continúan abusando del alcohol o que presentan una grave afección cardíaca, pulmonar o que afecte a varios órganos.

También se deniega el trasplante cuando el paciente tiene una historia previa de cirugía mayor abdominal, presenta un sistema portal colapsado o tiene un cáncer de hígado con metástasis, un tumor de más de 5 centímetros o cáncer de los conductos biliares.

EL EQUIPO RESPONSABLE DEL TRASPLANTE

Un trasplante de hígado es un procedimiento quirúrgico complejo que requiere la participación de muchos especialistas; cada uno de ellos se ocupará de un área determinada de tu cuidado antes, durante y después de la operación.

Normalmente, un equipo de trasplante puede estar formado por un hepatólogo, una enfermera de hepatología, un cirujano de trasplante, un anestesista de trasplante, una enfermera coordinadora de trasplantes (profesional que te mantendrá informado y te comunicará cuándo hay un hígado disponible), una asistente social (profesional que te brindará el apoyo emocional necesario tanto a ti como a tu grupo familiar), un psiquiatra (profesional que tendrá entrevistas contigo y con tu familia para evaluar cuáles son tus áreas de fortaleza y cuáles aquellas donde necesitas ayuda, y te hará recomendaciones que te ayuden a atravesar el proceso del trasplante con mayor comodidad), un nutricionista (profesional que se ocupará de temas pre trasplante tales como sobrepeso o deficiencias nutricias y te hará recomendaciones para atender adecuadamente tus necesidades nutricionales pos trasplante).

Esperando un hígado

Proceso de evaluación

Durante esta etapa del proceso se te pedirá que realices varias pruebas diagnósticas y que te entrevistes con el psiquiatra y con la asistente social. A menudo, el paciente tiene entrevistas con todos y cada uno de los miembros del equipo de trasplante. Este proceso puede llevar un par de días. Cuando todas las pruebas y entrevistas han finalizado, el equipo de trasplante se reúne para evaluar el caso y decidir si aprueba o deniega el trasplante; también puede sugerir pruebas y diagnósticos adicionales.

Mis pruebas de evaluación duraron dos días enteros, desde la primera hora de la mañana hasta las 5 de la tarde. Las pruebas eran duras pero hubo mucho cuidado y atención por parte de todos. Tuve entrevistas con todos los miembros del equipo, el psiquiatra y el equipo de cirugía en pleno. Tuve una entrevista con el asistente social y toda mi familia. ¡Dios mío! Nunca me había sometido a unas pruebas tan intensas. Ya en la primera consulta la enfermera me tomó 21 muestras de sangre.

Fueron sinceros conmigo, no malgastarían un hígado si yo tenía otras enfermedades o cuadros clínicos que hicieran desaconsejable el trasplante. El médico que había consultado antes me había dicho que yo ya era muy mayor para someterme a un trasplante. Tengo sesenta y un años. Sin embargo, el equipo de trasplante consideró que tenía un estado de salud bastante bueno para mi edad y me pusieron en la lista de espera.

CARLA

Durante las entrevistas de evaluación, creo que mi médico me preguntó más o menos diez veces si no bebía, si no sería una bebedora oculta de las que beben a escondidas. Me doy cuenta de que deben averiguar si eres bebedor o no, pero de todas maneras me pareció un procedimiento bastante ofensivo. Si necesitas un trasplante, todo el mundo da por hecho que eres bebedor. Ésa es la primera dificultad que tienes que aprender a superar.

BEA

Cuando me preguntaron por qué creía que tenía que hacerme un trasplante, les contesté: «Tengo siete nietos, tengo muchas cosas para enseñarlos y para compartir con ellos. Tan pronto como tenga mi hígado nuevo, y me sienta capaz de hacerlo, empezaré a hablar con la gente y a convencerlos de que se hagan donantes de órganos.»

LEONORA

El equipo de trasplantes te someterá a varias pruebas para intentar evaluar cuáles son tus posibilidades de tolerar un trasplante.

Dependiendo de cuál sea tu condición general, estas pruebas pueden incluir análisis de sangre, colonoscopias (observación de todo el colon a través de un colonoscopio) un TAC (tomografía axial computerizada, prueba radiológica que permite observar la anatomía y el tamaño de tu hígado), ECG (electrocardiograma), una endoscopia (procedimiento que permite buscar y detectar úlceras o sangrados en el esófago o en el estómago), ERCP (procedimiento que permite averiguar si existen obstrucciones o estrechamientos de los conductos biliares), una sigmoidoscopia flexible (procedimiento que permite observar el tracto inferior del colon y detectar la presencia de pólipos, hemorroides, úlceras y cáncer de recto o colon), una prueba de capacidad pulmonar (brinda información sobre el estado de tus pulmones y su funcionamiento) y una prueba de ultrasonido (brinda información acerca del tamaño y de la forma de tu hígado a través de ondas sonoras).

Si tienes una condición física que requiera comprobaciones ulteriores, es posible que se pida consulta con otros profesionales como puede ser un cardiólogo.

Listas de espera

Una vez que estás incluido en una lista de espera puede que tengas que esperar unos pocos meses o más de dos años, hasta que aparezca un hígado para tu trasplante.

Éste es un período muy difícil; durante este tiempo la espera se hace estresante y se producen muchos cambios en el estilo de vida, en los síntomas físicos y en la situación financiera y laboral. Si eres quien trae el dinero a casa y no puedes ir a trabajar, tendrás que enfrentarte a esa situación. Asimismo, el entramado social que tenías a raíz de tu trabajo también podría resentirse.

De pronto, todo en tu vida se detiene. Sin embargo, no he tenido muchos problemas físicos, sólo al nivel de estrés mental; me preocupo demasiado por todo. Las toxinas que tu cuerpo no puede eliminar ahora, te obnubilan la mente; ya no puedo recordar las cosas con la misma facilidad que antes ni puedo hacer juicios sensatos.

Todo esto es muy duro, especialmente para mi mujer. Este problema mental ya venía de antes, pero no sabíamos a qué atribuirlo y ya nos había causado bastante problemas en la pareja. Ahora vamos a un consejero matrimonial y estamos aprendiendo cómo relacionarnos en esta nueva circunstancia, pero ella está aterrorizada por la hepatitis C. Ha perdido todo deseo de relacionarse íntimamente conmigo. Son momentos muy duros.

Para mí, es muy difícil aceptar que me estoy muriendo; sólo tengo un 10 o un 15 por 100 de mi hígado funcionando. He entrado y salido del hospital cinco veces. Algunas veces me pregunto si alguna vez aparecerá un donante, o moriré antes de que llegue.

THOMAS

Hace 7 meses que estoy en la lista de espera. Es como una experiencia extra corpórea; como si le estuviera sucediendo a otro, ¡no a mí! Muchas veces pienso que tendría que poner mis papeles y mis cosas en orden, ya que hay mucha gente que no supera esta etapa. Sí, quieres que te llegue un hígado... pero a veces no sucede.

Normalmente, puedo luchar contra la depresión, pero anoche no pude dormir nada; di vueltas y más vueltas en la cama. Cuando me pasan cosas así, me pongo a cocinar. Me encanta cocinar y me hace sentir bien.

JOHANNA

Esperé 515 días por mi hígado. Cada día era más penoso y más difícil que el anterior.

Creo que en mi caso el secreto del éxito durante ese período fue el pensamiento positivo. En el mes de agosto preparé mi maleta para ingresar en el hospital y metí dentro un gran gorro rojo de Papá Noel. Hacía mucho calor, claro, estábamos en agosto y yo no me sentía nada festiva... ¿para qué metía el gorro en la maleta?

Para las Navidades estaba haciendo turrones con mis nietos cuando sonó el teléfono. Estábamos riendo y yo estaba cubierta de harina de pies a cabeza, y le dije a mi marido que estaba demasiado ocupada con mis nietos como para tener un trasplante! ¡Pues, era del hospital y me trasplantaron esa misma noche!

DEANNE

Durante esta etapa es fundamental que puedas hablar de todos tus miedos y tus esfuerzos con un amigo, con tu grupo de apoyo o con un terapeuta. Suele ser muy útil llevar un diario; éste es un período fundamental en tu vida; un momento en que tus valores y lo que piensas acerca de ti mismo está cambiando y, al mismo tiempo, tienes que estarte preparando para los cambios psicológicos que traerá aparejado el trasplante.

Grupos de apoyo para pacientes trasplantados

Los grupos de apoyo para pacientes trasplantados pueden ser una fuente de fortaleza y ánimo para los pacientes, tanto en la etapa previa como en la posterior a un trasplante.

El largo período de espera, los síntomas que se recrudecen, el trauma de la cirugía, los cambios de personalidad y el tener que aceptar un órgano de otra persona, son temas recurrentes presentes en cada caso de pacientes a la espera de un donante. Alguien que no ha pasado por esto no puede entender cómo se siente una persona durante este trance.

Ahora me siento mucho más cómoda en el grupo de apoyo de lo que me sentía hace seis meses. Llegar a conocer a cada uno de los integrantes, sentirte parte de sus vidas y sentir que cada uno de nosotros cuida del otro me ha ayudado mucho.

Cuando una persona recibe su trasplante es... como el día y la noche. Yo me veo como la noche y veo a los trasplantados como el día. Sam acaba de recibir un trasplante, yo estuve a su lado durante sus largos meses de lucha y, realmente, la pasó muy mal. Es asombroso lo que un hígado nuevo puede hacer por una persona, es como si le hubiesen inyectado vida. Toda su vida cambia, su semblante resplandece, ¡brilla!

CHRIS

Ahora me siento mucho más feliz, menos deprimido. No es que participe demasiado en el grupo, pero estoy aprendiendo. Cuando consiga mi trasplante voy a seguir yendo al grupo; siempre ayuda a los nuevos.

JUAN

Por un lado está el cansancio constante, la falta de sueño, por otro la picazón... nadie sabe lo mal que te puedes sentir. Ningún otro te lo creería si se lo contases; y tú necesitas contárselo a alguien que entienda, necesitar poder airear tus sentimientos y temores. Si se lo contase a mi familia, me pondría a llorar y ellos conmigo. No hace falta. Cómo te sientes es cosa tuya.

SHELLEY

Me ayudó mucho contactar con otras personas que estaban también esperando un hígado. Al principio, estaba como loco pero poco a poco empecé a aceptar que sí, que iba a suceder, que iba a tener un hígado nuevo.

PETE

La primera vez que fui a una de las reuniones del grupo, no pude evitar ponerme a llorar; todas esas personas en mi misma situación... era demasiado. Por primera vez, mi marido pudo expresar algún sentimiento positivo acerca del trasplante; hasta ese momento había tenido muchas reservas al respecto. Le costaba mucho pensar en todo lo que yo tendría que atravesar, pero al ver a tanta gente ilusionada y en la misma situación, se convenció.

ALICIA

Creo que todo el mundo tendría que asistir a un grupo de apoyo para pacientes pre y post trasplantados. Al principio, me cerré en banda y me negué a ir. Tenía el sentimiento de que estaba yendo contra los designios de la Madre Naturaleza, y me preguntaba si tenía el derecho a hacerlo. Cuando conocí a los otros miembros del grupo, decidí que quería volver a tener una calidad de vida razonable y que iría a por todas.

TERRY

Tu equipo de trasplante te podrá orientar y derivarte a un grupo de apoyo, o bien tendrás que consultar las listas que existen en tu país. Aparte de la acción beneficiosa de los grupos de apoyo, existen otras formas de ayudarte en este proceso; algunos pacientes me cuentan que les es muy útil leer experiencias de otros pacientes trasplantados.

BIBLIOGRAFÍA COMPLEMENTARIA

Frank Maier y Ginny Maier, *Sweet Reprieve,* Ediciones Crown, Nueva York, 1991.

Scot Mc Cartney, *Defying the Gods,* Ediciones Macmillan, Nueva York, 1994.

Thomas E. Starzl, *El hombre puzzle,* J. R. Prous, Barcelona, 1994.

CIRUGÍA DEL TRASPLANTE HEPÁTICO

Donantes de órganos

En la mayor parte de EE.UU. puedes firmar un permiso que se adjuntará a tu carné de conducir y que te acreditará como donante de órganos; en otros países el procedimiento puede diferir un poco, pero básicamente está en tu mano hacerte donante de órganos.

Sin embargo, la mayoría de las organizaciones de donantes de órganos también requerirán que, llegado el caso, tu familiar más cercano dé su autorización. Estas organizaciones están en contacto permanente con las salas de urgencias y con las unidades de cuidados intensivos de los hospitales y centros médicos, para estar al tanto de la disponibilidad de órganos.

La donación de órganos es una de las formas más elevadas de compartir y cuidar a otros seres, la gran mayoría de las religiones respaldan esta decisión personal. La generosidad de los donantes de órganos permite que otras personas puedan continuar con su vida gracias al milagro de los trasplantes.

Al respecto, Jerry Ferrin nos cuenta:

> Llevé a mi hija Allison al hospital y allí le diagnosticaron síndrome de *shock* tóxico. De ser una chica que reía y hacía chistes casi todo el tiempo, pasó a estar en coma y morir... en un lapso de venticuatro horas. Tenía diecinueve años.
>
> Tan sólo tres semanas antes de su muerte, habíamos estado mirando en la tele el caso de un chico que necesitaba un corazón nuevo. En ese momento, las dos decidimos donar nuestros órganos en caso de que nos sucediera algo mortal, o sea, que estaba segura de cuáles habían sido sus deseos al respecto y así se lo comuniqué a la enfermera.
>
> La noche antes del funeral no pude dormir, no paraba de dar vueltas y más vueltas en la cama. Sentía que tenía que hablar en el funeral, pero estaba muy asustada. Esa misma mañana recibimos una llamada del hospital. Era el médico que quería comunicarme que habían trasplantado satisfactoriamente los riñones de mi hija. También se iban a realizar otros trasplantes de sus otros órganos, pero éste ha-

bía sido un punto de inflexión en mi sentir; sentí que una ola de alivio recorría todo mi ser. Finalmente, fui capaz de hablar enfrente de los cientos de personas que habían venido al funeral para acompañarnos en el duelo.

Cuando damos, cuando compartimos con otras personas, ese mismo sentimiento nos alivia, nos acompaña a través del inevitable camino de la pena. Nos ayuda tanto a nosotros como a las personas que reciben la ayuda.

¿Sabías que un donante de hígado normalmente dona siete órganos vasculares que ayudan a vivir a otras siete personas? Los donantes de hígado son personas de menos de sesenta y cinco años cuyos cerebros han dejado de funcionar, o sea, sin actividad cerebral pero con un corazón que aún late. Sin embargo, se han registrado casos de donantes de hasta ochenta años. Los donantes no deberán sufrir de ninguna otra enfermedad subyacente ni padecer otras infecciones crónicas tales como el SIDA y la hepatitis B activa. Asimismo, los donantes deberán tener una función cardíaca estable y unos niveles hepáticos aceptables, el sodio en suero será menos de 170 y, preferentemente, deberán haber estado hospitalizados menos de siete días. El grupo sanguíneo de los donantes y de los receptores debe coincidir, también es necesario que coincida el tamaño aproximado del cuerpo, si bien el sexo es indiferente.

Siempre se realiza una biopsia del hígado del donante para cerciorarse de que no está necrotizado, de que ni es un hígado graso y no presenta daño hepático severo. Una vez que son removidos del cuerpo del donante, los órganos se sumergen en una solución especial que los conserva hasta cuarenta y ocho horas.

Una de las preguntas habituales es si una persona que tenga hepatitis C puede ser donante de órganos. Sí, pero el receptor adquirirá la hepatitis C.

Un estudio realizó un trabajo de seguimiento en 29 receptores de órganos de 13 donantes que habían dado positivo a las pruebas de la hepatitis C. Veintiocho de los 29 pacientes dieron positivo a las pruebas de la hepatitis C con posterioridad al trasplante. Por esta razón, el uso de hígados provenientes de donantes con hepatitis C está restringido a pacientes que ya tengan hepatitis C, o bien que estén en una si-

tuación de supervivencia demasiado crítica y necesiten el trasplante
con suma urgencia. Este nivel de urgencia es lo que se considera «estatus uno».

Trasplantes de donantes vivos

Quizá estés pensando: «Para cuando yo necesite un trasplante,
habrá tanta gente esperando que nunca voy a conseguir uno.» Una solución a la escasez de donantes de órganos puede ser el trasplante de
hígado de donantes vivos. En estas operaciones se trasplanta una porción del hígado del donante.

Los japoneses aún están debatiendo el concepto de muerte cerebral, por lo que en ese país la mayoría de los trasplantes son de donantes vivos. Si bien hasta el momento la mayoría de estos trasplantes
se ha realizado en pacientes pediátricos, la técnica también se ha empleado satisfactoriamente en pacientes adultos.

En la Universidad de Colorado hemos realizado cinco trasplantes
de donantes vivos: uno de hermana a hermana; dos de hijo a madre;
uno de hermano a hermana y uno de mujer a marido.

Todos los donantes toleraron bien la recesión de una porción de su
hígado y este órgano se regeneró adecuadamente en un término de
dieciséis semanas. Todos los donantes se encuentran vivos y en buen estado de salud. Sólo uno de los trasplantes no funcionó adecuadamente y hubo que realizar un nuevo trasplante. En mi opinión, los trasplantes de donantes vivos a pacientes adultos pronto serán una práctica
común en Estados Unidos.

El 7 de marzo de 2000 se ha realizado en España, en el Hospital
Clínico de Barcelona, el primer trasplante de hígado procedente de
un donante vivo. La receptora fue una mujer de 65 años afectada por
una cirrosis hepática en fase terminal causada por la hepatitis C, y el órgano donado procedía de su propia hija, de 34 años.

Cuando seleccionamos candidatos, buscamos tipos de sangre compatibles y lazos emocionales. Al contrario de lo que sucede con otros
órganos, el hígado no necesita coincidir en el tipo de tejido celular. Sin
embargo, el hígado del donante deberá tener el tamaño adecuado como
para que un lóbulo sea lo suficientemente grande para funcionar adecuadamente para el receptor.

En 1997, Karen Frederick seguía estando en lista de espera y seguía peleando por su vida tal como lo había venido haciendo durante catorce meses. Su hermana mayor, Christine Larsen, era un poco más alta y más corpulenta pero tenía el mismo tipo de sangre.

La piel de Karen ya estaba gris, y su mente parecía ida. No podía andar ni pronunciar una frase. No nos reconocía; una vez me miró y supo quién era yo, pero al instante siguiente se desmayó.

CHRISTINE

Era necesario que me hicieran un trasplante, o sea, que tuve que hacerme a la idea. Pero, sin embargo, si algo le pasase a mi hermana no podría vivir con ello. Mis médicos me dijeron que tenía que aceptar que ella ya había tomado la decisión.

KAREN

Después de la operación, mi hermana y yo compartimos la misma habitación en el hospital durante siete días. Más tarde nos enteramos de que los médicos habían pensado que un poquito de competencia entre hermanas a ver quién se ponía mejor primero, nos haría bien a las dos. Tuvieron razón. ¡Nos habíamos retado a ver quién se podía peinar sola antes y mejor!

CHRISTINE

Nos preparamos para pasar juntas una temporada en el hospital; nos compramos unas camisetas con unas caras sonrientes y unos pantalones cortos haciendo juego.

KAREN

Fue sorprendente, el primer día después de la operación ya decía cosas con más sentido. En 24 horas ya había empezado a perder ese color gris que tenía.

CHRISTINE

Me trasplantaron su lóbulo derecho. Los médicos nos dijeron que a nuestros hígados les llevaría más o menos unas seis semanas crecer hasta su tamaño normal. Sin embargo, unos diez días después de la operación, íbamos de camino al aeropuerto porque Christine se volvía a su casa, y nos detuvimos en el hospital para hacernos un

TAC. Fue asombroso, los dos hígados —tanto el suyo como el mío— ya habían crecido hasta su tamaño normal.

KAREN

Me encanta el helado de café, pero a mi hermana nunca le gustó... ¡hasta después de la operación! «¡Mira lo que has logrado!» Dice riéndose ahora.

También me encanta la canela y mi hermana la detesta; cuando la vea comer algo sazonado con canela... ¡Ya sabré que ambos hígados están en forma!

CHRISTINE

De camino al aeropuerto, mientras íbamos a despedir a Christine, sentí que se me caían las lágrimas. «Nunca podré agradecerte todo lo que has hecho por mí», le dije; ni ella ni yo somos del tipo sentimental, pero nos abrazamos y las dos supimos lo que estabamos sintiendo.

KAREN

La persona que va a ser «donante vivo» tiene que pasar por un proceso donde se evalúa cuidadosamente su estado médico, psicológico y social. Más de un tercio de todos los candidatos a donar parte de su hígado son rechazados, ya sea porque sus hígados no son adecuados o porque presentan algún cuadro clínico que hace que el riesgo de complicaciones se eleve.

Los riesgos que corre el donante al pasar por el proceso quirúrgico de resección son pocos. La muerte ocurre muy raramente, pero sí han ocurrido otros problemas que incluyen casos de embolia pulmonar, sangrado gastrointestinal, lesión de los conductos biliares e infección. La porción del hígado que se remueve se regenera en unos pocos meses.

Para los donantes, el resultado general del proceso quirúrgico está directamente relacionado con la condición que tuvieran con anterioridad a la resección. Cuando este procedimiento quirúrgico se lleva a cabo en pacientes estables que no presentan una necesidad urgente de trasplante, el índice de supervivencia mayor de un año se eleva hasta un 90 por 100 de los casos. El índice de supervivencia baja cuando el proceso quirúrgico se lleva a cabo en pacientes que están en condiciones más urgentes. Sin embargo, estamos convencidos de que esta técnica de donantes vivos llegará a convertirse en una práctica habitual en un futuro próximo.

El procedimiento quirúrgico

El ser humano tiene dos riñones y dos pulmones, pero un solo hígado. Los científicos han podido crear riñones artificiales (proceso de diálisis) e incluso corazones artificiales, pero nadie ha sido capaz de copiar los cientos de funciones que desarrolla el hígado para poder crear una máquina de diálisis hepática que sea eficaz. Por ello, la cirugía de trasplante de hígado no tiene márgenes de error, no tiene otros planes alternativos.

Si bien el método original, creado por el Dr. Starzl, ha ido pasando por varias modificaciones desde sus comienzos hasta ahora, la técnica básica sigue siendo la misma.

La operación presenta tres fases:

1. Disección para acceder al hígado del paciente.
2. Extracción del hígado del paciente.
3. Conexión del hígado donado.

Primero, el cirujano corta minuciosamente los tejidos y controla los vasos sanguíneos para dejar el hígado del paciente a la vista. Este proceso suele llevar entre una y dos horas, y la pérdida de sangre puede llegar hasta los dos litros y medio.

En la fase siguiente, el cirujano grapa los vasos sanguíneos que irrigan el hígado y procede a su remoción. Ahora, el cirujano trabaja con el anestesista para mantener un nivel adecuado de factores de coagulación; el anestesista es el encargado de controlar tus niveles en sangre y tu presión sanguínea para poder irte administrando los productos sanguíneos y los líquidos que tu cuerpo necesite.

En la última fase, el cirujano ubica el hígado del donante en tu abdomen y procede a coser y a unir los vasos sanguíneos. Este procedimiento lleva de una hora y media a tres, y la pérdida de sangre puede alcanzar los dos litros y medio.

Una vez que los vasos sanguíneos están conectados el cirujano procede a retirar las grapas que había puesto en tus vasos principales. A partir del momento en que retira estas pinzas o grapas, comienza la parte más crítica de todo el proceso, especialmente si tus factores de coagulación son bajos. Una vez que ha estabilizado tus funciones, el cirujano procederá a conectar tus conductos biliares a los del nuevo hígado y retira la vesícula del donado.

Si no hay complicación, el hígado comienza a funcionar inmediatamente después de que se restaura su irrigación; la coagulación mejora y el hígado comienza a producir bilis allí mismo, sobre la mesa de operaciones.

«Es el momento más crítico de toda la operación —dice el Dr. Igal Kam, jefe de Trasplantes de la Universidad de Colorado—; es el momento en que liberas la acción de las pinzas o grapas que cerraban los vasos sanguíneos y se conectan al nuevo hígado; se puede ver cómo el hígado cambia de color; va desde un tono pálido o marrón oscuro a un marrón más claro, más rosado, ya que la sangre está fluyendo hasta él. Cuando vemos que una sustancia marrón amarillenta —la bilis— empieza a fluir del conducto biliar, nos podemos relajar, sabemos que el hígado va a funcionar. En este procedimiento todo tiene que ser exacto, no hay espacio para cometer errores.

«Entre un 40 y un 50 por 100 de los pacientes pueden salir del respirador estando aún en la sala de operaciones y podemos hablar con ellos. Después de un proceso quirúrgico de seis u ocho horas es gratificante poder hablar con el paciente. Tratamos con personas muy enfermas, algunas llegan a la sala de operaciones con sólo unas horas más de vida. Después del trasplante se puede observar el milagro.»

Permanencia en el hospital

Una vez efectuada la operación te trasladarán a la Unidad de Cuidados Intensivos (UCI). En esta sala el personal está especialmente preparado para monitorizar a los pacientes y para poder hacer frente a cualquier urgencia pos trasplante que pudiera suceder. Si no surge ninguna complicación, estarás fuera de la UCI en venticuatro o cuarenta y ocho horas, y pasarás a la Unidad de Pacientes Trasplantados.

Una vez que fui a la UCI, estuve como en las nubes gracias al Prednisone. Durante los primeros dos días me parecía estar en una nave espacial, también estaban conmigo los otros pacientes de la sala; todos ¡estabamos como idos! Mi visión era bastante borrosa y los sonidos me llegaban como a través de un tubo metálico, estaban distorsionados y tenían eco. Sin embargo, yo me sentía feliz aun con todo aquello.

Cuando me pasaron a una habitación normal seguía dopado y con la visión borrosa. Era una sensación incómoda pero no dolorosa; podía observar cómo cambiaba mi humor de un momento a otro. Después de cuatro días, ya me indicaron que tenía que empezar a moverme. La primera vez que me puse de pie, todos los sedantes me pasaron factura... casi me caigo redondo. Poco a poco fui progresando, ya podía salir del hospital por unas horas y luego tenía que regresar. Estuve ingresado durante dos semanas y media.

HARRY

Tenía las piernas tan hinchadas por la retención de líquidos que parecían dos troncos de árboles. No podía distinguir los dedos de los pies... ¡era como si tuviera una gran masa con un solo dedo! Una semana después de la operación... había perdido 27 kilos. Ahora, los médicos venían a la habitación ¡y me hacían cosquillas en los dedos de los pies, sólo por divertirnos!

JANET

La mayoría de los pacientes permanecen en el hospital entre cinco y veinte días, dependiendo de su condición general. Algunos pacientes requieren una rehabilitación más específica, pueden necesitar terapia física o cuidados más intensos debido a que su situación pre trasplante era muy delicada.

Después del alta, los pacientes deben seguir un proceso de seguimientos pos trasplante durante unos pocos meses; luego de esta etapa vuelven a ponerse en manos del médico o del equipo médico que los refirió a la unidad de trasplante, es decir, regresan a las consultas de sus médicos de cabecera, hepatólogos o gastroenterólogos. El centro de trasplante sigue en contacto con esos profesionales; así el seguimiento y control del paciente se realiza en forma conjunta.

VIVIR CON UN HÍGADO NUEVO

A pesar de que existen grandes diferencias de un paciente a otro, la mayoría de los pacientes requiere un período de tres a seis meses para lograr una recuperación completa y adaptarse a los cambios y a la nueva medicación. Un trasplante de hígado es un proceso quirúrgico con un significado muy profundo y que afecta tanto al cuerpo como a la mente del paciente. Los pacientes tienen que aprender a vivir sabiendo que tienen que tomar una determinada medicación durante toda su vida, y tienen que poder manejar el miedo al rechazo y saber adaptarse a un cambio físico muy profundo y a una transformación psicológica de igual intensidad.

Fármacos para prevenir el rechazo

Con posterioridad al trasplante necesitarás tomar ciertos fármacos que eviten que tu sistema inmunitario rechace el nuevo órgano. Estos fármacos se llaman inmunodepresores. A pesar de que en mercado pueden tener nombres diferentes los componentes suelen ser los mismos; la lista que te ofrecemos menciona entre paréntesis los nombres de los fármacos más usados en el mercado de EE.UU.

Ciclosporina (Sandimmun®); FK506 (*Prograf®); azathioprina (Imurel®); esteroides (Prednisona®, Solumedrol®); micofenolato de mofeletilo (Cellcept®) y OKT3.

La mayoría de los pacientes tomarán ciclosporina o FK506 como medicación principal y utilizarán otros agentes químicos para reforzar el efecto antirrechazo. Durante los primeros meses, de seis a doce, es común tener que tomar dos o tres medicaciones antirrechazo. Sin embargo, después de este período la mayoría de los pacientes permanecen sólo con ciclosporina o FK506, que pueden requerir una combinación con dosis bajas de Prednisone.

> ¡Tantas pastillas! Tomarme la medicación era como tomarme un bocadillo. Cuando fui a la farmacia por primera vez a comprar todo lo que necesitaba, me lo pusieron en una bolsa tan grande como las del supermercado!
>
> AL

Si bien es cierto que la mayor parte de los fármacos inmunodepresores tienen efectos secundarios, la mayoría de estos efectos están directamente relacionados con las dosis y se pueden evitar reduciendo la dosis del fármaco o cambiando a otro específico.

Nunca cambies las dosis por ti mismo, consulta siempre a tu médico. Cualquier cambio en las dosis de inmunodepresores tiene que realizarse bajo supervisión médica. Si tomas muy poca medicación, corres el riesgo de rechazar el órgano trasplantado, y si tomas demasiada, corres el riesgo de desarrollar una infección muy seria.

Saber enfrentarse a las complicaciones

Es esencial que el equipo que te realizó el trasplante siga muy de cerca tu evolución posquirúrgica. Dos de los problemas más frecuentes son el rechazo del órgano trasplantado y la recurrencia de la hepatitis C.

Si hay rechazo, probablemente se produzca dentro de los primeros tres meses posteriores al trasplante y se puede detectar por un aumento en los niveles de enzimas. Se produce un aumento en los niveles de las enzimas hepáticas y en la bilirrubina, si bien el primer síntoma que se detecta es un aumento en los niveles de GOT (AST).

En algunos casos, el rechazo es suave y no necesita medicación inmunodepresora adicional, pero en otros es más severa y el paciente puede experimentar síntomas de fatiga, pérdida de apetito, malestar general y fiebre alta.

La verdad, cuando le hicieron el trasplante a mi mujer, yo estaba más asustado que ella. Aún lo estoy; si se enferma aunque sea de un sencillo resfriado, me pongo muy nervioso y temo por ella. La vida nos ha dado una segunda oportunidad y no queremos desaprovecharla.

ROGER

Casi todos los rechazos ocurren dentro de los tres primeros meses del trasplante; sin embargo, existen los llamados «rechazos tardíos». Estos rechazos tardíos suelen ser producto de unas dosis de inmunodepresores demasiado bajas, que se han prescrito por equivocación, o porque hubo que adjuntar otra medicación o porque el paciente desarrolló síntomas colaterales graves tales como diarrea o disfunción hepática. Estos rechazos tardíos suelen responder bien a la aplicación intravenosa de esteroides, o el uso de otras estrategias como la que incluye el OKT3.

A menudo se confunde un episodio de recurrencia de la hepatitis C con un rechazo tardío. Por ello, es necesario descartar la posibilidad de que se trate de una recurrencia de la hepatitis C antes de comenzar a tratar al paciente por un rechazo tardío.

Pese a todos los avances de la ciencia, debes considerar que es más que probable que el nuevo hígado también se infecte de hepatitis C. Hasta hoy la ciencia no sabe cómo evitarlo. El tratamiento con interferón previo al trasplante no suele ser nada práctico ya que los pacientes en estadios pretrasplante tienen niveles de glóbulos blancos y de plaquetas muy bajos, y un hígado en malas condiciones. También hay que considerar que, al día de hoy, no existe ningún preparado de inmunoglobulina que desactive la hepatitis C.

Pero como contrapartida a estos datos negativos existen los hallazgos de un estudio reciente que sugieren que una combinación de ribavirina e interferón administrada después del trasplante puede reducir los riesgos de reinfección en el hígado injertado.

Si bien estos hallazgos son muy alentadores, será necesaria su verificación a través de la experiencia con un gran número de pacientes.

Cuando se produce la recurrencia de la hepatitis C, la mayoría de los pacientes no lo notan y es el médico quien lo descubre. Generalmente la condición se detecta a través de un aumento en los niveles de las enzimas hepáticas que se comprueba en los análisis que se realizan una semana después del trasplante.

La hepatitis C recurrente suele confundirse con un rechazo, debido a que las características histológicas del rechazo y de la hepatitis C son bastante similares y con frecuencia se solapan. Debido a ello, el ojo clínico y la experiencia profesional del médico son fundamentales en este crítico momento del tratamiento.

La mayoría de los pacientes con hepatitis C recurrente se sienten bien y permanecen estables. Sólo tres de nuestros pacientes trasplantados han tenido que ser tratados con interferón; dos de ellos respondieron al tratamiento normalizando sus niveles de enzimas hepáticas. Estos pacientes permanecen en terapia a largo plazo y no han manifestado un aumento en su enfermedad hepática.

Otros centros médicos informan que tan sólo un porcentaje que va del 10 al 30 por 100 de sus pacientes ha respondido a la terapia con interferón.

Transformaciones psicológicas

Con posterioridad al trasplante, los pacientes atraviesan un período donde deben aprender a aceptar este «regalo de una nueva vida».

En todos los casos aparecen sentimientos similares: curiosidad acerca de la identidad del donante, sentimiento de culpa porque alguien ha tenido que morir para que ellos vivan y una sensación de estar en deuda con la vida. La necesidad de «pagar» esta deuda con la existencia, de corresponder de alguna manera a este maravilloso regalo suele ser abrumadora.

Michael Talamentes, asistente social de la Sección Trasplantes del Centro de Ciencias de la Salud de la Universidad de Colorado, comenta que los pacientes trasplantados suelen escribir cartas de agradecimiento a la familia de los donantes. La identidad de los donantes se mantiene como información confidencial del hospital, entidad que se hace cargo de hacer llegar esas cartas a destino. Sin embargo, si la familia del donante quiere contestar al receptor, el hospital los pone en contacto; de no ser así el hospital es el responsable de mantener la privacidad del proceso.

Superar los sentimientos de culpa por la muerte del donante suele llevar un tiempo. A pesar de que es obvio que la muerte del donante no tiene nada que ver con tu necesidad de un hígado, el sentimiento es prácticamente universal.

Soy un chico, o sea, que me tuvieron que trasplantar el hígado de
una persona joven, como yo. No podía parar de pensar qué le podría
haber pasado a un chico de 16 años para morirse.

La idea me hizo sentir mal; yo también había estado muy enfermo y sin embargo, había salido adelante y él no.

Al principio me deprimí mucho, pero después empecé a pensar
que si ahora me siento tan bien es precisamente porque me trasplantaron un hígado joven y sano. El Señor lo debe haber querido así.
Cuando me mejore escribiré a sus padres.

TOMÁS

Esta sensación de estar en deuda con la vida suele ser abrumadora. Algunas personas dedican tiempo a servir en algún voluntariado,
otras visitan a los pacientes del mismo hospital que están esperando
un trasplante. Cada uno de los pacientes trasplantados siente de una
manera especial, pero para nadie pasa inadvertida esta nueva oportunidad.

Cuando recibí la llamada diciéndome que había un hígado para
mí se me cayó el alma a los pies. Estaba realmente aterrorizado. No
sabía qué hacer, entré un momento en un área de descanso del Hospital y allí puse al día mis asuntos con el Señor. Reconocí mis errores
y me conecté con mi alma.

Un tiempo después, cuando ya me había recuperado, pude ver
qué bellos son los árboles, qué maravillas ha puesto la vida para que
las disfrutemos, hasta las malas hierbas me parecían hermosas. Antes
de irme a casa, volví a pasar por la sala de descanso del Hospital,
desde allí, una vez más, agradecí a la vida y al Señor la segunda oportunidad.

TOMÁS

Tal como sucede con todas las experiencias, cada persona tiene sentimientos especiales acerca de ella, y si la mayoría siente un gran agradecimiento y tiene un sentimiento de estar en deuda con la vida, otras personas tienen otros sentimientos. También aparecen sentimientos contradictorios, tan válidos como cualquier otro.

> Todo el mundo habla del «regalo de la vida»; ¡a mí no me lo parece tanto! Algo que cuesta 300.000 dólares (unos 48 millones de pesetas), no me parece que sea un regalo! [2].
>
> SONYA

> ¡Es un regalo de la existencia! Una pena que alguien haya tenido que morir, pero no es culpa mía. Incluso antes de saber que algún día podía necesitar un trasplante, yo ya era donante de órganos. Yo tomé la misma decisión que la persona que donó mi hígado; sé lo que es, por eso respeto su decisión.
>
> SANDY

Sean cuales sean los sentimientos que tienes, contradictorios o más usuales, tendrás que pasar por ellos y te acompañarán hasta que te puedas adaptar a un nuevo sentido de ti mismo.

Para hacer las cosas aún más complejas, también tendrás que aprender a manejarte con los sentimientos y conceptos de los que te rodean. ¿Eres un héroe? ¿Te has convertido en un milagro biónico? ¿Tu jefe te mira como si fueras una mercancía estropeada que en cualquier momento va a empezar a dar problemas con la compañía de seguros médicos o con la Seguridad Social?

No sabemos cuáles serán tus sentimientos, lo que sí podemos asegurarte es que serán intensos y profundos. Sin embargo, una vez más no estás solo frente a este proceso.

---

[2] Hace este comentario porque en Estados Unidos muchos costes sanitarios, para una parte de la población, tienen que ser pagados por el paciente, y quien soporta una enfermedad crónica, como la hepatitis C, debe considerar el coste sanitario. Este desorbitado coste es asumido en España y en la Unión Europea por los Servicios Públicos de salud. *(N. del T.)*

La gente que nunca ha pasado por un trasplante no puede comprender. Todo lo que ven es la medicina y la maquinaria del proceso. Por eso, es realmente importante hablar, hablar con alguien que sepa cómo te sientes. Si algún otro paciente de trasplante me llama, sólo oír su voz me da ánimos, saber que la otra persona ha pasado por lo mismo que yo, que sabe de qué estoy hablando.

EVIE

ÍNDICES DE SUPERVIVENCIA: CÓMO HAN IDO MEJORANDO A TRAVÉS DEL TIEMPO

Sin duda, la buena noticia es que los índices de supervivencia han ido mejorando debido a los avances en los inmunodepresores (comenzando por la aparición de la ciclosporina en 1979) y en las técnicas de trasplante. Antes de que se comenzara a utilizar la ciclosporina, los pacientes recibían grandes dosis de prednisona y azathioprina. También se utilizaban técnicas y procedimientos que hoy han quedado atrás, entre ellos el drenaje de los conductos torácicos, la resección del bazo y las inyecciones de inmunoglobulina antilinfocitos. Antes de 1979 los resultados eran muy descorazonadores: únicamente el 32 por 100 de los pacientes sobrevivía al primer año de la operación y únicamente un 22 por 100 llegaba a los treinta meses de supervivencia.

Esta realidad ha cambiado drásticamente. Las cifras de los seguimientos a pacientes trasplantados nos indican que un 77 por 100 de los pacientes operados en Estados Unidos entre 1988 y 1995 alcanzaron una supervivencia de un año; y que un 68 por 100 alcanzó una supervivencia de tres años posteriores a la operación. Estos porcentajes varían ligeramente en Europa, donde para el mismo período los índices son de 73 y 65 por 100 respectivamente. Los resultados que se han obtenido en la Universidad de Colorado son favorables si se los compara con las cifras arrojadas por la totalidad de EE.UU. y Europa: nuestros porcentajes son del 86 y 78 por 100. La supervivencia de los pacientes trasplantados a raíz de sufrir hepatitis C, es la misma que la de los pacientes que se sometieron al proceso quirúrgico por otras razones. Véase la figura 6.

FIGURA 6.

LA SUPERVIVENCIA DE PACIENTES CON VHC EN ESTADIOS TARDÍOS QUE SE HAN SOMETIDO A TRASPLANTES DE HÍGADO ES SIMILAR A LOS PACIENTES TRASPLANTADOS SIN VHC

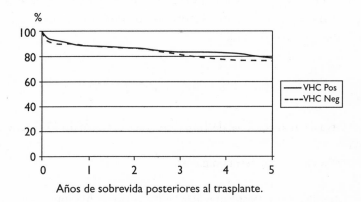

Años de sobrevida posteriores al trasplante.

Población analizada: 117 pacientes VHC positivo y 317 pacientes VHC no positivo, trasplantados en la Universidad de Colorado entre noviembre 1988 y septiembre 1998. Durante un período de al menos cinco años, no hay diferencias entre la tasa de supervivencia de estos dos grupos de pacientes.

Sin embargo, la realidad es que no todos los pacientes sobreviven. Las muertes ocurren durante los primeros seis meses y son debido a que el hígado del donante no ha podido funcionar correctamente, a obstrucciones de la arteria principal del hígado, a infecciones, a un fallo generalizado que implica varios órganos o a un rechazo. Cuando la muerte ocurre inmediatamente después del trasplante, las causas más comunes son complicaciones de tipo artereoscleróticas, y muy raramente por rechazo o infección.

El panorama general es bastante alentador, y de acuerdo a los datos que tenemos en la actualidad, es de suponer que los inmunosupresores existentes y los que puedan aparecer en el mercado logren que la tasa de supervivencia siga creciendo. Por supuesto, nuestro objetivo es que todos los pacientes puedan volver a tener una vida normal.

Cómo se asignan los órganos

Cada país tiene su propio modelo para regular la donación de órganos. En España está organizado por Comunidades Autónomas. Cada una de ellas cuenta con su propia red de captación y de adjudicación; por supuesto que todas las unidades están permanentemente en contacto a través de un Centro Coordinador que distribuye los órganos de la manera más óptima.

Recursos

Organización Nacional de Trasplantes (que depende del Ministerio de Sanidad)
www.msc.es/ont/esp/home.htm

Coordinación y trasplante de la Universidad de Alicante
www.donacion.organos.ud.es

Asociación de Enfermos y Donantes de Órganos para Trasplantes
Información: C/ J. Tous y Ferrer, 6, 2°
07002 Palma de Mallorca
971-282905
971-713620

Bibliografía complementaria

R. Matesanz y B. Miranda, *Coordinación y trasplantes: El Modelo Español,* Ed. Grupo Aula Médica, 1995.

Todo tiene un tiempo bajo el sol. Habrá siempre tiempo de llorar, también de reír, un tiempo para penar y un tiempo para danzar.

Eclesiastés

CAPÍTULO 9

Cáncer de hígado

¿Estás en peligro?

Me quedo aterrorizada tan sólo con oír la parabra «cáncer». Pensé que me iba a morir; tengo cuatro hijos y, sencillamente, estaba paralizada de miedo.

Seis años después de que me diagnosticaran la hepatitis C pesaba 40 kilos. No tenía apetito. Las enzimas hepáticas se habían disparado y los niveles estaban por las nubes. Mi médico me mandó hacer un TAC, y ahí descubrieron que tenía cáncer de hígado. Gracias a Dios, me pusieron inmediatamente en la lista de espera para un trasplante, eso me dio esperanzas.

Después de esperar durante diez meses, me hicieron un trasplante. He recuperado mi peso, ahora peso 55 kilos. Las pruebas relativas al cáncer están bien.

Cada vez que le pregunto a la enfermera qué tal va mi hepatitis C, por suerte sigue respondiéndome que está tranquila, dormida.

¿Ves este bulto aquí en mi abdomen? Lo que sucede es que mi nuevo hígado es demasiado grande para mi cuerpo; pero... no hay problema, uso camisas anchas. ¡Doy gracias por estar viva!

CAROLYN

LA MAYORÍA DE MIS pacientes no saben que la hepatitis C puede causar cáncer de hígado (hepatoma). Sin embargo, antes de asustarte demasiado o de comenzar a preocuparte en vano, considera los siguientes hechos:

1. Sólo una minoría de los pacientes con hepatitis C desarrollan cáncer de hígado.
2. Existen tratamientos efectivos cuando los tumores son detectados en sus estadios tempranos.
3. La aparición del cáncer de hígado está prácticamente restringida a aquellos pacientes que se encuentran en los últimos estadios de una lesión hepática avanzada y que presentan fibrosis.

Por cierto, te estarás preguntando si *tú* estás en peligro. Este capítulo te ofrece información acerca de los factores de riesgo existentes, acerca de cuáles son las señales de advertencia y de cuáles son las pruebas para la detección del cáncer de hígado, y, finalmente, te proporcionará los datos actualizados sobre los tratamientos disponibles.

Concretamente, los temas a tratar son:

- **Panorama general: ¿qué es el cáncer de hígado?**
  Cáncer de hígado primario (hepatoma)
  Cáncer de hígado secundario
  ¿Está creciendo el número de casos de hepatomas?

- **Factores de riesgo más comunes.**
  Estadios de la hepatitis C
  Duración de la infección
  Otras enfermedades hepáticas
  Genotipo viral, nivel ARN viral, cuasiespecies

- **Interferón: ¿reduce el riesgo de cáncer de hígado primario?**

- **Señales de advertencia.**
  Cirrosis
  Deterioro de la función hepática
  Dolor
  Desarrollo de hipertensión portal fulminante
  Otros síntomas

- **Pruebas.**
  Guía para un diagnóstico precoz
  Pruebas en sangre (medición de alfa-fetoproteína)
  Imágenes radiológicas

Pruebas de detección

* **Tratamiento.**
Determinación del estadio del cáncer
Resección hepática
Trasplante
Quimioembolización
Radiación de ondas de alta frecuencia (ablación de tumor por radiofrecuencia)
Inyección de alcohol. Criocirugía
Quimioterapia

* **Resumen.**

PANORAMA GENERAL: ¿QUÉ ES EL CÁNCER DE HÍGADO?

Cáncer de hígado primario (hepatoma)

El cáncer de hígado primario, también conocido como hepatoma o carcinoma hepatocelular, es un tumor maligno que se origina en el hígado. Todos los hepatomas se originan en las células que componen el tejido celular hepático (hepatocitos) y no en las células del tracto biliar, ni en las del tejido fibroso, ni las los vasos sanguíneos ni en las células del tejido adiposo.

Cáncer de hígado secundario

El cáncer de hígado primario o primitivo es una enfermedad de poca incidencia en Estados Unidos. La mayoría de los cánceres migran al hígado pero tienen su punto de origen en otros órganos del cuerpo tales como el colon, los pulmones o las mamas. Llamamos a este tipo de cáncer *cáncer de hígado secundario*. Un cáncer de hígado secundario tiende a aparecer como varias masas diferenciadas en el hígado, mientras que un cáncer de hígado primario se presenta como una masa cancerígena única.

Los médicos distinguen un cáncer de hígado primario o primitivo de uno secundario por medio de imágenes radiológicas del hígado obtenidas por ultrasonografía, TAC o MRT, y también por medio de los resultados de una biopsia del tejido hepático.

El hallazgo de un cáncer secundario de hígado indica que las células cancerosas han viajado desde su ubicación primaria. En estos casos, las posibilidades de supervivencia son pocas, generalmente unos pocos meses.

¿Está creciendo el número de casos de hepatomas?

En el pasado, los casos de cáncer de hígado primarios eran tan excepcionales que solían ser temas de presentación en los simposios médicos. Hoy, el diagnóstico de este tipo de cáncer es mucho más frecuente. El número de pacientes afectados se ha elevado notablemente, en especial entre pacientes con hepatitis C crónica. El Centro para el Control y la Prevención de Enfermedades de Estados Unidos informa que la incidencia de casos de hepatomas ha aumentado de 1,4 a 2,4 por cada 100.000 personas entre los años 1979 y 1995.

En el Estado de Colorado, el número de casos de hepatoma se ha duplicado desde el año 1986 hasta el año 1995. En el año 1988, se presentaron 7 casos de hepatoma ante el Centro de Control de Tumores del Hospital de la Universidad de Colorado, y en el año 1997 el número de casos fue de 27.

Hay estudios que sugieren que este aumento en el número de casos está directamente relacionado con el aumento de la incidencia de la hepatitis C crónica.

FACTORES DE RIESGO MÁS COMUNES

Estadios de la hepatitis C

Uno de los factores más importantes en la predicción de la aparición del cáncer de hígado es la condición histológica del paciente, es decir, el estado de su tejido hepático. Los pacientes no cirróticos tienen un bajo nivel de riesgo, cercano al factor cero. Los pacientes con una cirrosis extensiva, estadio III, tienen un nivel de riesgo intermedio, y aquellos con cirrosis están en la franja de mayor riesgo.

Cinco estudios casuísticos han observado y estimado el riesgo de desarrollar cáncer de hígado en pacientes con cirrosis establecidas a causa de una hepatitis C. La incidencia anual de hepatomas ocupa un rango que va desde un 1,2 por 100 por año, hasta un 9,5 por 100 por año. Los pacientes en estadios tempranos de la cirrosis presentan un porcentaje de riesgo equivalente a 1 por 100 por año, y aquellos con cirrosis avanzada tienen un factor de riesgo cercano al segmento entre 5 por 100 y 10 por 100.

En mi opinión, los pacientes en estadios no cirróticos y que no presenten fibrosis extensiva tienen un factor de riesgo bajo frente a esta complicación y no es necesario que se sometan a pruebas para la detección del cáncer. Por el contrario, los pacientes que tienen cirrosis se encuentran entre los segmentos de riesgo durante toda la vida, y deben someterse a dichas pruebas. Los pacientes cirróticos que desarrollan una descompensación fulminante también deben pasar por las pruebas pertinentes, para poder descartar la presencia de cáncer de hígado. (Véase «Señales de Advertencia» en el capítulo cuatro.)

Duración de la infección

La información y las estadísticas sugieren que el tiempo medio para desarrollar un hepatoma es, aproximadamente, treinta años con posterioridad a la fecha de infección y diez años después del desarrollo de la cirrosis.

Sin embargo, si no tienes cirrosis pero has tenido la hepatitis C durante treinta años, también corres el riesgo de desarrollar un cáncer de hígado. Este último tema no ha sido estudiado exhaustivamente y no se tienen estadísticas fiables que nos digan cuál es el nivel de riesgo que tienen estos pacientes.

Otras enfermedades hepáticas

Cualquier enfermedad hepática que estimule o acelere el desarrollo de la cirrosis es también un factor que aumenta el riesgo de desarrollar un hepatoma.

Las tres causas más comunes que concurren en los casos de pacientes con hepatitis C y que aceleran el proceso son: consumo crónico de alcohol, hepatitis B y hemocromatosis genética.

Existen múltiples estudios que han demostrado, sin lugar a dudas, que el paciente que tiene hepatitis C que consume alcohol está echando gasolina diariamente al fuego de su enfermedad. El consumo diario y sostenido de alcohol está directamente relacionado con la aceleración de la cirrosis, con el aumento del riesgo de padecer cáncer de hígado y con un alto nivel de probabilidades de necesitar un trasplante de hígado.

Los pacientes que tienen hepatitis C y hepatitis B tienen el mismo factor de riesgo que los pacientes que acabamos de mencionar.

La presencia de hemocromatosis, enfermedad hepática genética que causa una excesiva acumulación de hierro en el hígado, incrementa las posibilidades de contraer hepatitis C por lo que también eleva el factor de riesgo de desarrollar cáncer de hígado.

Genotipo viral, nivel ARN viral, cuasiespecies

Los estudios médicos han asociado al genotipo 1b a una mayor duración de la enfermedad, a una actividad mucho más agresiva y a un mayor número de posibilidades de progresar hacia la cirrosis; o sea, hacia la necesidad de un trasplante. Por ello, no es extraño que a este genotipo 1b también se lo asocie con el desarrollo de hepatomas; sin embargo, no se sabe si la presencia de este genotipo es por sí sola un marcador que prediga la presencia de cáncer de hígado.

Los niveles en sangre del VCH-ARN y la diversidad de los virus ARN de la hepatitis C (las cuasiespecies) no parecen estar relacionados con el riesgo de desarrollar un hepatoma.

INTERFERÓN: ¿REDUCE EL RIESGO DE CÁNCER DE HÍGADO PRIMARIO?

Algunos estudios sugieren que el tratamiento con interferón puede reducir el riesgo de desarrollar un hepatoma, incluso en aquellos casos en que el tratamiento no logra erradicar el virus de la hepatitis C ni normalizar el nivel de las enzimas hepáticas del paciente.

Los hallazgos casuísticos de cinco estudios demuestran los siguientes hechos:

1. Una respuesta sostenida al interferón —nivel GOT (ALT) normal y VHC-ARN negativo— puede eliminar el riesgo de hepatomas.

2. Los pacientes tratados con interferón que no han respondido al tratamiento —nivel GOT (ALT) anormal y VHC-ARN positivo— tienen, sin embargo, menos riesgo de desarrollar cáncer de hígado que aquellos pacientes que nunca han sido tratados. De el 3 a 5 por 100 frente al 10 a 38 por 100.

Atención: Los estudios que acabamos de mencionar son retrospectivos y no controlados. Cualquier sesgo en los informes o en el resultado de los tratamientos puede dar la falsa impresión de un efecto positivo del interferón cuando, en realidad, el tratamiento puede haber sido no efectivo.

Para poder obtener respuestas fehacientes a la cuestión que plantea si el tratamiento con interferón puede o no prevenir la aparición de hepatomas en pacientes con hepatitis C será necesario que se hagan más estudios aleatorios y que sus resultados sean contrastados y verificados.

Mientras estabamos escribiendo este libro, el Instituto de la Diabetes y de Enfermedades del Aparato digestivo y del Riñón (National Institute of Diabetes & Digestive & Kidney Diseases) estaba sentando las bases y estableciendo todos los requisitos que deberán cumplir los estudios casuísticos para ser determinantes.

Señales de advertencia

Cirrosis

Muchos pacientes desarrollan cirrosis sin presentar ningún cambio en la sintomatología ni progresión evidente de la enfermedad. Por esta razón, recomiendo que todos los pacientes que presenten fibrosis (estadio III) se sometan a pruebas de detección tales como una ultrasonografía o un estudio de alfa-fetoproteína. La detección del hepatoma a través de estas pruebas puede conducir a un tratamiento más efectivo con mejores resultados.

Deterioro de la función hepática

Un paciente cirrótico estable puede presentar niveles adecuados en sus pruebas hepáticas y, asimismo, llevar una vida plena, mantener un trabajo de todo el día, tener un aceptable nivel de energía y una vida social normal.

Cuando un paciente en estas condiciones desarrolla un hepatoma, sus funciones hepáticas pueden deteriorarse sin ninguna razón aparente. Los signos de deterioro más frecuentes son: aumento de la fatiga, confusión mental (encefalopatía), retención de líquidos (ascitis, edemas) o sangrado gastrointestinal. También es posible que las pruebas hepáticas del paciente se deterioren súbitamente y arrojen elevados niveles de bilirrubina, factores de coagulación bajos, aumento de las enzimas hepáticas y disminución de la albúmina en suero. Algunos pacientes sólo experimentan pérdida de apetito y una inexplicable pérdida de peso corporal.

En el mes de marzo, mi marido comenzó a sentirse cansado. Se hizo un chequeo general, y los resultados mostraron que sus niveles en sangre estaban bien y el escáner del hígado también salió bien.

Ya a mediados de abril, se cansaba mucho si daba dos vueltas a la pista de atletismo; quedaba exhausto y se quejaba de dolor en la espalda así que empezó a tomar unos relajantes musculares.

Una semana más tarde, vomitó sangre sobre el suelo del baño, él decía que era sólo que había mezclado un zumo con la medicación, pero me agaché y vi coágulos de sangre.

Fuimos al hospital y nos dijeron que estaba sufriendo una hemorragia estomacal. Le hicieron un TAC y salió que tenía un cáncer de hígado. Desde esa primera prueba, el tumor ha crecido y tiene más de 20 centímetros. Los médicos dicen que no lo pueden operar porque es demasiado grande, tiene casi el tamaño del hígado.

CLAUDINE

Dolor

Un tumor puede crecer muy rápidamente haciendo que la cápsula que envuelve al hígado se expanda y permitiendo que las células cancerosas invadan los vasos sanguíneos o linfáticos adyacentes. A medida que el hepatoma crece y que incide sobre las estructuras vecinas puede aparecer un dolor cada vez más intenso. Cuando un paciente con cirrosis desarrolla un dolor persistente de intensidad moderada o severa en el cuadrante superior derecho del abdomen, puede tomarse el síntoma como marcador de la presencia de un hepatoma.

Desarrollo de hipertensión portal súbita

El hepatoma es un tumor vascular y a menudo invade las estructuras vasculares tales como vasos o conductos que portan sangre u otros fluidos. Si el tumor penetra en la vena porta puede destruir el conducto en sí o bien causar una obstrucción que bloquee la vena. Una elevación aguda de la presión sobre la vena porta relacionada con una obstrucción, puede resultar en sangrado gastrointestinal (hemorragia varicosa), hinchazón del abdomen (ascitis) o tobillos, empeoramiento de ascitis previas, desarrollo de edemas resistentes a la acción de los diuréticos, confusión mental (encefalopatía) o empeoramiento de una encefalopatía ya existente.

El último deseo de mi marido era poder ver el océano una vez más; también quería despedirse de sus hermanas que viven en California.

La noche anterior a que tuviéramos que coger el vuelo para California, le oí gritar, corrí y vi que estaba vomitando sangre tirado al pie de la escalera.

Cuando fuimos al hospital no pude más, me volví loca y no podía parar de llorar. ¡Le dolía tanto el estómago! Y, sin embargo, no había parado de decir que quería ver a sus hermanas. Esa última semana no dejaba de hablar de Dios; de alguna manera sabía que iba a estar con Dios después de morir. Sus hermanas volaron desde California para despedirse de él; por suerte estaba aún consciente y las pudo reconocer. A la mañana siguiente su mente ya estaba muy confusa. Murió esa noche.

ANNIE

Otros síntomas

A veces los pacientes pueden atribuir la aparición de ciertos síntomas no específicos tales como la fatiga, la pérdida de apetito o la falta de energía a la hepatitis C; sin embargo, es posible que estos síntomas estén asociados a la emergencia de un hepatoma.

A menudo, los pacientes tardan en comunicar al médico la aparición de estos síntomas, y esa misma tardanza puede hacer que un cáncer que podía haber sido tratable se extienda más allá de los límites del hígado y ya no se pueda tratar.

PRUEBAS

Guía para una detección temprana

La comunidad médica aún no ha podido establecer unas pautas fijas acerca de las pruebas de detección de los hepatomas en pacientes con hepatitis C.

Mis comentarios acerca de las pruebas de detección están basados en mi experiencia médica, y tienen el peso de mis propias opiniones acerca de cuál es la aproximación más efectiva y sensata a este problema.

Una vez más, quiero recalcar que la mayoría de los pacientes con hepatitis C no desarrollarán cáncer de hígado primario. Los pacientes no cirróticos parecen tener un riesgo extremadamente bajo; sólo están expuestos a un elevado factor de riesgo aquellos con cirrosis o con fibrosis avanzada, o bien aquellos que han tenido la enfermedad durante más de veinte años. Por ello, recuerda que todos los comentarios aquí vertidos que están relacionados con pruebas de detección de cáncer de hígado van dirigidos a pacientes con fibrosis avanzadas (estadio III) o con cirrosis.

Las dos pruebas utilizadas para detectar el cáncer de hígado son:

1. Pruebas en sangre. Medición seriada de alfa-fetoproteínas.
2. Imágenes radiológicas.

Pruebas en sangre. Medición seriada de alfa-fetoproteínas

Las células de un hepatoma sintetizan una proteína llamada alfa-fetoproteína y la liberan en el torrente sanguíneo.

Una medición que arroje resultados muy altos en el nivel de alfa-fetoproteína (> 500 nanogramos por mililitro) o una elevación sostenida de las alfa-fetoproteínas durante una medición seriada o prolongada (último valor > 150 ng/ml) puede estar indicando el desarrollo de un hepatoma.

Sin embargo, la precisión de esta prueba de alfa-fetoproteína no es mucha y sus resultados deberán leerse con los de otras pruebas adicionales. Estas pruebas suplementarias incluyen: biopsias, tests radiológicos o incluso una incisión quirúrgica (laparotomía).

Para hacer las cosas aún más complejas, entre un 20 y un 30 por 100 de los hepatomas en pacientes con hepatitis C no tienen la capacidad de producir alfa-fetoproteína, por lo que el tumor puede continuar su proceso sin ser detectado por la medición seriada de alfa-fetoproteínas. Para detectar estos tumores, es necesario que el paciente se someta a pruebas de imágenes hepáticas.

Imágenes radiológicas

A pesar de que las Tomografías Axiales Computerizadas (TAC) y las Imágenes por Resonancia Magnética (MRI) son pruebas que resultan un poco más exactas que las anteriores, sus costos son demasiado elevados como para utilizarlas como pruebas de detección. Las pruebas de ultrasonografía, que pueden detectar la mayoría de los hepatomas en sus estadios tempranos, son mucho menos costosas y son la elección más sensata en estos casos.

Como profesional, recomiendo a mis pacientes que se sometan a una medición seriada de alfa-fotoproteínas cada tres meses y a una ultrasonografía del hígado una vez al año.

Pruebas de diagnóstico

Si las pruebas de detección advierten sobre la presencia de una lesión que puede ser cancerosa, los médicos realizarán una biopsia del tumor con la ayuda de un TAC o de una prueba de ultrasonografía.

Cuando una ultrasonografía no es capaz de detectar o de definir el carácter de una lesión, otras pruebas de imagen tales como un TAC, un MRI o una angiografía pueden determinar la existencia de un hepatoma temprano en pacientes que presentan aumento de la alfa-fetoproteína, o un empeoramiento generalizado de su estado de salud.

Tu médico será quien deba decidir qué tipo de prueba es la que más se adapta a las necesidades de tu caso.

TRATAMIENTO

Estadios del cáncer

Para poder determinar cuál es el tratamiento adecuado para cada caso, el médico deberá determinar el estadio del hepatoma. Usualmente, lo hace a través de los hallazgos de imágenes radiológicas, laparoscopías o cirugía abdominal exploratoria.

Estadio I: los pacientes que tienen un único tumor, restringido a un lóbulo del hígado y de menos de dos centímetros de diámetro, son candidatos a la cirugía. El proceso quirúrgico puede ser la resección hepática (quitar el tumor) o el trasplante de hígado.

Estadios II y III: los estadios intermedios del hepatoma suelen representar múltiples nódulos cancerosos, ya sea en uno o en los dos lóbulos del hígado. También es posible que el tumor haya invadido los principales vasos sanguíneos hepáticos.

Los estadios II y III están asociados a peores resultados. La mayoría de los pacientes no puede someterse a una resección hepática, en parte debido a la extensión de las células cancerosas y en parte por el riesgo de precipitar un fallo hepático generalizado debido a la cirrosis subyacente.

Tan sólo un reducido número de pacientes presenta las condiciones necesarias para que el proceso quirúrgico sea posible. Sin embargo, los resultados de los trasplantes son peores cuando el hepatoma está en el estadio II o III que cuando el hepatoma es un tumor restringido y único.

Estadio IV: los pacientes con tumores extendidos, con metástasis más allá de los límites del hígado no son candidatos apropiados para la cirugía de resección, ni para el trasplante, ni para la crioterapia ni la quimioembolización. Estos pacientes son candidatos a un tratamiento estándar de quimioterapia.

Resección hepática

Los resultados que obtienen los cirujanos son mejores cuando el proceso quirúrgico se lleva acabo sobre un paciente no cirrótico, con un único tumor sin metástasis de menos de cinco centímetros de extensión. Estos pacientes tienen la posibilidad de curarse del cáncer y de tener una larga sobrevida después de la resección hepática.

Sin embargo, estas condiciones no son muy frecuentes en el panorama de los hepatomas en pacientes con hepatitis C. Como ya hemos dicho antes, los pacientes más propensos a desarrollar un hepatoma son aquellos han tenido hepatitis C durante más de veinte años y que sufren cirrosis.

Mi mujer ya estaba preparada para la cirugía, pero los médicos le hicieron una biopsia antes de someterla al proceso.

«El otro lado del hígado está necrotizado por la cirrosis –me dijeron– tienes treinta días antes de que se ponga realmente mal.»

Le recomendaron que pusiera en orden sus asuntos (testamentos, visitas a la familia etc.). Ese día sólo tuvo fuerzas para ir al correo y al banco.

Owen

Lamentablemente, cuando el paciente tiene cirrosis las posibilidades de llevar a cabo una resección hepática satisfactoria son muy pocas, ya que el proceso quirúrgico implica quitar de un 25 a un 75 por 100 del tejido hepático.

Un hígado normal puede tolerar esa resección, funcionar adecuadamente con las células que le quedan y regenerarse en un plazo de doce semanas, pero éste no es el caso cuando una persona tiene hepatitis C y cirrosis. La porción de hígado que le queda no puede regenerarse con eficacia y la función hepática resulta gravemente dañada.

Si se le practica una resección hepática masiva a un paciente con cirrosis, el proceso quirúrgico puede desembocar en un fallo hepático. Por esta razón, las resecciones hepáticas están restringidas a pacientes que no presentan evidencia clínica de deterioro bioquímico en sus funciones hepáticas, ni indicios de hipertensión portal.

Trasplante

Los resultados de varios centros médicos coinciden en que los pacientes cirróticos con cáncer de hígado solitario, es decir, con un tumor pequeño y restringido a un solo lóbulo del hígado (estadio I) deben ser considerados como candidatos al trasplante. Los pacientes con tumores múltiples (todos de tamaño menor de dos centímetros) restringidos a un solo lóbulo hepático y sin evidencia de invasión de los vasos sanguíneos (estadio II a) también son candidatos a trasplantes satisfactorios.

Si bien estos dos grupos de pacientes pueden esperar una sobrevida prolongada y libre de tumores, aquellos pacientes que se encuentran en estadios avanzados de hepatoma (estadios III o IV) casi siem-

pre experimentan una recurrencia del tumor al poco tiempo del trasplante y muerte por metástasis.

Incluso en los hepatomas en estadios más favorables el tiempo es
un factor muy importante. La mayoría de los datos que hablan de trasplantes satisfactorios a pacientes con hepatomas son de momentos donde había una gran disponibilidad de órganos para ser trasplantados.
La situación ha cambiado; en Estados Unidos, en diciembre de 1998
había aproximadamente 12.000 personas en lista de espera, y tan sólo
se realizan unos 4.000 trasplantes de hígado al año.

Los pacientes que tienen un hepatoma están en clara desventaja
mientras aguardan un hígado. A medida que pasan los días, el hepatoma crece, se extiende a los órganos vecinos, compromete los vasos
sanguíneos y finalmente, hace que el paciente ya no pueda ser considerado como candidato para recibir un hígado. En un futuro cercano, los pacientes con hepatomas deberán considerar la posibilidad de
trasplantes de donantes vivos (véase capítulo ocho).

En mi opinión, y tomando en cuenta los datos estadísticos disponibles en la actualidad, para el año 2015 habrá entre 30.000 y 45.000
pacientes en las listas de espera en EE.UU. Casi tres cuartos de esos pacientes tendrán hepatitis C y un gran número de ellos podrán desarrollar un hepatoma mientras esperan por un órgano.

Hace cuatro años, mi médico pensaba que yo tenía el hígado con
moratones a causa de todas las biopsias que me habían hecho; pero
después dijo que podía ser un hepatoma. No entendí la palabra, no
me di cuenta que estaba hablando de cáncer.

Cuando me dieron los resultados de la biopsia y era positiva a la
presencia de cáncer, me quedé en blanco, como si se me hubiera ido
toda la sangre a los pies. Tres meses más tarde me hicieron un trasplante.

Mientras estuve en el hospital tenía alucinaciones acerca de la
muerte; veía mi sitio favorito para ir de pesca; un paraje idílico donde el agua corre cristalina entre pastos verdes. Sólo quería estar allí,
tumbado sobre la hierba y dejarme ir, no pelear más, entregarme.

Pero también acababa de reparar mi Harley, y en mi imaginación
me monté en ella y durante dos días devoré kilómetros, solo veía la línea del medio de la carretera. Oía el rugido del motor y podía oler el

perfume de los pinos. Creo que ése fue el punto crítico. A partir de ese momento volví a pelear por mi vida y el cáncer desapareció. ¡Mi querida moto me salvó la vida! ¡Me siento como si hubiera ganado el premio mayor de la lotería!

JACK

Quimioembolización

Este procedimiento no cura el cáncer. Sin embargo, puede ayudar a destruir tumores locales y a reducir la masa de los tumores, al mismo tiempo que brinda un considerable alivio al paciente, y en el caso de un tumor solitario o único, evita que las células se extiendan fuera del hígado y mantiene esta situación hasta que aparezca un donante adecuado.

Mi familia estaba totalmente a favor de que me hicieran un trasplante, pero mi marido empezó a preocuparse tanto por mí que perdió 15 kilos. Se quedó en los huesos.

Me ingresaron en el hospital y me dieron quimioembolización dos veces. Se me cayó todo el pelo. Era una situación bastante aterradora, pero logré llegar hasta el momento del trasplante. Soy muy creyente y mi fe en Dios me ayudó durante todo el proceso; eso y el apoyo de mi familia.

KRISTA

El procedimiento consiste en meter un catéter a través de una arteria que pasa por la ingle (arteria femoral) e ir avanzando hasta llegar a la arteria principal del hígado (arteria hepática). Una vez que se ha llegado al hígado se introduce una solución química, una fórmula especial de quimioterapia que a través del catéter inunda el tumor.

Tanto las células sanas como las cancerígenas reciben esta solución de quimioterapia, pero las células cancerígenas no la excretan. Las células cancerígenas mueren debido a que retienen la quimioterapia por un tiempo prolongado y ésta las destruye.

En ausencia de una resección o de un trasplante, la quimioembolización no es curativa, y el paciente debe tener claro que es muy probable que el tumor recurra. Sin embargo, la quimioembolización de tumores ha sido asociada a tasas de supervivencia más altas y reducción del dolor y de la pérdida de peso. En pacientes candidatos a trasplantes, la quimioembolización puede mantenerlos vivos hasta que se pueda llevar a cabo un trasplante satisfactorio.

Ondas de alta frecuencia. (Ablación de tumor por radiofrecuencia)

Este tratamiento para los hepatomas está aún en fase de estudio. El procedimiento consiste en ubicar las pinzas de un instrumento especial dentro de la masa tumoral; para ello se necesita un TAC que muestre exactamente cómo llegar hasta él. Una vez que las pinzas están en su sitio, el aparato hace que se generen microondas dentro de la masa cancerígena. Las ondas que se generan son de alta frecuencia que destruirán el tumor.

Es importante recordar que aún no se ha probado la efectividad de este procedimiento, ni se ha estudiado lo suficiente como para tener datos de los resultados generales.

Inyección de alcohol. Criocirugía

Estos dos procedimientos están restringidos al tratamiento de hepatomas que no se pueden someter a resección, en pacientes que no pueden recibir un trasplante. El objetivo de estos tratamientos es reducir el tamaño del tumor y aliviar el dolor del paciente.

La inyección requiere la ayuda de un TAC para cerciorarse de que el catéter está correctamente ubicado dentro del tumor. El alcohol puro deshidrata los tejidos causando la muerte inmediata de las células que toca; a su vez inicia un proceso de coagulación dentro del tumor tan intenso que lo destruye.

La criocirugía utiliza un instrumento de fibras ópticas muy flexible (laparoscopio) que lleva una pequeña cánula, y con la guía de un sistema de ultrasonido llega al lugar exacto del tumor. Una vez allí, destruye las células del tumor congelándolas.

Quimioterapia

El hepatoma es uno de los tumores más resistentes a la radiación y a la quimioterapia. Las primeras experiencias con radiación externa observaron que las dosis de radiación requeridas para destruir el tumor eran tan altas que sobrepasaban ampliamente el límite de seguridad. La experiencia clínica demostró que los resultados de la radiación externa en hepatomas son realmente desalentadores. Por estas razones, la radiación se emplea muy pocas veces en el tratamiento de hepatomas.

Hay evidencia médica que sugiere que la quimioterapia puede ser parcialmente efectiva en la reducción del peso tumoral y en la paliación de los síntomas.

RESUMEN

El cáncer de hígado primario o primitivo es una complicación muy grave de la hepatitis C crónica; este tumor pone en serio peligro la vida del paciente. Esta forma de cáncer aparece principalmente en pacientes con cirrosis muy avanzadas.

Los pacientes con puentes de necrosis celular o con cirrosis deben tomar conciencia de que corren un alto riesgo de desarrollar un cáncer de hígado, y que es muy importante que conozcan las señales de advertencia, que se las comuniquen al médico y que éste les prescriba las pruebas de detección de hepatomas.

Los hepatomas en sus primeros estadios son tratables; pero la mayoría de los pacientes que presentan tumores grandes o tumores múltiples no pueden someterse a una resección de hígado ni son candidatos elegibles para un trasplante. Los pacientes cirróticos con hepatomas únicos o pequeños deben ser considerados candidatos para trasplantes urgentes o bien para recibir un trasplante de un donante vivo.

En la actualidad existen varias técnicas que pueden reducir, pero no curar, los tumores inoperables: la quimioembolización, la ablación de tumores por radiofrecuencia, la ablación por la acción del alcohol, la criocirugía y la quimioterapia sistémica.

El cáncer de hígado es un tema que cada vez cobra más importancia para los pacientes de hepatitis C y sus familiares; para los médicos, los cirujanos, los centros de coordinación de trasplantes y para todo el sistema sanitario de cada país en general.

En realidad, los métodos de detección y de tratamientos disponibles en la actualidad son bastante poco efectivos, y sus resultados, desalentadores. Toda la comunidad médica es consciente de la necesidad imperiosa de que surjan nuevas ideas y nuevos tratamientos.

La salud es el bien más preciado.

EMERSON

CAPITULO 10

Infección por VIH/ SIDA
y por hepatitis C

Dos problemas juntos

En 1996, los médicos me suspendieron el tratamiento con AZT y me dieron una triple combinación de fármacos. Mis células T subieron y la carga viral bajó. La enfermera me dijo que si me mantenía apartado de la cocaína y de las otras drogas, probablemente pudiera vivir bastante tiempo.

En esa época se suicidaron dos amigos míos que tenían SIDA. La soledad por la que yo estaba pasando, la muerte de mis amigos y la presencia de mi propia muerte eran demasiado para mi pobre cabeza. Al final, en agosto, descubrí que también tenía hepatitis C. Yo le decía a los médicos que estaba cansado la mayor parte del tiempo y me hicieron las pruebas para la hepatitis, resultado: tengo hepatitis C y hepatitis B.

Lloré y lloré, pero después me puse a leer sobre las distintas clases de hepatitis; ¡ninguna de las que tengo parece muy buena! Otro virus. ¡Ahora ya tengo tres metidos en el cuerpo!

JAY

SI TE ENCUENTRAS peleando contra el SIDA y además descubres que tienes otra infección viral, puedes sentirte desolado por la noticia. Una vez más, es posible que tengas que pasar por todo el ciclo del miedo, de la rabia, de la negación y de la pena. Y esta vez, ya tienes la experiencia de cómo te sientes durante ese ciclo de emociones.

Y también sabes lo que es tener que vivir con un virus peligroso dentro de tu cuerpo.

Hasta hace unos pocos años, la medicina no se esforzaba en tratar la hepatitis C en los pacientes con SIDA, ya que éstos no tenían muchas probabilidades de sobrevivir, y el tratamiento con interferón era particularmente perjudicial para el sistema inmunológico. Sin embargo, los nuevos fármacos que hoy tenemos para tratar el SIDA han traído como resultado que haya un número cada vez mayor de pacientes con SIDA que disfrutan de una supervivencia más larga y que tienen sistemas inmunológicos más fuertes.

A la luz de estos nuevos avances de la ciencia médica, el tratamiento de la hepatitis C en pacientes con SIDA se ha convertido en un tema de suma importancia que está siendo objeto de innumerables estudios.

En este capítulo trataremos los siguientes temas:

- **Panorama general.**
  ¿Qué es el VIH/SIDA?
  ¿Estás en peligro de contraer una doble infección?
  Problemas de las pruebas
  Tendencias registradas en la población en general

- **Tratamientos actuales para la infección por VIH/SIDA.**
  Terapias Activas anti Retrovirus (HAART) *(Highly Active Antiretroviral Therapies)*

- **Coinfección: complicaciones del tratamiento.**
  Efectos de la infección por hepatitis C sobre el VIH
  Efectos de la infección por VIH sobre la hepatitis C

- **¿La coinfección afecta el índice de progresión de la enfermedad hepática?**

- **Terapia antiviral contra la hepatitis C en pacientes que presentan una coinfección (VHC/VIH).**

- **Trasplantes de hígado.**
  Trasplante antes de HAART
  Trasplante después de HAART

- **Resumen.**

PANORAMA GENERAL

¿Qué es el VIH/SIDA?

El virus de la inmunodeficiencia humana (VIH) destruye el sistema inmunitario encargado de pelear contra las enfermedades y las infecciones. Este virus, llamado VIH, infecta los linfocitos (que son las células inmunitarias más importantes del sistema humano) causando el Síndrome de Inmuno Deficiencia Adquirido (SIDA). Un daño grave y persistente del sistema inmunológico puede resultar en una mayor susceptibilidad a desarrollar infecciones y tumores malignos (cánceres).

De acuerdo con Centro para el Control y Prevención de Enfermedades, en el año 1997, en Estados Unidos, una cantidad estimada de 650.000 a 900.000 pacientes vivía con el VIH/SIDA; esta cantidad representa un 0,3 por 100 de la población de ese país. En el ámbito mundial, el número estimado de personas que están infectadas por el VIH/SIDA es de 30,6 millones.

¿Estás en peligro de contraer una doble infección?

Muchas conductas de riesgo que propician el contagio del virus del SIDA también trasmiten el virus de la hepatitis C. Estas conductas son: compartir jeringuillas o utensilios cortantes, recibir transfusiones de sangre contaminada, recibir trasplantes de órganos o haber recibido tratamiento contra la hemofilia antes de que se hubieran establecido las pruebas realmente efectivas. Por todo ello, hay muchos pacientes con SIDA que también están infectados por la hepatitis C. Nos referiremos a esta infección doble como: coinfección VIH/VHC.

De acuerdo a lo que he observado a lo largo de mi experiencia médica, las clínicas de tratamiento contra el SIDA diagnostican con efectividad a la mayoría de pacientes con hepatitis C o con coinfección, ya que los síntomas relacionados con el SIDA se manifiestan antes que los de la hepatitis C.

De hecho, en todos mis años de tratar pacientes con hepatitis C, tan sólo he descubierto dos casos de una coinfección con el virus del SIDA que no había sido detectada con anterioridad.

Soy veterinario. En el año 1996 me sometí a un chequeo de rutina y mi análisis de sangre dio positivo para los VIH. El diagnóstico me abatió por completo; sencillamente, no quise pelear más.

Mis emociones estaban disparadas y sentía una avalancha de preguntas: ¿Dónde voy ahora? ¿Qué voy a hacer ahora? Después, los años fueron pasando. En una ocasión, mi médico sugirió que me pusiese la vacuna contra la hepatitis B; ahí me enteré de que también tenía hepatitis C.

JOEL

¿Cuánta gente con VIH está también infectada con el virus de la hepatitis C? La respuesta a esta pregunta es más complicada de lo que parece, ya que casi toda la información que poseemos está basada en los resultados de las pruebas que detectan los anticuerpos, y no sobre la batería de tests VHC-ARN que detectan la carga viral (véase capítulo dos).

Problemas de las pruebas

Los investigadores han hallado que las pruebas que detectan los anticuerpos para la hepatitis C pueden fluctuar, puede aparecer un resultado de conversión espontánea de la hepatitis C que arroja un resultado negativo cuando antes era positivo.

Aparte de ese problema, también puede ocurrir que las pruebas de anticuerpos den resultados positivos falsos y negativos falsos. Por ejemplo, un paciente puede dar positivo a la prueba de anticuerpos del virus de la hepatitis C y no tener la infección. Si analizamos los resultados de la primer generación de pruebas, veremos que pueden arrojar hasta un 50 por 100 de falsos positivos.

Por estas razones, recomiendo que todos los pacientes que den positivo en las pruebas de anticuerpos del virus VHC confirmen ese diagnóstico por medio de la batería de pruebas VHC-ARN.

A pesar de los problemas mencionados, la información que se desprende de los estudios que citaremos a continuación es útil para poder identificar tendencias en el comportamiento de los virus en la población en general.

Tendencias registradas en la población en general

Dos universidades de América del Norte han publicado los resultados de sendos estudios acerca de la ocurrencia de anticuerpos de la hepatitis C en la sangre de pacientes con un diagnóstico reciente de VIH.

Los hallazgos de la Universidad de Toronto encuentran una incidencia del 8 por 100 en un grupo de 224 pacientes, y los de la Universidad de California en Davis un 7 por 100 en una población del mismo número de individuos.

El riesgo de adquirir una coinfección está relacionado con la forma de contagio del VIH. Los pacientes que adquirieron la infección por vía sanguínea, es decir, por contactos sangre a sangre y no por vías de contagio sexual, tienen más probabilidades de estar coinfectados por el virus de la hepatitis C.

Los pacientes que adquirieron el virus VIH a través del uso intravenoso de sustancias tienen más del 50 por 100 de probabilidades de estar también infectados por el virus de la hepatitis C.

Los pacientes hemofílicos que adquirieron la infección del virus VIH a través de transfusiones con plasma del tipo factor VIII no pasteurizado tienen más de un 70 por 100 de probabilidades de tener hepatitis C.

Estos resultados son asombrosamente elevados cuando los comparamos con el 5 por 100 de incidencia de hepatitis C en varones homosexuales con VIH que no tienen una historia de transfusiones ni de uso intravenoso de sustancias.

> Cuando los médicos me dijeron que tenía el virus del SIDA y que, como mucho, podrían mantenerme vivo por unos cinco años, me aterroricé.
>
> Pensé que muy pronto ya iba a estar muerto y descontrolé por completo. Empecé a beber otra vez después de seis meses de abstinencia total. Supuse que ya no había ninguna diferencia, que todo daba igual.
>
> Bebí, tomé drogas, cualquier cosa que me pudiera anestesiar para no sentir lo que sentía. Supongo que así fue como me contagié la hepatitis C.
>
> CARL

Tratamientos actuales de la infección con VIH/SIDA

El virus del SIDA, o sea, el VIH, es un virus adquirido por rutas de transmisión sanguínea o de transmisión sexual. Este virus fue identificado por primera vez en el año 1983 y es el responsable del SIDA. En Estados Unidos se le dio el nombre de virus linfotrópico de las células T humanas, tipo III, (HTLV-III); se le otorgó ese nombre debido a su conocida asociación con los linfocitos.

El VIH infecta las células del sistema inmunitario (linfocitos), y éstas se convierten en células disfuncionales o en células no funcionales o se mueren. Cualquiera de estas tres respuestas perjudica seriamente el sistema inmunitario.

Antes de que se hallaran los fármacos con los que hoy contamos, los pacientes sucumbían a infecciones masivas o a enfermedades de tipo autoinmune.

Conozco ya 35 personas que se han muerto de SIDA desde el año 1985 hasta hoy. Cuando empecé el tratamiento con AZT pensé que me quedarían unos dos años de vida. Ése era el período de supervivencia que había visto en mis amigos.

La única cosa que me hacía seguir adelante era que tenía que cuidar a mi amigo Jonathon, que se había quedado ciego un mes antes de morir. Fue muy duro.

Bill

Terapias Activas anti Retrovirus (HAART) (Highly Active Antiretroviral Therapies)

Hay dos clases de drogas que alteran sustancialmente el desarrollo de la infección por VIH; éstas son los inhibidores reversos de transcriptasa y los inhibidores de la proteasa.

En la actualidad, la mayoría de los pacientes afectados con VIH se tratan con una combinación que utiliza tres o cuatro drogas, y se pueden obtener resultados altamente satisfactorios.

Siete años después del diagnóstico de la infección por VIH, recibí una llamada telefónica del hospital; la enfermera me dijo que mi recuento de células T era de 160. Tenía SIDA.

Estaba confundido y deprimido, y no pasé las pruebas de memoria. Me hicieron un TAC y se vio que tenía un encogimiento de la masa encefálica. Sin pérdida de tiempo, me pusieron en tratamiento con AZT.

Cuatro años más tarde, empecé el tratamiento intensivo HAART. Las células T aumentaron; pero ahora tengo más miedo de la hepatitis C que del virus del SIDA.

Hace catorce años que soy seropositivo, uno aprende a vivir con eso; pero este asunto de la hepatitis C es nuevo. Otra vez tengo que pasar por estar peleando con un virus del que no se sabe casi nada.

JOHN

¿Cuál es la efectividad de estos tratamientos antirretrovirales? El Dr. Steve C. Johnson, profesor adjunto de Medicina y director del Programa Clínico Hospitalario de VIH/SIDA del Centro de Ciencias de la Salud de la Universidad de Colorado, ha presentado un estudio que cubre los resultados obtenidos durante un período de prueba de tres años[1].

Desde 1995 hasta 1997, el porcentaje de pacientes con SIDA que fueron tratados con terapias intensivas HAART subió de menos de un 10 por 100 a más de un 80 por 100. El ratio de hospitalización por paciente y año, bajó de 6,4 a 1,1 pacientes hospitalizados por paciente-año.

Este descenso en el número de días de hospitalización trae aparejado un descenso en el volumen de gastos y una reducción de costes muy significativa.

La incidencia de las tres infecciones oportunistas principales —infecciones que se desarrollan tan sólo porque el paciente tiene un sistema inmunológico deprimido, y que son la neumonía neumocistítica, la enfermedad microbacteriana aviun y la retinitis citomegalovírica (CMV)— ha descendido drásticamente. Los casos de muerte por in-

---

[1] S. Johnson, A. Hagerman, H. Wing, M. Grodesky, N. Bathurst, P. Romfh, W. Williams, *Effect of Antiretroviral Therapy on Clinical Outcomes and Cost in a University Based HIV/AIDS Program,* Publicados del XII Congreso Mundial sobre SIDA, Ginebra, Suiza, entre el 23 de junio y el 3 de julio de 1998.

252 VIVIR CON HEPATITIS C

fección oportunista o por estadio avanzado de VIH también han descendido de manera drástica: del 15 por 100 de la población clínica en 1994 al 2 por 100 en 1998.

Sin embargo, la hepatitis C y las enfermedades hepáticas en sus últimos estadios, emergen en esta población como causa de enfermedad seria y de muerte. En 1995, la hepatitis C y las enfermedades hepáticas eran la causa de la muerte en tan sólo un 4 por 100 de los casos, pero en 1997 representaban un 14 por 100.

COINFECCIÓN: COMPLICACIONES EN EL TRATAMIENTO

Efectos de la infección con hepatitis C sobre la infección con VIH

El principal efecto de la infección por hepatitis C sobre una infección ya existente por VIH, es muy claro: complica el tratamiento.

En la actualidad, la FDA (organismo que regula la comercialización de fármacos en EE.UU.) ha autorizado la utilización de trece fármacos para el tratamiento de la infección con VIH. Casi todos estos fármacos, pero particularmente los inhibidores de proteasa, son metabolizados por el hígado.

A medida que la enfermedad hepática avanza de hepatitis a cirrosis, el hígado está menos capacitado para metabolizar estos compuestos. Los cambios que se van produciendo en la función hepática hacen que sean necesarios otros cambios en los fármacos o en las dosis de los mismos. No sólo esto, sino que las drogas anti VIH pueden ser muy tóxicas para el hígado. Se han registrado casos en los que el uso de medicación anti VIH ha producido incidencias graves de ictericia, elevación de las enzimas e inclusive, episodios de intoxicación hepática fatal.

Nunca había oído hablar de la hepatitis C antes. Me imaginé que si ya tenía la infección por VIH, qué más daba si contraía la hepatitis C o no.

Tuve que suspender el tratamiento para el SIDA dos veces, las enzimas del hígado se habían disparado. Todo mi cuerpo parecía haberse enloquecido; tenía náuseas constantes y vomitaba varias veces por día.

Al final, descubrieron que tenía una bacteria en el esófago que se había podido desarrollar allí sólo porque no estaba tomando la medicación contra el SIDA.

Resultado: estoy enferma si no tomo la medicación, pero también lo estoy si no la tomo.

ANA

Existe el temor de que estos fármacos puedan acelerar el proceso de la hepatitis C hacia la cirrosis y, por tanto, poner en serio peligro la eficacia de la terapia contra el virus del SIDA, el VIH.

Los investigadores han prestado especial atención a este problema y lo han estudiado en una población de 51 pacientes con enfermedad hepática crónica asociada con el virus de la hepatitis C bajo terapia intensiva HAART.

El uso del tratamiento intensivo HAART se asocia con un aumento de la carga viral VHC-ARN y con una elevación importante de las enzimas hepáticas (GOT AST y GPT ALT) dentro de un período que se extiende de un mes a tres meses después de haber iniciado el tratamiento. Las biopsias hepáticas revelaron una mayor incidencia de daño histológico y de inflamación tisular.

Siete de los pacientes de la población de estudio tuvieron que ser retirados de la terapia intensiva HAART ya que desarrollaron graves signos de fallo hepático. Este efecto se atribuye principalmente a la influencia del tratamiento HAART, ya que en pacientes no sometidos a este tratamiento el número de afectados por un fallo hepático grave fue mucho menor: 4 pacientes de 148.

Sin embargo, la inflamación tisular que se observa durante la aplicación del tratamiento HAART desaparece gradualmente en casi todos los casos dentro de los nueve meses posteriores al tratamiento.

Pese a que se están llevando a cabo varios estudios, es necesaria una experimentación y una casuística mucho mayor para poder sacar conclusiones sobre este tema.

Efectos de la infección por VIH sobre una infección ya existente por hepatitis C

Dado que la infección por el virus de SIDA afecta gravemente al sistema inmunológico del paciente, su presencia dentro del organismo condiciona la respuesta que el cuerpo pueda dar al virus de la hepatitis C y trae aparejados unos niveles más altos de este último virus.

Un estudio realizado en Francia comparó las respuestas de 75 pacientes con hepatitis C con las de otros 75 pacientes que presentaban una coinfección por hepatitis C y por el virus del SIDA. Los pacientes afectados por la coinfección eran más proclives a tener VHC-ARN positivos en sangre; asimismo, los niveles de VHC-ARN eran significativamente más altos.

Sin embargo, los resultados mostraron que el nivel de VHC-ARN no estaba relacionado con el cómputo CD4 (recuento que indica el grado de inmunodeficiencia), ni con el nivel de antígenos p24 (una proteína específica de los VIH) ni con el nivel de VIH-ARN.

En contraste con el anterior, un estudio alemán observó una población de 21 pacientes hemofílicos con hepatitis C y 22 pacientes también hemofílicos pero con una coinfección por virus VIH y VHC.

Los hallazgos de este equipo de investigadores no mostraron ninguna diferencia entre el nivel viral de VHC-ARN de ambos grupos.

Otro estudio europeo examinó retrospectivamente el nivel de VHC-ARN en suero hallado en grupos de hemofílicos infectados con hepatitis C. Aquellos pacientes que posteriormente irían a desarrollar una infección por el virus del SIDA VIH, mostraron un aumento significativo en los niveles de VHC-ARN, correlacionado con una reducción en el cómputo CD4.

Si bien estos hallazgos científicos no son concluyentes, los datos que recogen sugieren que la inmunodeficiencia causada por el VIH puede promover una réplica viral de hepatitis C y, posteriormente a la infección, acelerar la progresión hacia el fallo hepático.

Los efectos del tratamiento intensivo HAART sobre los niveles VHC-ARN no han sido estudiados a fondo y no se cuenta con casuística suficiente; a pesar de ello, es evidente que los inhibidores de la proteasa utilizados para tratar el virus del SIDA-VIH no son efectivos contra el virus de la hepatitis C.

¿LA COINFECCIÓN AFECTA EL ÍNDICE DE PROGRESIÓN DE LA ENFERMEDAD HEPÁTICA?

Hasta ahora, tan sólo unos pocos estudios han examinado la asociación entre la infección por VIH y la aceleración del proceso que lleva al fallo hepático relacionado con la hepatitis C.

Un estudio retrospectivo llevado a cabo en España examinó 547 pacientes que habían adquirido la hepatitis C por vías de contagio sanguíneo; y halló que 116 de estos pacientes eran seropositivos, es decir, estaban coinfectados con el virus del SIDA, el VIH.

Los científicos observaron que los pacientes coinfectados tardaban menos tiempo en desarrollar cirrosis. A diez años de la infección, un 14,9 por 100 de los pacientes coinfectados tenían cirrosis, mientras que sólo había desarrollado cirrosis un 2,6 por 100 de los pacientes infectados sólo con hepatitis C.

Otro estudio en serie, esta vez llevado a cabo por un equipo francés, observó una población de 210 pacientes con hepatitis C de los cuales 60 estaban coinfectados por el VIH. Los resultados de la observación sugieren que la incidencia de la cirrosis en pacientes coinfectados es 3,5 veces más alta que la registrada en pacientes con una infección solitaria de hepatitis C.

Un grupo de investigadores españoles realizó otro estudio en el que se observó la histología hepática de una población formada por pacientes coinfectados y por pacientes con infección solitaria. Estos científicos hallaron que la histología de los pacientes coinfectados presentaba un mayor índice de inflamación severa, y una mayor incidencia de los últimos estadios de la cirrosis.

Ninguno de estos estudios ha sido controlado por un organismo oficial y sus resultados no se han podido extrapolar a una población en general elegida al azar. Por ello, no se sabe a ciencia cierta si la enfermedad hepática es realmente más agresiva en los pacientes afectados por una coinfección.

Sin embargo, los hallazgos de todos los estudios realizados hasta el día de la fecha indican que las enfermedades hepáticas asociadas a la presencia de la hepatitis C pueden acelerar su aparición en pacientes que también son seropositivos. Pese a todo, necesitamos más casuística y más estudios controlados y contrastados.

Terapia antiviral para la hepatitis C en pacientes coinfectados (VHC/VIH)

En el año 1992 aparece la primera experiencia publicada acerca del tratamiento de pacientes con VHC/VIH.

Durante un período de más de seis meses, se realizó un seguimiento de doce pacientes que presentaban esta coinfección; los sujetos tenían niveles anormales de GOT (ALT), eran seropositivos, tenían hepatitis activa crónica y dos de ellos tenían cirrosis. Se trató a los pacientes con una monoterapia de interferón alfa en dosis que iban de uno a cinco millones de unidades, administradas tres veces por semana, durante cuatro o seis meses.

Cuatro pacientes (33 por 100) presentaron una respuesta completa (normalización de los niveles GPT/ALT) durante el tratamiento, pero sólo uno mantenía la respuesta seis meses después del tratamiento.

En 1993, se publicó otro estudio llevado a cabo entre 14 pacientes con coinfección VHC/VIH, uno de ellos cirrótico. Los sujetos fueron tratados con nueve millones de unidades (9 MU) administradas diariamente durante un período de tres meses, y a continuación se les administraron nueve millones de unidades (9 MU) tres veces por semana durante un período de tres meses, seguido por la administración de tres millones de unidades (3 MU) tres veces por semana durante otros tres meses.

Sólo nueve pacientes completaron el tratamiento, y cinco de esos nueve fueron pacientes con respuesta completa de acuerdo a sus niveles de GPT(ALT). Tres de esos cinco pacientes presentaron niveles virales VHC-ARN negativos, y cuatro de los cinco mantuvieron la respuesta una vez que se hubo suspendido el tratamiento.

De todos los estudios publicados hasta la fecha, el que estudió una población mayor fue el que observó el comportamiento de 119 pacientes. De ellos, 90 eran seropositivos (VIH positivo) y 29 seronegativos (VIH negativo). Todos ellos fueron tratados con 5 MU, tres veces a la semana durante tres meses.

Los pacientes que no respondieron al cabo de estos tres meses fueron separados del estudio, y los restantes continuaron la terapia por un período adicional de tres meses a 3 MU tres veces a la semana.

Ochenta pacientes seropositivos y 27 seronegativos completaron el tratamiento. De ellos un 32,5 por 100 y un 37 por 100, respectivamente, dieron negativo al VHC-ARN, al final del tratamiento.

No se describen respuestas sostenidas después del final del tratamiento. Los recuentos de CD4 mayores de 500 y los bajos niveles de VHC-ARN se tomaron como predictores de respuesta al tratamiento en los pacientes coinfectados.

De todo lo observado se puede inferir que la monoterapia con interferón puede provocar en los pacientes que sí están infectados con VIH una respuesta similar a la de los pacientes que no están infectados por VIH.

Los médicos deberán sopesar, por un lado, los beneficios potenciales del tratamiento, y por el otro, los posibles efectos secundarios y la capacidad de cada paciente para tolerar los fármacos. Se necesita un mayor número de estudios para poder definir en forma precisa y fiable el papel de la monoterapia con interferón en el tratamiento de estos pacientes.

La doctora Mary Bessesen, de la Clínica de Enfermedades Infecciosas del Centro Médico de Denver, nos dice: «Antes del año 1995 eramos muy pesimistas acerca de los resultados de tratar a los pacientes seropositivos contra el virus de la hepatitis C, sin embargo, ahora que disponemos de tratamientos efectivos contra el virus del SIDA-VIH podemos ser más optimistas. Desde un punto de vista científico, las lecciones aprendidas de la investigación del VIH, son muy útiles en el estudio del virus de la hepatitis C. Sin ir más lejos, recordemos que la batería de tests que mide la carga viral RCP, se desarrolló a partir de una investigación del virus de inmunodeficiencia adquirida.»

¿Cuál es el panorama actual? ¿Podemos ser optimistas en cuanto al tratamiento de los pacientes coinfectados? En la actualidad se están llevando a cabo muchos estudios para determinar si el tratamiento combinado de ribavirina e interferón podrá mejorar el índice de erradicación de los virus de la hepatitis C en sangre.

Otras posibilidades incluyen una terapia basada en el interferón pegilado (forma de interferón de acción prolongada y sostenida), alfa-thymosin-1, inhibidores de la proteasa específicos para el VIH, inhibidores de la helicasa específicos del VHC y otros fármacos aún en estudio (véanse capítulos 7 y 12).

Tu médico podrá informarte acerca de la posibilidad de participar como sujeto de estos campos de investigación, que estudian las posibles nuevas terapias.

> Los médicos me dijeron que si no me mantenía totalmente apartado de las drogas y el alcohol, la hepatitis C me mataría. Me puse a leer sobre esta enfermedad y me enteré de que están haciendo un estudio para determinar la efectividad de una nueva terapia basada en interferón y ribavirina. Me gustaría participar como sujeto de investigación, pero aún no me han contestado nada.
>
> En realidad es como si estuviera en el limbo, esperando y esperando y, la verdad, eso no me gusta.
>
> STEVE

TRASPLANTES DE HÍGADO

Trasplante antes del HAART

Antes de la aparición de la terapia intensiva, los médicos rehusaban considerar a los pacientes seropositivos como candidatos a un trasplante de hígado por las siguientes razones:

1. Los fármacos inmunosupresores que se utilizan con posterioridad al trasplante para prevenir un rechazo del órgano trasplantado habrían empeorado la condición inmunológica de los pacientes con síndrome de inmunodeficiencia adquirida, incrementando el riesgo de una infección posiblemente fatal y de desarrollar otras enfermedades autoinmunes.
2. Generalmente, los pacientes afectados por el VIH presentan infecciones, enfermedades o cuadros clínicos que descartan la posibilidad de un trasplante.
3. Es muy probable que los pacientes con VIH hubieran muerto a causa de complicaciones por su condición de seropositivos, y

de esta manera se habría desperdiciado un preciado órgano para trasplante.

A pesar de que existían todas estas razones, se realizaron algunos trasplantes de hígado a pacientes infectados por el VIH; los pacientes continuaron sufriendo el síndrome de inmunodeficiencia adquirida después del trasplante, por lo que su salud continuó el deterioro previsto.

La observación de la evolución de estos casos hizo que no se considerara a los pacientes con VIH como posibles candidatos a trasplantes de hígado.

Aún hoy, las recomendaciones de Medicare (el organismo que regula la asistencia médica no oficial en Estados Unidos) consideran que el trasplante de hígado está totalmente contraindicado en pacientes seropositivos.

> Estoy realmente preocupado. Si llego a desarrollar una cirrosis no me harán un trasplante porque tengo SIDA. Será el fin y no habrá ninguna opción.
>
> Los compañeros de mi grupo de apoyo me dicen que vaya día a día, que dé un paso por vez. Lo que primero necesito es una biopsia de hígado y un recuento de carga viral RCP. Los comprendo, pero mi cabeza no deja de ir más allá y me estoy obsesionando.
>
> Lo único que me impulsa a seguir adelante es mi fe en Dios.
>
> RUBÉN

Trasplantes de hígado después de la terapia intensiva HAART

La aparición de la terapia HAART y su aplicación hace que el trasplante pueda ser una opción para un paciente seropositivo. Esta terapia ha sido tan efectiva que, en la actualidad, la expectativa de sobrevida se extiende hasta veinte años cuando hasta hace poco no llegaba a los cinco años.

Los pacientes afectados por una coinfección VHC/VIH pueden permanecer estables en lo referente a complicaciones de su condición de enfermos del síndrome de inmunodeficiencia adquirida, pero el riesgo de sufrir un fallo hepático, enfermedades hepáticas y de necesitar un trasplante de hígado no ha disminuido con esta terapia.

En el Centro de Ciencias de la Salud de la Universidad de Colorado, las muertes de los pacientes afectados de VIH, durante el año 1997, se debieron tanto a hepatitis y enfermedades hepáticas en estadios terminales como a infecciones oportunistas e infecciones generalizadas.

De hecho, las muertes debidas a enfermedades hepáticas sobrepasaron en número a aquéllas producidas por estados avanzados de infección por VIH, incluyendo la demencia y otros signos asociados a la aparición del SIDA.

Si bien muchos centros médicos están llevando a cabo trasplantes de hígado en pacientes con VIH, la comunidad médica en general se muestra bastante reacia a realizar este tipo de operaciones.

RESUMEN

El problema de los pacientes coinfectados por los virus de la hepatitis C y del SIDA es de reciente consideración. Dado que, gracias a las nuevas terapias antivirales, los pacientes afectados por este doble problema VHC/VIH están comenzando a tener unas expectativas de sobrevida muy superiores a las de hace algunos años, ahora se enfrentan a un nuevo reto.

Muchos de ellos tendrán que tomar algún tipo de decisión sobre el tratamiento contra la hepatitis C.

Este tipo de elecciones no es fácil, ya que, por un lado, las terapias contra el virus del SIDA afectan negativamente al hígado, y por el otro, los tratamientos contra la hepatitis C afectan negativamente el sistema inmunitario.

Tengo la esperanza de que los nuevos estudios, los nuevos fármacos y los nuevos campos de investigación puedan darnos más información acerca de ambos virus. Cuando esto suceda, los médicos y los pacientes podrán trabajar en forma conjunta para establecer planes de tratamiento más sensibles a las necesidades de cada paciente; y la ciencia médica podrá ofrecer más opciones a los pacientes afectados por estos dos virus, el virus del síndrome de inmunodeficiencia adquirida y el virus de la hepatitis C.

Un viaje de mil millas comienza por dar el primer paso.

LAO-TSE

CAPITULO 11

Niños con hepatitis C

Un problema que va en aumento

Hace cinco años hice una donación de sangre; al poco tiempo me mandaron una carta diciendo que tenía hepatitis C. Nunca había sentido ningún síntoma; mi médico dice que me debo de haber contagiado por una transfusión que recibí años atrás.

En realidad, no me alarmé hasta que el médico me dijo que había que hacerles las pruebas a mi marido y a mis tres hijos. Mi hija más pequeña, mi niñita de tres años, fue la única que dio positivo en las pruebas. Tenía las enzimas hepáticas un poco altas y la biopsia de hígado mostró que tenía indicios de fibrosis.

Los médicos quieren darle el tratamiento con interferón y yo no sé qué hacer. ¡Es tan pequeña!... Si yo tengo hepatitis, vale, es mi problema y ya me las arreglaré con él, ¡pero ella!...

Es tan difícil tomar una decisión; no sé qué es lo que voy a hacer.

BETSY

CUANDO LOS NIÑOS contraen una infección tan seria como la hepatitis C la enfermedad afecta a toda la familia. Las madres tienen un profundo sentimiento de culpa si saben que le han pasado el virus a sus hijos. Muchos padres y madres que han tenido que cuidar y tomar decisiones importantes durante las graves enfermedades de sus hijos, de pronto se encuentran con que una transfusión, realizada antes de que se analizaran todas las muestras sanguíneas, les ha pasado el virus de la hepatitis C.

Los investigadores están comenzando a estudiar el tratamiento de la hepatitis C en los niños; por ello, la información que tenemos al día de hoy es muy imprecisa. Esta falta de certeza hace que los padres se sientan aún más preocupados.

Como padre, te preocupas acerca de tu familia; y también te preocupas por ti mismo si tienes hepatitis C y estás enfermo.

> No puedo seguir criando a mis hijos y seguir trabajando. A veces me meto en la bañera y dejo salir toda mi rabia. Mis hijos son muy activos, pero yo necesito hacer las cosas más despacio. Es muy difícil criarlos cuando tú tienes hepatitis C y uno de ellos también.
>
> Algunas veces les alquilo una película para poder descansar un rato; me faltan fuerzas y casi no me puedo mover.
>
> Me siento una madre terrible. Siempre había dicho que jamás iba a «aparcar» mis hijos delante del televisor, y ahora tengo que hacerlo.
>
> JANICE

¿Cómo se contagia un niño la hepatitis C Si bien es cierto que algunos niños se contagian cuando su madre le pasa el virus durante el parto (ruta vertical), algunos otros niños han adquirido la hepatitis C al estar expuestos a productos sanguíneos como resultado de tratamientos para cardiopatías congénitas, leucemias, hemofilia, infecciones generalizadas, etc. (Recordemos que estos contagios han tenido lugar cuando la sangre que se utilizaba no era analizada para detectar el virus de la hepatitis C.)

Los adolescentes pueden contagiarse la hepatitis C a través de cualquier contacto sangre a sangre o a través del uso de sustancias por vía intravenosa.

Los niños de esta franja de edad tienen sus propios problemas en lo que se refiere a cuidados y a formas de encarar la vida con hepatitis C. Sin embargo, cuando se trata de un adolescente, los problemas relativos al diagnóstico, al tratamiento, a la progresión de la enfermedad y a los riesgos de un trasplante, son similares a los que presenta un adulto.

Con respecto a la población adulta, hemos cubierto todos estos temas en los capítulos previos; en este capítulo nos dedicaremos a los niños y hablaremos de los siguientes asuntos:

- **Panorama general**

- **¿Tu bebé tiene hepatitis C?**
  Pruebas de detección de anticuerpos
  Pruebas VHC-ARN
  ¿Se puede prevenir la infección?

- **¿Deberías evitar el embarazo o la lactancia materna si tienes hepatitis C?**

- **¿ Tu niño puede participar en actividades normales?**
  Una enfermedad crónica en la familia

- **Desarrollo de la infección en los niños**

- **Tratamiento**

PANORAMA GENERAL

La hepatitis C infantil es un problema sanitario que va en aumento.

El Dr. Ronald J. Sokol, director médico del Centro de Hepatología Pediátrica del Hospital de Niños de Denver, nos dice: «Los casos que estamos diagnosticando en la actualidad son sólo la punta del iceberg. Estamos viendo cuatro o cinco nuevos casos de niños con hepatitis C al mes.»

Debra Smith, enfermera especializada en Hepatología y especialista en Medicina Pediátrica del mismo Hospital, confirma lo dicho por su colega: «Hasta ahora habíamos visto un total de cinco a diez niños; pero en los últimos diez meses hemos visto muchos más pacientes —niños y adolescentes— que en todos los años anteriores. Ahora tenemos 64 niños con hepatitis C.»

Las estadísticas estiman que existe un 0,2 por 100 de niños de menos de doce años, y un 0,4 por 100 de adolescentes entre doce y diecinueve años que padecen hepatitis C crónica.

La mayoría de los casos de transmisión de hepatitis C a los bebés ocurre durante el parto, momento en que el recién nacido está expuesto a mezclar su sangre con la de su madre. A pesar de que la mayor parte de contagios se debe a esta transmisión vertical durante el parto, hay muchos casos en que los infantes se contagian por exposición a sangre o a productos sanguíneos durante sus primeros años de vida.

Una madre con hepatitis C puede trasmitir el virus al recién nacido en el momento del parto; el riesgo de este tipo de transmisión es directamente proporcional a la carga viral VHC-ARN presente en la sangre de la madre en ese momento. Si la madre tiene una coinfección de VIH y de hepatitis C las probabilidades de que el recién nacido se contagie la hepatitis son aún mayores.

Los hallazgos de varios estudios muestran que cuando la madre tiene hepatitis C, los recién nacidos tienen un 6 por 100 de probabilidades de adquirir esta enfermedad. Este factor de riesgo se eleva hasta el 15 por 100 cuando la madre está coinfectada con el virus VIH y el de la hepatitis C.

Esta elevación en el factor de riesgo puede estar relacionada con la mayor concentración de VHC-ARN en sangre que tiene una madre que presente ambas infecciones.

El Ministerio de Salud de los Estados Unidos recomienda que todos los recién nacidos de madres que sufran hepatitis C sean sometidos a pruebas de detección del virus de la hepatitis.

A pesar de que los estudios son aún muy limitados, los datos disponibles indican que el riesgo de adquirir la enfermedad no está relacionado con el tipo de parto. O sea, que el riesgo que corre un recién nacido por parto vaginal es similar al que correría en un parto por cesárea. Considerando que el riesgo es el mismo, no se recomienda establecer el parto por cesárea como método para evitar el contagio madre-hijo.

Hay muy pocos indicios de que la lactancia materna pueda contagiar al bebé.

Por el contrario, en uno de los pocos estudios que existen al respecto, se observó que el número de casos de hepatitis C en niños alimentados con biberón era el mismo que en niños que habían sido amamantados por su madre. La incidencia en ambos grupos fue del 4 por 100. Sin embargo, cuando la madre presenta síntomas evidentes de hepatitis C (ictericia, por ejemplo), el bebé puede estar corriendo un riesgo de contagio mayor.

El Ministerio de Salud Pública de Estados Unidos no indica específicamente que las madres infectadas por el VHC eviten amamantar a sus hijos, pero sí recomienda que cada mujer consulte con su médico y con el pediatra antes de tomar una decisión sobre este asunto.

¿TU BEBÉ TIENE HEPATITIS C?

Pruebas de detección de los anticuerpos

Los anticuerpos de la hepatitis C que están presentes en la sangre de la madre cruzan la barrera placentaria y se pueden detectar en la sangre del bebé. Esta migración de los anticuerpos de la sangre de la madre hacia la sangre del bebé se llama transferencia pasiva, y no significa que el virus en sí mismo haya sido transferido al bebé. Los anticuerpos de la hepatitis C no protegen al recién nacido, el bebé podrá desarrollar la infección o no, independientemente de la presencia de estos anticuerpos en su sangre.

Los anticuerpos adquiridos por transferencia pasiva suelen permanecer en el bebé de tres a seis meses, y nunca más allá del primer año. Si pasados doce meses el bebé da positivo en las pruebas de detección de anticuerpos, lo más probable es que esté contagiado de la hepatitis C.

Pruebas VHC-ARN

Debido a los problemas que existen con las pruebas de detección de anticuerpos, la mayoría de los hepatólogos recomiendan que se realice una medición de la carga viral en la sangre de los infantes por medio de una batería de pruebas VHC-ARN, una prueba cuantitativa RCP (véase capítulo 2). Los resultados de estas pruebas podrán determinar con certeza si el bebé está o no infectado por el VHC.

En la mayoría de los casos, los bebés que hayan sido infectados darán positivo a las pruebas VHC-ARN dentro de un período de dos meses después del nacimiento. Mientras el virus continúe replicándose y persista en la sangre del bebé, las pruebas VHC-ARN seguirán dando resultados positivos.

¿Se puede evitar la infección?

En la actualidad, no contamos con una estrategia antiviral efectiva que evite la infección de los recién nacidos. Si bien el suero inmunoglobulina tiene una alta concentración de anticuerpos contra la hepatitis C, no evita la transmisión de la enfermedad. Hasta ahora, ningún estudio ha investigado el uso preventivo de las terapias antivirales (interferón, etc.).

En mi opinión, no resulta muy sensato exponer a todos los bebés a los riesgos de la terapia con interferón o con gamma globulina, sobre todo teniendo en cuenta que una amplia mayoría de estos bebés no adquirirá la hepatitis C.

Por todas estas razones, la mayoría de los médicos recomiendan controles mínimos para estos bebés. Los requerimientos mínimos indican una medición de anticuerpos a los doce meses del nacimiento. La hepatitis C puede detectarse antes si se realizan las pruebas de carga viral VHC-ARN uno o dos meses después del parto. No se debe utilizar sangre proveniente del cordón umbilical para realizar estas pruebas, ya que ésta podría estar contaminada por la sangre de la madre.

¿Deberías evitar el embarazo o la lactancia materna si tienes hepatitis C?

La decisión de tener un hijo es totalmente personal e individual.

La mayoría de los expertos en este campo opinan que una mujer no debería dejar de tener hijos, si lo desea, porque esté infectada por el virus de la hepatitis C. Si bien es cierto que existe el riesgo potencial de contagiar al bebé, una madre con hepatitis C que goce de un buen estado de salud general tiene un 94 por 100 de probabilidades de tener un niño sano. Sólo un 6 por 100 de los recién nacidos adquirirán la infección, y la hepatitis C será leve en la mayoría de estos casos.

Sin embargo, los padres deben tomar conciencia de que existe un riesgo y de que en la actualidad, no sabemos cuáles pueden ser las consecuencias a largo plazo para un bebé que adquiera la hepatitis C en el momento del parto.

Algunos de estos niños pueden desarrollar la hepatitis C, avanzar hasta la cirrosis con el correr de los años, y puede que incluso necesiten un trasplante de hígado en el futuro. Además, todos estos niños serán portadores crónicos del virus de la hepatitis C y, como tales, corren el riesgo de desarrollar un cáncer de hígado. Sin embargo, recordemos que aún no disponemos de datos ni de información fiable sobre este tema.

Algunos estudios epidemiológicos indican que no se ha podido probar fehacientemente que la lactancia transmita la hepatitis C a los bebés. Sin embargo, cuando una madre presenta síntomas claros de hepatitis C, como puede ser la ictericia, debería abstenerse de amamantar a su hijo, especialmente si los pezones presentan grietas o sangran.

Consulta siempre con tu médico antes de tomar una decisión.

¿TU NIÑO PUEDE PARTICIPAR EN ACTIVIDADES NORMALES?

Como padre, uno de los dilemas a los que te enfrentarás será el de decidir si informas a los otros de la enfermedad de tu hijo o no. Sin embargo, los padres deben informar del estado de salud de sus hijos a la dirección de la escuela o de la guardería, para que éstas sepan qué precauciones tomar en caso de un accidente escolar o de algo tan usual como es una nariz que sangra.

Muy a menudo, el padre o la madre del niño tiene que convertirse en educador sobre la realidad de la hepatitis C. La mayoría de la gente no conoce nada sobre esta enfermedad o la confunde con otras enfermedades de la sangre.

Si sientes que no puedes hacerlo solo, no dudes en pedirle a tu médico o a la enfermera de pediatría que llame a la dirección de la escuela, y que los informe sobre las necesidades de tu hijo en caso de un accidente escolar.

Debra Smith, enfermera pediátrica nos cuenta:

La dirección de la escuela de uno de nuestros pacientes no quería permitir la entrada al niño hasta tanto uno de nuestros médicos no hablase con el médico escolar. Estaban creando un estigma para nuestro pequeño paciente; pero después de que les explicamos todo lo necesario relacionado con la hepatitis C no hubo ningún problema.

Algunas familias no quieren hablar de la infección del niño o de la niña, tienen miedo de lo que la gente pueda pensar; pero es muy importante informar a la escuela o la guardería. ¿Qué pasará si hay un accidente escolar o un raspón? ¿Qué sucederá si un chico empieza a sangrar haciendo algún deporte?

Los centros de control y previsión de enfermedades no aconsejan que el niño sea separado de la escuela si no presenta comportamientos agresivo como morder o arañar.

Otro tema muy importante en el caso de niños con hepatitis C es la imagen corporal. A los niños no les gusta sentirse diferentes.

Algunas veces, e incluso si no tienen ningún síntoma de hepatitis C, los niños pueden pensar que tienen un aspecto diferente al de los demás. Habla con tu hijo; escúchalo y deja que te hable de sus miedos y de sus temores. Después habla tú y haz que se sienta seguro de sí mismo.

¿Preocupada? No, no estoy preocupada. Mi mamá no tiene una hepatitis muy grave.

Cuando mamá o mi hermanita se lastiman, tenemos que usar guantes, pero en general no hablo de eso.

Algunas veces pasa algo y tienes que explicarles a los otros qué es la hepatitis. Cuando los otros niños se ponen a hablar de enfermedades, les digo que la hepatitis es una enfermedad que a veces te hace daño al hígado. A mi hermanita, por ejemplo, le sucede eso. También les digo que esta enfermedad te puede matar, pero que no ocurre muy a menudo.

Algunas veces, los otros niños me hacen preguntas que no puedo contestar.

HANNAH, nueve años

La hepatitis C no se contagia por contactos casuales, y los chicos portadores del virus pueden desarrollar una actividad normal; esto incluye asistir a clase, jugar, ir a la guardería, al parque, a las actividades extraescolares y a los deportes.

Déjale bien claro a tu hija o a tu hijo que no pueden contagiar a sus compañeros de clase, ni a sus amigos, ni a su familia por medio de estornudos, tos, abrazos o ir de la mano; ni por compartir comida, ni agua, ni los cubiertos; ni a través de ningún otro contacto casual.

Esta enfermedad se trasmite de sangre a sangre, o sea, que se deben limpiar y vendar cuidadosamente todos los raspones y cortes para evitar cualquier contacto con los otros niños. También hay que decirle a los niños que eviten meter el dedo en la boca de otros niños, que no compartan los cepillos de dientes y que, en general, eviten tocar las heridas o raspones de otros niños.

Mi temor más grande es que lo encasillen como el niño enfermo, que digan: «No te acerques a él. Tiene el virus ése.»

Pero, como dice mi madre: «Las cosas suceden como tienen que suceder, y el Buen Dios no te manda nada que no puedas soportar.»

Mi marido y yo siempre le decimos la verdad a los padres de los otros niños, por si sucede algo. En realidad, siempre dicen: «Oh, vale, lo vigilaremos.» No es que no lo inviten más a jugar, lo que nos están diciendo es: «No os preocupéis, nosotros lo cuidaremos mientras está en casa.»

Mi mami siempre le dice a las mamás de los otros chicos qué es lo que tienen que hacer si me corto. Tienen que ponerse guantes y no tocar mi sangre porque tengo hepatitis C.

Todo el mundo en mi familia sabe lo que pasa con mi hija. Cuando estaba en la guardería también lo sabían todas las cuidadoras. Nunca nadie la ha tratado en forma diferente porque tenga la hepatitis C.

Mi hija ha elegido no decírselo a sus amigas. No quiere sentirse como si tuviera la peste. Pero ella sabe que debe tener mucho cuidado con su sangre. Desde el principio le dije que no dejara que nadie, nunca, usara su cepillo de dientes, ni su maquinilla de depilar y que, por otro lado, ella jamás usase los de ninguna otra persona y que se pusiera una tirita o una venda si se cortaba.

Una enfermedad crónica en la familia

¿A quiénes hay que decír que se tiene la enfermedad y cuándo hay que decirlo? Los hermanos de un niño o de una niña enferma pueden estar muy preocupados por la salud de su hermano, pero pueden sentirse muy celosos de toda la atención extra que recibe el enfermo.

Una enfermedad crónica de uno de sus miembros es un peso muy fuerte para cualquier familia. Siempre supone un estrés emocional y económico. Consulta con la asistente social de tu barrio o de tu zona, o con el servicio de atención al paciente de la Seguridad Social; ellos sabrán indicarte qué ayudas puedes recibir y dónde puedes acudir para informarte de los planes de apoyo.

Mi hermano se enfadó muchísimo conmigo cuando le dije que iba a posponer el tratamiento de mi hijo Tommy. Se puso como loco, me sacudió mientras me gritaba: «¡Lo estás matando!» Tommy no tenía ningún síntoma y era un momento muy duro donde había que tomar una decisión muy importante; pero lo peor fue que no contaba ni con el apoyo ni con la comprensión de mi familia.

El hecho de que yo también tenga hepatitis C me ayuda mucho. No sabría cómo ayudar a mi hijita de siete años si no fuese así. Cuando me viene a contar alguna de sus preocupaciones, yo sé exactamente cómo se siente.

Mi hija mayor, Leigh, estaba en párvulos y lo estaba pasando realmente mal. Tenía miedo por su hermana Tammy. Tenía miedo de que le pasara algo malo; lloraba muy a menudo y sufría pesadillas.

Finalmente, empecé a pedir cita al médico para cuando mi hija estuviera en algún otro lado. Los análisis de sangre no eran un gran problema para Tammy, pero mi hija mayor no soportaba la idea de ir al médico con nosotras y ver cómo nos pinchaban a su hermana y a mí. Ahora, mi hija Tammy y yo vamos solas cada vez que nos toca consulta o prueba de sangre.

Cuando era pequeña no podía soportar ver cómo pinchaban a mi hermana para sacarle sangre. Me ponía a llorar, no podía mirar. Me volvía cara a la pared y me echaba a llorar. Mi hermana, que en ese entonces tenía dos años, venía hacia mí y me decía: «No dolió.»

Mi marido tiene que ponerse guantes si le toca ayudarnos a mi hija o a mí cuando sangramos. No le gusta nada y se siente fatal haciéndolo; pero yo le digo: «No pasa nada, sencillamente póntelos, son sólo guantes.»

Como enfermera, me había pinchado muchas veces en el quirófano y en la consulta sin pensar que pudiera pasarme nada. Finalmente, en 1995, me enteré de que tenía hepatitis C. Mi hijo mayor, Andy, ya tenía siete años y nunca había tenido ningún síntoma de hepatitis; pero yo me asusté tanto con la noticia de mi enfermedad que les hice las pruebas a los dos. Las pruebas de Andy dieron positivo.

La noticia fue desoladora, me sentí terriblemente culpable. Si bien es cierto que mi marido nunca me acusó de nada, me ha dicho: «No has tenido el cuidado suficiente en las salas de operaciones.»

Me sentí fatal.

Desarrollo de la infección en los niños

En 1996, las enzimas de Laura se dispararon y llegaron a la franja de los 70. Le hicieron todas las pruebas de detección de la hepatitis C, dio positivo. Este resultado hizo que tuviera que someterse a chequeos constantes. Recuerdo una ocasión en que la pincharon cinco veces en la misma sesión; pero ella chillaba y seguía para adelante. Fue traumático para todos. Después, una enfermera nos comentó que existía este producto que es un anestésico local tópico. Se aplica una capa abundante de esta crema, EMLA®, sobre la vena que van a pinchar y se la deja allí una hora cubierta por una gasa (esta crema, en España, precisa de receta médica y debe prepararse en la farmacia). La verdad, le hace las cosas mucho más fáciles a los niños, en especial a los que tienen miedo de las agujas.

MARY

Después de la biopsia me dolía todo el cuerpo; pero pude mirar muchas películas en el vídeo. Las enfermeras me movían la cama, para arriba y para abajo; me traían pizza, espagueti, *mousse* de chocolate y gominolas.

HALEY, seis años

Aún no sabemos cuál es el curso normal de la evolución de la hepatitis C en niños que adquirieron la infección en forma vertical, de madre a bebe en el momento del parto. También nos es desconocido el porcentaje de niños que desarrollarán complicaciones a largo plazo, tales como cirrosis, fallo hepático o cáncer de hígado. Es posible que más de un 70 por 100 de los recién nacidos infectados sufran una infección persistente por el virus de la hepatitis C. La mayoría de los niños afectados de hepatitis C desarrollarán un curso benigno de la enfermedad, si bien es posible que sus enzimas presenten aumentos moderados.

En menor porcentaje, alrededor de un 15 por 100, otros niños presentarán cuadros de daño hepático más severos, incluyendo ictericias clínicas. Ocasionalmente, un niño podrá presentar una hepatitis C más agresiva y llegar a una fibrosis progresiva.

Un estudio llevado a cabo recientemente ha observado los hallazgos de biopsias de hígado de 74 chicos y 35 chicas con hepatitis C crónica donde todos los pacientes tenían entre cuatro y catorce años. Todos los pacientes eran positivos a las pruebas de los anticuerpos del VHC, todos tenían VHC-ARN en las pruebas de sangre y todos habían tenido un aumento persistente de GPT (ALT) (más de 1,5 más alto de lo normal) durante un período de seis meses previos a la biopsia.

Se compararon los resultados con los de una población de 120 adultos. La mayoría de los niños (85 por 100) habían adquirido la infección a través de exposición a productos sanguíneos contaminados, y sólo un 11 por 100 habían recibido la infección por trasmisión vertical de madre a hijo. Cuando se estudiaron las características citológicas de las biopsias de los niños comparadas con las de los adultos, se halló que los niños presentaban grados de inflamación menores y que sus células hepáticas estaban en estados de deterioro citológico menos avanzados que las de los adultos.

Estos hallazgos implican que la enfermedad progresa más lentamente en los niños que en los adultos. De hecho, ninguna de las biopsias llevadas a cabo a los niños, arrojó resultados de cirrosis. Sin embargo, son necesarios más estudios y más casuística para poder hacer evaluaciones más fiables sobre la evolución de la enfermedad en los pacientes pediátricos.

Tratamiento

No estoy muy convencido acerca del tratamiento con interferón. Supongo que tendré que hacer algunas investigaciones por mi cuenta. ¿Qué pasaría si el tratamiento le ocasionase algunos problemas graves a mi hija en el futuro?

Me siento y pienso: «Si lo hago, podría pasar esto y esto; y si no lo hago podría pasar esto y aquello.» Hago listas con los pros y los contras y... rezo mucho y pido al cielo que me ayude a decidir.

Patricia

Al principio, traté de mantenerlo apartado de todo. Estaba desesperada por la noticia, y necesitaba tiempo para pensar. Después, pensé que un niño de diez años ya podía saber qué era lo que le estaba pasando, que necesitaba tomar parte en las decisiones de la misma manera en que yo lo hago sobre mi propio tratamiento. Nunca lo haría iniciar ningún tratamiento sin contar con su consentimiento.

Cuando conozca las opciones podría decir: «No estoy preparado para esto aún. ¿Podemos pensárnoslo un poco más?» Tener una actitud positiva y estar informado es tener poder de decisión.

IRENE

Aún no se ha definido con presición el papel del tratamiento con interferón en los niños que tienen hepatitis C.

Muchos pacientes pediátricos son asintomáticos, tienen recuentos bajos o normales de GPT (ALT) y presentan un grado de daño hepático muy bajo; al mismo tiempo, las biopsias de hígado de los niños suelen mostrar fibrosis sólo en sus primeros estadios.

Es necesario tener en cuenta que, para un niño, es difícil seguir al pie de la letra las exigencias del tratamiento con interferón. Seguir un estricto calendario de inyecciones y afrontar los efectos secundarios, puede ser un reto muy grande para niños y adolescentes.

La monoterapia con interferón (sólo con interferón) suele ser ligeramente más efectiva en pacientes pediátricos que en adultos, pero en muy pocas ocasiones lleva a una erradicación sostenida del virus.

A pesar de todas estas consideraciones, un niño que sufra un daño hepático grave o que tenga fibrosis debe someterse a tratamiento, si bien los efectos de este tratamiento sobre la progresión de la enfermedad son aún desconocidos.

Los niños deben ser examinados y evaluados clínicamente por un gastroenterólogo pediátrico que tenga suficiente experiencia en el manejo de la terapia con interferón, aplicada a esta población tan especial.

Debido a los resultados insatisfactorios que arrojó el uso de la monoterapia con interferón, los equipos de investigadores se están dedicando a la experimentación y comparación de nuevas combinaciones de fármacos.

Se está estudiando la acción del interferón-alfa-2b más la ribavirina (tratamiento combinado) junto con la monoterapia de interferón-alfa-2b aplicada a pacientes pediátricos. Este estudio se está realizando en Estados Unidos bajo la supervisión del Instituto Nacional de Enfermedades Infecciosas y Alergias (NIANID); el nombre de este estudio es «Estudio controlado de los efectos a largo plazo del trata-

miento combinado de interferón-alfa-2b (IFN) *versus* IFN más ribavirina en pacientes pediátricos con hepatitis C».

Si el tratamiento combinado resulta seguro y efectivo, se habrá
abierto una nueva puerta en la esperanza para el tratamiento de niños
con hepatitis C.

Un niño es alguien que está a mitad de camino entre un adulto y
un televisor.

ANÓNIMO

CAPÍTULO 12

Nuevas tendencias en la investigación

Una esperanza para el futuro

A pesar de que intento centrarme en el presente y disfrutar la vida día a día, paso mucho tiempo preocupándome por el futuro. ¿Lograrán los investigadores perfeccionar a tiempo un inhibidor de la proteasa para mí? ¿Descubrirán alguna técnica para mantener con vida a una persona con una lesión hepática grave? ¿Aparecerá algo, algo que nos pueda salvar, algo como fue la diálisis para los pacientes con insuficiencias o fallos renales?

En mi grupo de apoyo le prestamos mucha atención a cada adelanto científico, a cada pasito que da la ciencia, por pequeño que sea; necesitamos tener alguna esperanza. El futuro se ve esperanzador, pero todos sabemos que la hepatitis C no tiene mucha prensa y que se necesitan muchos estudios y mucho dinero para lograr algo.

Todos podemos hacer algo al respecto; cada uno de nosotros puede hablar con quien tiene a su alrededor y ayudar a que la sociedad tome conciencia del creciente problema de la hepatitis C. Todos podemos contribuir con algo de nuestro dinero o de nuestro tiempo, para que se pueda encontrar una cura para esta enfermedad.

Da mucho miedo saber que tienes un virus circulando en la sangre y que no puedes hacer nada para erradicarlo de tu sistema. La monoterapia con interferón y el tratamiento combinado con interferón y ribavirina funcionan en algunos casos; pero todos nosotros estamos seguros de que hay una cura más efectiva a la vuelta de la esquina. Estamos aguardando un futuro mejor, y tenemos esperanzas de que llegue.

HEDY

*C*OMO HEPATÓLOGO dedicado a la hepatitis C suelo sentirme impotente cuando veo que no tengo las herramientas adecuadas para tratar a mis pacientes. Incluso contando con las mejores terapias antivirales del mercado, la mayoría de los pacientes de hepatitis C de Estados Unidos no responden a los tratamientos.

La investigación científica sobre las terapias antivirales aún está en pañales. Estamos empezando, pero tengo esperanzas de que en los próximos años se puedan ver avances positivos.

La investigación sobre la hepatitis C puede dividirse en dos amplias categorías cuyos resultados a menudo se superponen; estas categorías son: la investigación clínica y la investigación de base.

La investigación clínica se dedica a determinar si las nuevas terapias son efectivas o no. La investigación de base engloba una variedad de estudios sobre la hepatitis C; estos estudios se basan en disciplinas tales como la biología molecular, la biología celular, la criobiología, la fisiología patológica, la farmacología y el trasplante celular hepático; pero no excluyen los aportes de otras ramas de la ciencia.

En este último capítulo de nuestro libro trataremos los siguientes temas:

- **Investigación clínica. Experimentar con drogas nuevas**
  Fases de un estudio clínico
  Voluntarios para nuevos estudios

- **Actualidad en la investigación clínica sobre la hepatitis C.**
  Timosina
  Ribavirina (véase capítulo 7)
  Interferón más ribavirina (véase capítulo 7)
  Interferones de actuación a largo plazo: pegilados
  Terapia de mantenimiento para pacientes que no responden

- **Nuevas terapias potenciales**
  Desarrollo de vacunas
  Inhibidores de la proteasa y de la helicasa
  Terapia genética

- **Investigación básica**
  Virología molecular
  Biología celular
  Criobiología y trasplante de células hepáticas
  Fisiología patológica
  Farmacología
  Hígado bioartificial

- **Recursos económicos para la investigación**

INVESTIGACIÓN CLÍNICA: EXPERIMENTAR CON DROGAS NUEVAS

En Estados Unidos, tanto los laboratorios farmacéuticos como el Instituto Nacional de la Salud y los departamentos de investigación de las grandes universidades deben remitir los resultados de sus campos de investigación a la Food and Drug Administration (FDA).

Una vez que recibe los datos, la FDA tiene la responsabilidad de analizar, examinar y criticar los estudios, sus métodos y sus hallazgos para determinar si un nuevo tratamiento es seguro y efectivo. Antes de lograr la autorización de la FDA, los estudios son sometidos una y otra vez a exámenes rigurosos que aseguran su eficacia. Una vez que tienen la aprobación de esta FDA, los medicamentos pueden salir al mercado y están disponibles para su uso y aplicación a través de los médicos y hospitales de ese país.

Existe un proceso muy bien definido que deben seguir todos los intentos de evaluar una nueva droga o fármaco. Primero, la droga debe ser probada con animales de laboratorio, y se debe constatar su seguridad y efectividad en animales. Estos primeros estudios sobre animales también ayudan a establecer cuál será la dosis adecuada una vez que se pueda extrapolar el experimento a los seres humanos. Cuando una droga ha pasado la etapa de la experimentación sobre animales y ha obtenido la aprobación de la FDA para que comience su etapa de prueba sobre seres humanos, la investigación atraviesa por tres fases.

Fases de un estudio clínico

Los estudios en fase uno (toxicidad en humanos) suelen trabajar con una población de número reducido; un pequeño número de pacientes o de sujetos sanos a los que se les administran dosis únicas del medicamento en estudio y se observa su reacción. Los sujetos de la investigación son seguidos muy de cerca y se analiza todo tipo de reacción y respuesta, para determinar cualquier posible efecto adverso del fármaco. Los investigadores prestan especial atención a la absorción del medicamento, a su distribución en el cuerpo humano, a su influencia sobre el metabolismo basal y a su propio metabolismo, y finalmente a la eliminación del mismo. Algunas veces, la toxicidad acumulativa de las dosis múltiples se analiza en esta primera fase del estudio.

En la fase dos (establecimiento del dosificación adecuada), los estudios evalúan la respuesta de la enfermedad a la droga cuando se la utiliza en un número mayor de sujetos. Los científicos determinan la efectividad de varias dosis diferentes administradas durante un período prolongado para hallar la «dosis óptima» en seres humanos. En esta fase, cuyo objetivo es establecer la mejor posología posible, los sujetos están sometidos a un seguimiento muy minucioso para observar la más mínima reacción de sus cuerpos a la nueva droga en estudio.

En la fase tres (pruebas pre-clínicas) se tratan cientos o miles de pacientes. Una vez más, se evalúa cuidadosamente la efectividad y la toxicidad del fármaco estudiado. A menudo, los investigadores llevan a cabo estudios comparativos entre las respuestas obtenidas con la medicación experimental y las que se obtienen con otras drogas que ya han sido aprobadas y que están actualmente en uso. El objeto de este estudio comparativo es determinar si la nueva droga representa o no un avance sobre las drogas que ya están disponibles para su uso.

Una vez que se completa esta fase se remiten los resultados la FDA, que los someterá a nuevas pruebas antes de dar su aprobación.

A pesar de que algunas drogas, tales como las destinadas al tratamiento del cáncer, del SIDA y del SLA, están bajo un programa de aprobación rápida por la FDA, el proceso de reevaluación y aprobación suele llevar unos dos años.

La FDA puede aprobar la droga, rechazarla o exigir más estudios. Si la aprueba, se pasa a la fase de pruebas clínicas, seguimiento de los resultados una vez que la droga ha llegado al mercado y ha sido utilizada por la población en general. Esta etapa de la investigación sobre fármacos nuevos suele llevar uno o dos años posteriores al lanzamiento del medicamento, y su objetivo es volver a controlar su efectividad a la vez que se realizan posibles ajustes en la dosificación que determinen la manera óptima de utilizar el nuevo medicamento.

Voluntarios para los estudios

Como es lógico, antes de firmar para participar como voluntario en un estudio el paciente toma su tiempo para leer con sumo cuidado el documento que el laboratorio le envía, su cláusula de consentimiento. Debe cerciorarse de que sabe con certeza con qué frecuencia verá al médico, ya que la frecuencia de las consultas varía mucho de acuerdo a los diferentes estudios. También deberá considerar detenidamente los pros y los contras de cualquier estudio en el que quiera participar como voluntario.

Aspectos positivos:

1. Puede intentar un nuevo tratamiento que no está disponible en el mercado.
2. Lo más seguro es que tenga exámenes médicos muy seguidos y que esté sometido a un seguimiento muy exhaustivo de su caso.
3. Los coordinadores del estudio le mantendrán informado de cualquier cambio en su estado y de cualquier progreso que tenga.
4. La mayoría de los estudios está patrocinado por grandes laboratorios farmacéuticos, o por grandes compañías de investigación y desarrollo o marketing; por ello, lo más probable es que el estudio le salga completamente gratis.
   Sin embargo, esto puede variar de estudio a estudio; tiene que cerciorarse de que ni él ni su compañía aseguradora tendrán que hacer frente a ningún costo del estudio. Algunos estudios ofrecen una compensación económica destinada a cubrir gastos de desplazamiento y de estancia en los distintos hospitales o centros médicos donde se realicen las pruebas.

5. Su participación en el estudio está considerada como información confidencial. Sin embargo, las autoridades de la FDA pueden llegar a pedir los registros de participantes si lo consideran necesario.

6. Se reserva el derecho de retirarse del experimento en el momento en que así lo decida.

Aspectos negativos:

1. Los programas de experimentación con fármacos son muy estrictos. Tendrá que comprometerse durante un determinado tiempo y cumplir el programa de pruebas de seguimiento al pie de la letra.

2. Los ensayos clínicos suelen ser lo que en estadística se llama estudios ciegos. Esto significa que no sabrá si le están dando dosis del medicamento a probar o está recibiendo dosis de placebo. Si ha estado recibiendo placebo, es probable que al final del experimento la compañía farmacéutica le ofrezca el medicamento gratis, siempre y cuando haya terminado el estudio y no se haya retirado a mitad del proceso.

3. Los patrocinadores podrán suspender el estudio en cualquier momento.

4. Puede ser que sufra efectos secundarios de los que no le hayan advertido, porque son nuevos.

5. Tiene que estar dispuesto a revelar toda información acerca de su estado físico y emocional.

6. No conocerá los resultados del estudio, ni siquiera de la fracción en la que has participado, hasta tanto todos y cada uno de los participantes hayan completado el protocolo. Esto podría tardar más de un año desde que comienza a participar en el estudio.

Si no cumple con los requisitos para participar como sujeto voluntario en estudio controlado, aún puede recibir tratamiento con una droga experimental si le aceptan en los llamados protocolos de uso compasivo. En estos casos, los pacientes reciben tratamiento con drogas que aún no han sido aprobadas por la FDA, pero han pasado por todas las fases previas de investigación y han probado su efectividad.

Los médicos pueden facilitar su acceso a estos protocolos de uso compasivo, poniéndose en contacto con los laboratorios que han llevado a cabo la investigación.

ACTUALIDAD EN LA INVESTIGACIÓN CLÍNICA SOBRE LA HEPATITIS C

Los científicos evalúan una y otra vez las terapias disponibles para poder efectuar los ajustes y las correcciones necesarias, y para lograr una optimización en el uso específico de un tratamiento.

Una de las cosas más emocionantes, pero también más frustrantes, de escribir sobre investigación clínica es que para cuando tú estés leyendo este capítulo, los investigadores ya estarán estudiando nuevos tratamientos. En el momento en que estabamos escribiendo este libro, estaban bajo investigación las siguientes drogas:

Timosina

Si se usa sola, la timosina no es eficaz y no logra erradicar la hepatitis C. Un estudio comparó la eficacia de la combinación de timosina más interferón con la del interferón usado solo. La actividad antiviral de la combinación era más potente que la del interferón como medicación única. Esto se demostró ya que los pacientes tratados con la combinación tenían niveles más bajos de virus en sangre durante el curso del tratamiento. Además, más pacientes sometidos al tratamiento combinado tuvieron una respuesta completa (recuento normal de GPT (ALT) al final del tratamiento. Sin embargo, los índices de recurrencia fueron altos en ambos grupos, durante un período de seguimiento que se prolongó por seis meses después del final del tratamiento. Las respuestas sostenidas fueron de un 6 por 100 únicamente.

Ribavirina

Véase capítulo 7.

Interferón más ribavirina

Véase capítulo 7.

Interferones de respuesta a largo plazo, pegilados

Los laboratorios farmacéuticos Roche y Schering-Plough han desarrollado métodos especiales para modificar la molécula parental de interferón reteniendo su efectividad antiviral pero permitiendo, al mismo tiempo, que su liberación dentro del organismo sea más lenta. Éste es un proceso parecido al de las cápsulas de liberación retardada. Estos nuevos interferones de liberación retardada reciben el nombre de pegilados, o sencillamente interferones de liberación retardada[1].

Una de las ventajas de este hallazgo de laboratorio es la capacidad de mantener un efecto antiviral constante y prolongado, al tiempo que se reduce la cantidad de inyecciones necesarias.

Aparte de esta ventaja, la actividad antiviral prolongada que se logra con el uso de los interferones pegilados puede ayudar a que se erradique el virus de la hepatitis C en forma permanente.

En la actualidad, los estudios de comprobación del uso de interferones pegilados como tratamiento único, y como tratamiento combinado con ribavirina, aún se están llevando a cabo; pero los primeros resultados comprobados indican que se observa un aumento en el índice de erradicación del virus.

Terapia de mantenimiento para pacientes que no responden

El Instituto Nacional de Salud de Estados Unidos ha solicitado a los laboratorios que lleven a cabo estudios para desarrollar una terapia destinada a aquellos pacientes que no han respondido a los tratamientos previos.

El objetivo de estos tratamientos destinados a pacientes sin respuesta es el de retardar el proceso evolutivo de la hepatitis C. De esta

---

[1] En el momento de concluirse esta traducción de *Vivir con hepatitis C,* (marzo de 2000), Schering está a punto de comercializar un nuevo interferón pegilado.

manera se podría retrasar la progresión al daño hepático y al cáncer de hígado, y retrasar o reducir la necesidad de un trasplante de hígado.

NUEVAS TERAPIAS POTENCIALES

Desarrollo de vacunas

Hasta el día de hoy, los avances de la investigación científica hacia el logro de una vacuna efectiva contra la hepatitis C han sido pocos y lentos.

Cuando se desarrolló la vacuna contra la hepatitis B, los investigadores sabían que los anticuerpos que atacaban una determinada clase de antígenos de la hepatitis B también protegían contra posteriores infecciones de hepatitis B.

Lamentablemente, no se ha identificado ningún anticuerpo naturalmente protector contra la infección por hepatitis C. Además, la hepatitis C es genéticamente diversa, lo cual hace aún más difícil el desarrollo de una única vacuna que pueda proteger contra todas las formas del virus.

Sin embargo, se han hecho algunos progresos y se sigue trabajando sobre este tema.

Inhibidores de la proteasa y de la helicasa

Recientemente, los laboratorios han podido identificar, aislar y cristalizar las principales enzimas virales: la proteasa y la helicasa del virus del VHC. Las proteasas del VHC son las responsables de convertir las proteínas mayores del VHC en pequeñas proteínas necesarias para la formación y réplica de partículas virales.

La proteasa y la helicasa son esenciales para que el virus de la hepatitis C pueda completar su ciclo vital. Por ello, cualquier droga que pueda desactivar la proteasa y la helicasa del VHC podría inhibir en gran medida la formación de nuevas copias virales y su liberación en sangre.

Mientras estábamos escribiendo este libro, varios laboratorios farmacéuticos estaban utilizando métodos de información cristalográfica para poder diseñar inhibidores específicos.

Quizá una forma efectiva de mantenerse informado sobre los últimos adelantos a este respecto (aparte de las que se aportan en los respectivos centros y organismos de salud) sea consultar las múltiples páginas web que hablan sobre la hepatitis C en Internet. Para acceder a ellas, aunque no seas un experto navegante, sólo tendrás que teclear «hepatitis C» en cualquier buscador de la red (Yahoo, Altavista, Olé, Terra, etc.) y tendrás información actualizada a tu disposición.

Terapia genética

A medida que sabemos más acerca del proceso de reproducción del virus y de la infección por hepatocitos (biología celular) nos vamos acercando a la posibilidad de construir sistemas biológicos que puedan erradicar el virus de la célula.

Un ejemplo de esta novedosa forma de abordar el tratamiento ha sido publicada recientemente por Wu y sus colegas.

Estos investigadores han logrado introducir un gen que produce un ARN específico que inactiva la hepatitis C en un cultivo de células hepáticas. Este ARN se adosa a una determinada sección del gen de la hepatitis C responsable de la producción de proteínas virales y, como resultado, la producción de proteínas virales se ve inhibida y la replicación viral cesa.

Obviamente, éstos son resultados piloto, observados en laboratorio y sobre una pequeña muestra de cultivo de células, y la posibilidad de una aplicación clínica está aún a unos cuantos años de distancia. Sin embargo, estos primeros hallazgos son esperanzadores y apuntan a la posibilidad de que aparezca una terapia genética efectiva en el horizonte de los tratamientos contra la hepatitis C.

INVESTIGACIÓN DE BASE

Virología molecular

Los investigadores han hecho avances asombrosos en el conocimiento del virus de la hepatitis C. En gran parte, esto ha sucedido gracias a la tecnología creada por el nuevo campo científico de la biología molecular, que ha permitido conocer la totalidad del mapa genético del virus de la hepatitis C.

Si bien estos adelantos científicos son asombrosos, aún no disponemos de información básica acerca de las proteínas que produce este virus ni acerca de cómo interaccionan, ni entre ellas ni con las células del organismo huésped.

Los estudios actuales están evaluando los distintos tipos y las diversas propiedades de las proteínas producidas por los genes del virus de la hepatitis C. Es muy probable que estos estudios puedan desvelar el secreto de los mecanismos de la producción de proteínas virales, de la formación viral y de la secreción del virus desde las células del hígado al resto del cuerpo.

Cuando los científicos puedan descifrar los misterios de estos pasos críticos para el mantenimiento de la infección en el cuerpo humano, podrán evitar que el virus continúe reproduciéndose (replicando) y, finalmente, tendremos la llave para erradicar la infección.

La replicación viral es lo que mantiene viva la infección; sin ella, la hepatitis C desaparecería del cuerpo en un determinado período de tiempo.

Los científicos están buscando la manera de diseñar fármacos que puedan detener la replicación viral.

En la actualidad se está investigando el desarrollo de inhibidores específicos de la proteasa y la helicasa del virus de la hepatitis C. En el momento de escribir este libro, ninguna de las investigaciones había alcanzado el estado de estudio clínico. Sin embargo, los inhibidores de la proteasa están en proceso de desarrollo y anticipamos que muchos de ellos serán probados sobre seres humanos en los próximos años.

Estos inhibidores desactivarán las enzimas necesarias para crear las moléculas que forman las partículas virales, y que con posterioridad son secretadas desde el hígado, infectando las células adyacentes. Lo más probable es que tanto los inhibidores como las otras drogas de diseño tengan un impacto fulminante en el tratamiento de la hepatitis C.

Biología celular

A pesar de todo lo que sabemos de los genes de la hepatitis C y de la mayoría de las proteínas que produce, sabemos muy poco de la interacción que tiene lugar entre el virus de la hepatitis C y las células del hígado.

Estamos seguros de que los estudios que se lleven a cabo en el futuro podrán darnos información muy útil para diseñar terapias realmente eficaces; pero hasta el día de hoy hay muchas preguntas sin respuestas preguntas tan significativas como:

- ¿Qué atrae a la hepatitis C hacia el hígado y no hacia otros órganos?
- ¿Cómo se «pega» la hepatitis C a la superficie del hígado y cómo entra en él?
- ¿Cómo sobrevive la hepatitis C dentro del hígado una vez que logra entrar en él?
- ¿Por qué el hígado no puede sencillamente tragar y digerir el virus?
- ¿Cómo son obligados los sistemas celulares del hígado a ayudar en la reproducción del virus?
- ¿Cuál es el código determinante para que las proteínas virales y los genes formen una partícula infecciosa activa?
- ¿Cuáles son los procesos internos del hígado que controlan la secreción de las partículas virales fuera de las células afectadas?

Criobiología y trasplante de células hepáticas

Las técnicas que permiten aislar, cultivar y utilizar células hepáticas en los laboratorios han activado un nuevo campo de trabajo muy propicio para la aplicación de los hallazgos científicos y de las nuevas terapias. Estas técnicas son muy recientes y se han desarrollado a partir de la disponibilidad de bancos de células hepáticas.

En la actualidad es posible congelar y almacenar células hepáticas humanas provenientes de diversos órganos que no han podido ser utilizados en trasplante por ser hígados grasos o por presentar lesiones que dañarían al receptor.

Después de haber sido organizadas en un campo estéril, estas células se pueden almacenar en un medio de criopreservación especializado, y más tarde se pueden descongelar y volver a utilizar.

Estas células descongeladas son infundidas en el hígado de pacientes que presentan fallos hepáticos fulminantes. En algunos casos, esta técnica ha tenido resultados satisfactorios y ha sido posible revertir las complicaciones de un fallo hepático alargando temporalmente la vida del paciente.

Si bien los primeros resultados fueron muy satisfactorios, hasta ahora no se ha podido mantener con vida a ningún paciente con sólo un trasplante de células hepáticas; pero sí les se ha podido alargar la vida para que pudieran llegar a un trasplante.

Sin embargo, el desarrollo de estas técnicas es muy útil, ya que permite aplicar los resultados de las nuevas investigaciones sobre cultivos hepáticos, siempre dentro del laboratorio. Gracias a ellas, los hallazgos de los modernos estudios sobre virología molecular y citobiología de la hepatitis C pueden comprobarse y analizarse una y otra vez sin salir del laboratorio.

Se espera que en un futuro no muy lejano los investigadores puedan definir todo el ciclo vital del virus de la hepatitis C utilizando estos cultivos celulares.

Fisiología patológica

Un rasgo muy interesante de la hepatitis C y de todas las hepatitis víricas en general es que es muy probable que la infección por sí sola no pueda destruir ni dañar las células hepáticas.

En la actualidad no tenemos un conocimiento completo del proceso de aparición del daño hepático ni de la formación de tejido fibroso en el hígado. También tenemos que aceptar que no sabemos mucho acerca del proceso de autorreparación que permite la regeneración del hígado.

Hay muchos laboratorios que están estudiando los posibles efectos de los llamados cofactores sobre los procesos del hígado; estos cofactores podrían influir en el daño hepático, en la fibrosis, en la regeneración celular y en la progresión a la cirrosis.

Estos factores colaterales incluyen la excesiva acumulación de hierro, el estrés y su acción oxidante, la presencia de sales biliares anormales y los mediadores inflamatorios liberados por las células del sistema inmunológico.

Frente a la ausencia de terapias efectivas que erradiquen la hepatitis C, aquellas terapias que puedan modificar los mecanismos básicos del deterioro celular y de la fibrosis podrían reducir el índice de progresión a la cirrosis y la necesidad de un trasplante de hígado, retardan el proceso que lleva al fallo hepático y reducir el índice de muertes por trastornos hepáticos.

Farmacología

Como vemos, es fácil inferir que los futuros tratamientos contra la hepatitis C contarán con fármacos que actúen sobre distintas áreas.

Hemos mencionado los inhibidores de proteasa y de helicasa que se dirigen directamente al virus de la hepatitis C, y esperamos que pronto se puedan desarrollar agentes antivirales que apunten al sistema de formación y secreción de genes o proteínas virales.

Frente a la ausencia de agentes antivirales efectivos, los tratamientos podrían tener que enfocarse hacia los mecanismos generadores de daño hepático. Se podrían utilizar antioxidantes para reducir el riesgo de lesión hepática por oxidación celular; la aplicación de técnicas de flebotomía (sangrías) también podría ayudar a reducir los niveles de hierro almacenados en sangre, y quizá a reducir el daño hepático.

También es posible que asistamos al nacimiento de nuevas drogas específicamente diseñadas para inhibir el proceso de fibrosis hepática.

Lo que es indudable es que a medida que avance nuestro conocimiento en los campos de la virología molecular, la biología celular y la fisiología patológica de la hepatitis C crónica, aparecerán nuevos flancos de ataque contra esta enfermedad.

Hígado bioartificial

Los pacientes que sufren una insuficiencia renal crónica tienen una alternativa al trasplante que también les prolonga la vida: la máquina de diálisis externa. Lamentablemente, los pacientes afectados por insuficiencias hepáticas crónicas no tienen esa alternativa, no existe ninguna máquina de diálisis hepática.

Recientemente, varios laboratorios han comenzado a estudiar la efectividad de los hígados artificiales. Tal como sucede en las máquinas de diálisis, la sangre del paciente pasa a través de un sistema capilar que la filtra y la limpia. La diferencia entre una diálisis estándar y el hígado bioartificial es que lo que se inserta en el sistema capilar son células hepáticas.

Es posible que sea necesario utilizar células hepáticas para que estos hígados bioartificiales puedan funcionar tal como lo hace un hígado normal. En teoría, la presencia de estas células hepáticas funcionales debería ayudar a la desintoxicación de la sangre del paciente. Los investigadores también suponen que estas células hepáticas sintetizarán y secretarán sustancias que podrían entrar en el torrente sanguíneo del paciente y darle mayor apoyo frente a la infección.

Si lo analizamos como un concepto científico, muchos de los aspectos de este hígado artificial son lógicos y tienen sentido funcional. Pero, por otro lado, hemos de aceptar que aún tenemos muchas carencias tecnológicas que limitan el posible éxito de este ingenio. En primer lugar, las células hepáticas sobreviven por un período muy corto y habría que reemplazar los cartuchos que las contienen con mucha frecuencia; en segundo lugar, el costo de esta diálisis es excesivo, y finalmente, la barrera capilar entre el plasma y las células hepáticas es muy grande y no puede reproducir el proceso de intercambio que tiene lugar entre la sangre normal y las células hepáticas en el cuerpo del paciente.

En la actualidad, las máquinas de diálisis hepáticas o hígados artificiales están aún en fase inicial de experimentación.

RECURSOS ECONÓMICOS PARA LA INVESTIGACIÓN

Tengo la esperanza de que estemos entrando en el comienzo de una nueva era en el tratamiento de la hepatitis C, una era donde la investigación científica pueda por fin descubrir un tratamiento efectivo contra esta enfermedad.

Si queremos llegar a una comprensión profunda del funcionamiento y de la forma de tratar a esta devastadora enfermedad, es absolutamente esencial que se realicen muchas más investigaciones en el campo de los mecanismos básicos de la reproducción del virus de la hepatitis C y de su capacidad para infectar las células hepáticas.

A pesar de que últimamente se han incrementado, los fondos destinados a la investigación en el campo de la hepatitis C son absolutamente insuficientes.

De acuerdo a lo expresado por el Dr. Jerome Groopman, en Estados Unidos, en el año 1997, la suma que el presupuesto nacional destinó a la investigación en el campo del virus del SIDA fue de 1.500 millones de dólares, aproximadamente 1.600 dólares por persona infectada; mientras que la cantidad destinada ese mismo año a la investigación en el campo de la hepatitis C fue de 25 millones de dólares, más o menos 6 dólares por persona infectada[2].

Es evidente que los esfuerzos de los pacientes de hepatitis C, de sus amigos y familiares, deben dirigirse a arbitrar todos los medios para que se incremente la dotación económica destinada a la investigación.

Debemos cerrar filas para poder confrontar, definir y erradicar esta seria infección vírica de nuestra sociedad.

En lo que concierne a la observación, la suerte favorece sólo a las mentes que están preparadas.

LOUIS PASTEUR

---

[2] Jerome Groopman, «The Shadow Epidemic», *New Yorker,* número 51, 11 de mayo 1998.

Direcciones de interés

Ante la enfermedad, lo más prioritario es que te dirijas a tu médico o especialista y al centro de salud u hospital correspondiente. Para una información complementaria existe una gran variedad de páginas web en Internet con información acerca de la Hepatitis C (e igualmente sobre el SIDA, la nutrición, etc.). A pesar de que muchas de ellas reúnen información muy valiosa, no podemos, por su extensión, relacionarlas en este libro, aunque para nuestra redacción hemos utilizado información de páginas web de organizaciones oficiales.

AEHC: Asociación de enfermos de hepatitis C.
Músico Peidró, 39, entresuelo, 5º D. 46001. Valencia
Tel.: 607 81 16 17 / 96 351 02 00
E-mail: aehc@sicon.net
www.sicon.net/aehc/aehc.htm

Ministerio de Sanidad y Consumo
Servicio de Información al Ciudadano
Paseo del Prado, 18-20. 28014 Madrid
Tels.: 91 596 10 89/90/91
Fax: 91 596 43 15
www.msc.es
Unidad de Acción Sanitaria
Tel.: 91 596 18 96

Instituto Nacional de la Salud
Alcalá, 56. 28014 Madrid
Tels.: 91 338 00 06/07

Asociación Española para el estudio del Hígado
(Filial de la Sociedad Española de Patología Digestiva)
Francisco Silvela, 69-2° C. 28028 Madrid
Tel.: 91 402 13 53
www.aeeh.org

Información sobre el SIDA y sus tratamientos más actualizados
www.projinf.org/spanish
www.msc.es/sida (del Ministerio de Sanidad, con numerosos en-
laces de las páginas de mayor interés)

Organización Nacional de Trasplantes (Ministerio de Sanidad)
www.msc.es/ont/esp/home.htm

OTRAS ORGANIZACIONES EN ESTADOS UNIDOS

American Liver Foundation (ALF)
1425 Pompton Avenue
Cedar Grove, NJ, 07009-1000
1-800-GO-LIVER (465-4837)
1-888-4-HEP-ABC (443-7222)
www.liverfoundation.org
E-mail: webmail@liverfoundation.org

Hepatitis Foundation International (HFI)
30 Sunrise Terrace
Cedar Grove, NJ, 07009-1423
1-800-891-0707
www.hepfi.org
E-mail: HFI@intac.com

The Hep C Connection
1177Grant Street
Suite 200
Denver, CO, 80303
303-860-0800
Hep C hotline (línea permanente de ayuda) 1-800-522-HEPC
www.hepc-connection.org
E-mail: hepc-connection@worldnet.att.net

The hepatitis C Foundation
1502 Russet Drive
Warminster, PA 18974
215-672-2606
Fax: 215-672-1518-

Latino Organization for Liver Awareness
P.O.Box 842, Throggs Neck Station.
Bronx, NY 10465
1-888-367-LOLA

Bibliografía

CAPÍTULO 1

Alter, H. J.; Purcell, R. H.; Shih, J. W.; Melpolder, J. C.; Houghton, M.; Choo, Q. L., y Kou, G., «Detection of Antibody to Hepatitis C Virus in Prospectively Followed Transfusion Recipients with Acute and Chronic Non-A, Non-B Hepatitis», en *New England Journal of Medicine,* 321: 1494-1500, 1989.

Alter, M. J.; Margolis, H. S.; Krawczynski, K.; Judson, F. N.; Mares, A.; Alexander, W. J.; Hu, P. Y.; Miller, J. K.; Gerber, M. A.; Sampliner, R. E.; Meeks, E. L., y Beach, M. J., «The Natural History of Community-Acquired Hepatitis C in the United States», en *New England Journal of Medicine,* 327: 1899-905, 1992.

American Liver Foundation, *Getting Hip to Hep,* Cedar Grove, American Liver Foundation , 1995.

Bader, Teddy F., *Viral Hepatitis: Practical Evaluation and Treatment,* Seattle, Hogrefe & Huber, 1995.

Charlton, M.; Adjei, P.; Poterucha, J.; Zein, N.; Moore, B.; Therneau, T.; Krom, R., y Wiesner, R., «TT-Virus Infection in North American Blood Donors, Patients With Fulminant Hepatic Failure and Cryptogenic Cirrhosis», en *Hepatology,* 28: 839-842, 1998.

Choo, Q. L.; Kou, G.; Weiner, A. J.; Overby, L. R.; Bradley, D. W., y Houghton, M., «Isolation of a cDNA Clone Derived from a Blood Borne Non-A, Non-B Viral Hepatitis Genome», en *Science,* 244: 359-362, 1989.

Dienstag, J. L., «Hepatitis Non-A, Non-B: C At Last», en *Gastroenterology,* 99: 1177-1180, 1990.

Kou, G.; Choo, Q. L.; Alter, H. J.; Gitnick, G. L.; Redeker, A. G.; Purcell, R. H.; Miyamura, T.; Dienstag, J. L.; Alter, M. J.; Stevens, C. E.; Tegtmeier, G. E.; Bonino, F.; Colombo, M.; Lee, W. S.; Kou, C.; Berger, K.; Shuster, J. R.; Overby, L. R.; Bradley, D. W., y Houghton, M., «An Assay for Circulating Antibodies to a Major Etiologic Virus of Human Non-A, Non-B Hepatitis», en *Science,* 244: 362-364, 1989.

Mandell, G. L.; Bennet, J. E, y Dolin, R., *Principles and Practice of Infectious Diseases,* Vol. 2, Nueva York, Churchill Livingstone, 1995.

National Institutes of Health, «Management of Hepatitis C. NIH Consensus Statement 1997», marzo 24-26, 15 (3): 1-41, 1997.

Radetsky, P., *The Invisible Invaders: Viruses and the Scientists Who Pursue Them,* Boston, Little, Brown and Co, 1994.

Shimizu, Y. K.; Feinstone S. M.; Kohara M.; Purcell, R. H., y Yoshikura, H., «Hepatitis C Virus: Detection of Intracellular Virus Particles by Electron Microscopy», en *Hepatology,* 23: 205-209, febrero 1996.

World Health Organization, «Hepatitis C», en *Weekly Epidemiological Record,* 65-69, 7 marzo 1997.

CAPÍTULO 2

Kato, N.; Yokosuka, O.; Omata, M.; Hosoda, K., y Ohto, M., «Detection of Hepatitis C Virus Ribonucleic Acid in the Serum by Amplification with Polymerase Chain Reaction», en *Journal of Clinical Investigation,* 86: 1764-1767, 1990.

Lau, J. Y. N.; Davis, G. L.; Prescott, L. E.; Maertens, G.; Lindsay, K. L.; Qian, K. P.; Mizokami, M.; Simmonds, P., y Hepatitis Interventional Therapy Group, «Distribution of Hepatitis C Virus Genotypes Determined by Line Probe Assay in Patients with Chronic Hepatitis C Seen at Tertiary Referral Centers in the United States», en *Annals of Internal Medicine,* 124: 868-76, 1996.

McHutchison, J. G.; Person J. L.; Govindarajan, S.; Valinluck, B.; Gore, T.; Lee, S. R.; Nelles, M.; Polito, A.; Chien, D.; DiNello, R.; Quan, S.; Kuo, G., y Redeker, A. G., «Improved Detection of Hepatitis C Virus Antibodies in High-risk Populations», en *Hepatology,* 15: 19-25, 1992.

Ohno, T., y Lau, J. Y. N., «The "Gold-Standard", Accuracy, and the Current Concepts: Hepatitis C Virus Genotype and Viremia», en *Hepatology,* 24: 1312-1315, 1996.

Tedeschi, V., y Seef, L. B., «Diagnostic Tests for Hepatitis C: Where Are We Now?», en *Annals of Internal Medicine,* 123: 383-385, 1995.

Ulrich, P. P.; Romeo, J. M.; Lane, P. K.; Kelly, I.; Daniel, L. J., y Vyas, G. N., «Detection, Semiquantitation, and Genetic Variation in Hepatitis C Virus Sequences Amplified from the Plasma of Blood Donors with Elevate Alanine Aminotransferase», en *Journal of Clinical Investigation,* 86: 1609-1614, 1990.

Yoshioka, K.; Kakumu, S.; Wakita, T.; Ishikawa, T.; Itoh, Y.; Takayanagi, M.; Higashi, Y.; Shibata, M., y Morishima, T., «Detection of Hepatitis C Virus by Polymerase Chain Reaction and Response to Interferon-a Therapy: Relationship to Genotypes of Hepatitis C Virus», en *Hepatology,* 16: 293-299, 1991.

Zein, N. N.; Rakela, J.; Krawitt, E.; Reddy, K. R.; Tominaga, T.; y Persing, D., y the Collaborative Study Group, «Hepatitis C Virus Genotypes in the United States: Epidemiology, Pathogenicity, and Response to Interferon Therapy», en *Annals of Internal Medicine,* 125: 634-640, 1996.

CAPÍTULO 3

Alter, H. J.; Conty-Cantilena, C.; Melpolder, J.; Tan, D.; Van Raden, M.; Herion, D.; Lau, D., y Hoofnagle, J. H., «Hepatitis C in Asymptomatic Blood Donors», en *Hepatology. The National Institutes of Health Consensus Development Conference: Management of Hepatitic C,* 26 (Suppl. 1): 29S-33S, 1997.

Bader T. F., *Viral Hepatitis: Practical Evaluation and Treatment,* Seattle, Hogrefe & Huber, 144-150, 1995.

Benamouzig, R.; Ezratty, V., y Chaussade, S., «Risk for Type C Hepatitis Through Sexual Contact», en *Annals of Internal Medicine,* 113: 638, 1990.

Castrone, L., «Piercing and Tattooing, Body Language of 90s Worries Health Experts», en *Rocky Mountain News,* julio 1996.

Donahue, J. G.; Muñoz, A.; Ness, P. M.; Brown, D. E.; Yawn, D. H.; McAllister, H. A.; Reitz, B. A., y Nelson, K. E., «The Declining Risk of Posttransfusion Hepatitis C Virus Infection», en *New England Journal of Medicine,* 327: 369-73, 1992.

Esteban, J. I.; González, A.; Hernández, J. M.; Viladomiu, L.; Sánchez, C.; López-Talavera, J. C.; Lucea, D.; Martín-Vega, C.; Vidal, X.; Esteban, R., y Guardia, J., «Evaluation of Antibodies to Hepatitis C Virus in a Study of Transfusion-Associated Hepatitis», en *New England Journal of Medicine,* 323: 1107-1112, 1990.

Everhart, J. E.; DiBisceglie, A. M.; Murray, L. M.; Alter, H. J.; Melpolder, J.; Kuo, G., y Hoofnagle, J., «Risk for Non-A, Non-B (Type C) Hepatitis

Through Sexual or Household Contact with Chronic Carriers», en *Annals of Internal Medicine,* 112: 544-545, 1990.

Hollinger, F. B., y Hsiang, J. L., «Community-Acquired Hepatitis C Virus Infection», en *Gastroentelorogy,* 102: 1425-29, 1992.

Hoyos, M.; Sarrión J. V.; Péres-Castellanos, T.; Prieto, M.; Marty, M. L.; Garrigues, V., y Berenguer, J., «Prospective Assessment of Donor Blood Screening for Antibody to Hepatitis B Core Antigen as a Means of Preventing Posttransfusion Non-A, Non-B, Hepatitis», en *Hepatology,* 9: 449-451, 1989.

Keeping Score, Washington, Drug Strategies, 1996.

Kelen G. D.; Green, G. B,; Purcell, R. H.; Chan, D. W.; Qaqish, B. F.; Sivertson, K. T., y Quinn, T. C., «Hepatitis B and Hepatitis C in Emergency Department Patients», en *New England Journal of Medicine,* 326: 1399-404, 1992.

Koff, R. S., «The Low Efficiency of Maternal-Neonatal Transmission of Hepatitis C Virus: How Certain Are We?», en *Annals of Internal Medicine,* 117: 967-969, 1992.

Long, G. E., y Rickman, L. S., «Infectious Complications of Tattoos», en *Clinical Infectious Diseases,* 18: 610-9, 1994.

Mannucci, P. M.; Schimpf, K.; Brettler, B.; Ciavarella, N.; Colombo, M.; Haschke, F.; Lechner, K.; Lusher, J.; Weissbach, G., y the International Study Group, «Low Risk for Hepatitis C in Hemophiliacs Given a High-Purity, Pasteurized Factor VIII Concentrate», en *Annals of Internal Medicine,* 113: 27-32, 1990.

McCashland, T. M.; Wright, T. L.; Donovan, J. P.; Schafer, D. F.; Sorrell, M. F.; Heffron, T. G.; Langnas, A. N.; Fox, I. J.; Shaw, B. W., y Zetterman, R. K., «Low Incidence of Intraspousal Transmission of Hepatitis C Virus after Liver Transplantation», en *Liver Transplantation and Surgery,* 1: 358-361, 1995.

Mitsui, T.; Iwano, K.; Masuko, K.; Yamazaki, C.; Okamoto, H.; Tsuda, F.; Tanaka, T., y Mishiro, S., «Hepatitis C Virus Infection in Medical Personnel After Needlestick Accident», en *Hepatology,* 16: 1109-1114, 1992.

Ohto, H.; Terazawa, S.; Sasaki, N.; Hino, K.; Ishiwata, C.; Kako, M.; Ujiie, N.; Endo, C.; Matsui, A.; Okamoto, H.; Mishiro, S., y the Vertical Transmission of Hepatitis C Virus Collaborative Study Group, «Transmission of Hepatitis C Virus from Mothers to Infants», en *New England Journal of Medicine,* 330: 744-50, 1994.

Pereira, B. J. G.; Milford, E. L.; Kirkman, R. L., y Levey A. S., «Transmission of Hepatitis C Virus by Organ Transplantation», en *New England Journal of Medicine,* 325: 454-60, 1991.

Pereira, B. J. G.; Milford, E. L.; Kirkman, R. L.; Quan, S.; Sayre, K. R.; Johnson, P. J.; Wilber, J. C., y Levey, A. S., «Prevalence of Hepatitis C Virus RNA in Organ Donors positive for Hepatitis C Antibody and in the Recipients of Their Organs», en *New England Journal of Medicine,* 327: 910-5, 1992.

Roth, D.; Fernandez, J. A.; Babischkin, S.; De Martos, A.; Buck, B. E.; Quan, S.; Olson, L.; Burke, G. W.; Nery, J. R.; Esquenazi, V.; Schiff, E. R., y Miller, J., «Detection of Hepatitis C Virus Infection among Cadaver Organ Donors: Evidence for Low Transmission of Disease», en *Annals of Internal Medicine,* 117: 470-475, 1992.

Roudot-Thoraval, F.; Pawlotsky, J.; Thiers, V.; Deforges, L.; Girollet, P.; Guillot, F.; Huraux, C.; Aumont, P., Brechot, C., y Dhumeaux, D., «Lack of Mother-to-infant Transmission of Hepatitis C Virus in Human Immunodeficiency Virus-seronegative Women: A Prospective Study with Hepatitis C Virus RNA Testing», en *Hepatology,* 17: 772-777, 1993.

Rumi, M. G.; Colombo, M.; Gingeri, A., y Mannuci, P. M., «High Prevalence of Antibody to Hepatitis C Virus in Multitransfused Hemophiliacs with Normal Transaminase Levels», en *Annals of Internal Medicine,* 112: 379-380, 1990.

Schiff, E. R., «Hepatitis C Among Health Care Providers: Risk Factors and Possible Prophylaxis», en *Hepatology,* 16: 1300-1301, 1992.

Schreiber, G. B.; Busch, M. P.; Kleinman, S. H., y Korelitz, J. J., del the Retrovirus Epidemiology Donor Study, «The Risk of Transfusion-Transmitted Viral Infections», en *New England Journal of Medicine,* 334: 1685-90, 1996.

Seeff, L. B., y Alter, H. J., «Spousal Transmission of the Hepatitis C Virus?», en *Annals of Internal Medicine,* 120: 807-809, 1994.

Seeff, L. B.; Buskell-Bales, Z.; Wright, E. C.; Durako, S. J.; Alter, F. L.; Iber, F.; Hollinger, F. B.; Gitnick, G.; Knodell, R. G.; Perrillo, R. P.; Stevens, C. E.; Hollingsworth, C. G., y National Heart, Lung, and Blood Institute Study Group, «Long-term Mortality after Transfusion-Associated Non-A, Non-B Hepatitis», en *New England Journal of Medicine,* 327: 1906-11, 1992.

Shakil, A. O.; Conry-Cantilena, C.; Alter, H. J.; Hayashi, P.; Kleiner, D. E.; Tadeschi, V.; Krawczynski, K.; Conjeevaram, H. S.; Sallie, R.; Di Bisceglie,

A. M., y Hepatitis C Study Group, «Volunteer Blood Donors with Antibody to Hepatitis C Virus: Clinical, Biochemical, Virologic, and Histologic Features», en Annals of Internal Medicine, 123: 330-337, 1995.

Tong, M. J.; El-Farra, N. S.; Reikes, A. R., y Co, R. L., «Clinical Outcomes after Transfusion-Associated Hepatitis C», en New England Journal of Medicine, 332: 1463-6, 1995.

U. S. Department of Health and Human Services, Food and Drug Administration, Center for Biologics Evaluation and Research, Supplemental Testing and the Notification of Consignees of Donor Test Results for Antibody to Hepatitis C Virus (anti-HCV), Rockville, Office of Communication, Training and Manufacturers Assistance (HFM-40), Marzo, 1998.

CAPÍTULO 4

Hamilton, E., Mythology, Timeless Tales of Gods and Heroes, Nueva York, Meridian, 1989.

Lyons, A.S., y Petrucelli, J. R., Medicine, An Illustrated History, Nueva York, Harry N. Abrams, 1978.

Neruda, Pablo, Nuevas Odas Elementales, Buenos Aires, Editorial Losada, 1977.

CAPÍTULO 5

Caregaro, L.; Albertino, F.; Amodio, P.; Merkel, C.; Bolognesi, M.; Angeli, P., y Gatta, A., «Malnutrition in Alcoholic and Virus-Related Cirrhosis», en American Journal of Clinical Nutrition, 63: 602-9, 1996.

Cowley, J., «Herbal Warning», en Newsweek, mayo 63, 1996.

Greenwald, John, Herbal Healing, Time, 23 noviembre, 60-69, 1998.

Kurtzweil, Paula, «An FDA Guide to Dietary Supplements», en FDA Consumer, vol. 32, N° 5: 28-35, 1998.

Larrey, D., y Pageaux, F. P., «Hepatotoxicity of Herbal Remedies and Mushrooms», en Seminars in Liver Disease, 15: 183-188, agosto 1995.

Muñoz, S. J., «Nutritional Therapies in Liver Disease», en Seminars in Liver Disease, 11: 278-291, 1991.

Nompleggi, D. J., y Bonkovsky, H. L., «Nutritional Supplementation in

Chronic Liver Disease: An Analytical Review», en *Hepatology,* 19: 518-533, 1994.

Rodes Teixidor, J., *Tratado de Hepatología Clínica,* Masson, Barcelona, 1993,

U. S. Department of Agriculture, U. S. Department of Health and Human Services, *Dietary Guidelines for Americans,* Washington, Fourth Edition, 1995.

CAPÍTULO 6

Spiegel, David, M. D., *Living Beyond Limits,* Nueva York, Random House, 1993.

CAPÍTULO 7

Bacon, B. R.; Farell, G.; Benhamou, J. P.; Hopf, U.; Barcena, R.; Feinman, V.; Rizzello, M.; Wright, T.; Warwick, S.; Horton, J., y Wellferon Study Group, «Lymphoblastoid Interferon Improves Long-term Response to a Six Month Course of Treatment When Compared with Recombinant Interferon Alfa 2b», en *Hepatology,* 22: 152A, 1995.

Bonino, F., y Thiel, Chairmen, H. J., *Fifth International Meeting on Hepatitis C Virus and Related Viruses Molecular Virology and Pathogenesis, Abstract Book,* junio 25-28, Centro Congressi, Palazzo del Cinema, Lungomare Marconi-Lido, Venecia, Italia, 1998.

Bonkovsky, H. L.; Banner, B. F., y Rothman A. L., «Iron and Chronic Viral Hepatitis», en *Hepatology,* 25: 759-767, 1997.

Bortolotti, F.; Giacchino, R.; Vajro, P.; Barbera, C.; Crivellaro, C.; Alberti, A.; Nebbia, G.; Zancan, L.; De Moliner, L.; Bertolini, A.; Balli, F., y Callea, F., «Recombinant Interferon Alfa Therapy in Children with Chronic Hepatitis C», en *Hepatology,* 22: 1623-27, 1995.

Causse, X,; Godinot, H.; Chevallier, M.; Chossegros, P.; Zoulim, F.; Ouzan, D.; Heyraud, J. P.; Fontanes, T.; Albrecht, J.; Meschievitz, C., y Trepo, C., «Comparison of 1 or 3 MU of Interferon Alfa-2b and Placebo in Patients with Chronic Non-A, Non-B Hepatitis», en *Gastroenterology,* 101: 497-502, 1991.

Chemello, L.; Bonetti, P.; Cavallettoi, L.; Talato, F.; Donadon, V.; Casarin, P.; Belussi, F.; Fezza, M.; Noventa, F.; Pontisso, P.; Benvegnu, L.; Casarin, C.;

Alberti, A., y the TriVeneto Viral Hepatitis Group, «Randomized Trial Comparing Three Different Regimens of Alpha-2a-Interferon in Chronic Hepatitis C», en *Hepatology*, 22: 700-706, 1995.

Davis, G. L.; Balart, L. A.; Schiff, E. R.; Lindsay, K.; Bodenheimer, H. C.; Perrillo R. P.; Carey, W.; Jacobson, I. M.; Payne, J.; Dienstag, J. L.; VanThiel, D. H.; Tamburro, C,: Lefkowitch, J.; Albrecht, J.; Meschievitz, C.; Ortego, T.J.; Gibas, A., y the Hepatitis Interventional Therapy Group, «Treatment of Chronic Hepatitis C, with Recombinant Interferon Alfa. A Multicenter Randomized, Controlled Trial», en *New England Journal of Medicine*, 321: 1501-1506, 1989.

Davis, G. L.; Esteban-Mur, R.; Rustgi, V.; Hoefs, J.; Gondon, S.C.; Trepo, C.; Shiffman, M. L.; Zeuzem, S.; Craxi, A.; Ling, M.-H.; Albrecht, J.; por the International Hepatitis Interventional Therapy Group, «Interferon Alfa-2b Alone Or In Combination With Ribavirin For The Treatment of Relapse of Chronic Hepatitis C» en *New England Journal of Medicine*, 339: 1493-9, 1998.

DiBisceglie, A. M.; Martín, P.; Kassianides, C.; Lisker-Melman, M.; Murria, L.; Waggoner, J.; Goodman, Z.; Banks, S. M., y Hoofnagle, J., «Recombinant Interferon Alfa Therapy for Chronic Hepatitis C. A Randomized, Double-blind, Placebo-controlled Trial», en *New England Journal of Medicine*, 321: 1506-1510, 1989.

Diodati, G.; Bonetti, P. K.; Noventa, F.; Casarin, C.; Rugge, M.; Scaccabarozzi, S.; Tagger, A.; Pollice, L.; Tremolada, F.; Davite, C.; Realdi, G., y Ruol, A., «Treatment of Chronic Hepatitis C with Recombinant Human Interferon-a2a: Results of a Randomized Controlled Clinical Trial», en *Hepatology*, 19: 1-5, 1994.

Dusheiko, G. M., y Roberts, J. A., «Treatment of Chronic Type B and C Hepatitis with Interferon Alfa: an Economic Appraisal», en *Hepatology*, 22: 1863-1873, 1995.

Hasan, F.; Jeffers, L. J.; DeMedina. M.; Reddy, K. R.; Parker, T.; Schiff, E. R.; Houghton, M.; Choo, Q., y Kuo, G., «Hepatitis C-associated Hepatocellular Carcinoma», en *Hepatology*, 12: 589-591, 1990.

Hollinger, F.B.; Tong, M. J.; Reddy, K. R.; Lee, W. M.; Pocros, P. J.; Heols, J. C.; Keefee, E.; Heathcore, J. L.; White, H.; Foust, R. T.; Hensen, D. M.; Krawitt, E. L.; Fromm, H.; Black, M.; Klein, M.; Lubina, J.; Manyack, C.; Blatt, L. M., y the Consensus Interferon Study Group Baylor College of Medicine, The Consensus Interferon Study Sites and Amgen Inc., «A

Phase 3 Study for the Treatment of Patients with Chronic Hepatitis C (HCV) Infection with Consensus Interferon (CIFN)», *Hepatology Meeting*, Roma.

Hoofnagle, J. H., y Di Bisceglie, A. M., «The Treatment of Chronic Viral Hepatitis», en *New England Journal of Medicine*, 336: 347-356, 1997.

Hoofnagle, J. H.; Mullen K. D.; Jones, D. B.; Rustgi, V.; DiBisceglie, A.; Peters, M.; Waggoner, J. G.; Park, Y., y Jones, E. A., «Treatment of Chronic Non-A, Non-B Hepatitis with Recombinant Human Alpha Interferon», en *New England Journal of Medicine*, 315: 1575-1578, 1986.

Koff, R. S., y Seeff, L. B., «Economic Modeling of Treatment in Chronic Hepatitis B and Chronic Hepatitis C: Promises and Limitations», en *Hepatology*, 22: 1880-82, 1995.

Lampertico, P.; Rumi. M.; Romeo, R.; Craxi, A.; Soffredini, R.; Biassoni, D., y Colombo, M., «A Multicenter Randomized Controlled Trial of Recombinant Interferon-a(2b) in Patients with Acute Transfusion-associated Hepatitis C», en *Hepatology*, 19: 19-22, 1994.

Liang, T. J., «Combination Therapy for Hepatitis C Infection», en *New England Journal of Medicine*, 339: 1549-50, 1998.

Lindsay, K. L.; Davis, G. L.; Schiff, E. R.; Bodenheimer, H. C.; Balart, L. A.; Dienstag, J. L.; Perillo, R. P.; Tamburro, C. H.; Goff, J. S.; Everson, G. T.; Silva, M.; Katkov, W. N.; Goodman, Z.; Lau, J. Y. N.; Maertens, G.; Gogate, J.; Sanghvi, B.; Albrecht, J., y the Hepatitis Interventional Therapy Group, «Response to Higher Doses of Interferon Alfa-2b I Patients with Chronic Hepatitis C: A Randomised Multicenter Trial», en *Hepatology*, 24: 1034-1040, 1996.

Marcellin, P.; Boyer, N.; Giostra, E.; Degott, C.; Courouc, A. M.; Degos, F.; Coppere, H.; Cales, P.; Couzigou, P. K., y Benhamou, J. P., «Recombinant Human a-Interferon in Patiens with Chronic Non-A, Non-B Hepatitis: a Multicenter Randomized Controlled Trial from France», en *Hepatology*, 13: 393-397, 1991.

Marcellin, P.; Pouteau, M.; Martinot-Peignoux, M.; Degos, F.; Duchatelle, V.; Boyer, N. M.; Lemonnier, C.; Degott, C.; Erlinger, S., y Benhamou, P., «Lack of Benefit of Escalating Dosage of Interferon Alfa in Patients with Chronic Hepatitis C», en *Gastroenterology*, 109: 156-165, 1995.

McHutchinson, J, G.; Gordon, S.C.; Schiff, E. R.; Shiffman, M. L.; Lee, W. M.; Rustgi, V. K.; Goodman, Z. D.; Ling, M-H.; Cort, S., y Albercht, J. K., de the Hepatitis Interventional Therapy Group, «Interferon Alfa-2b Alone

or In Combination With Ribavirin As Initial Treatment For Chronic Hepatitis C», en *New England Journal of Medicine,* 339: 1485-92, 1998.

Niederau, C.; Heintges, T., y Häussinger, D., «Treatment of Chronic NANB
and C Hepatitis with a-Interferon: A Meta-Analysis of Dose and Duration», en *Hepatology,* 22 (4): 153A, 1995.

Poynard, T.; Bedossa, P.; Chevallier, M.; Mathurin, P.; Lemonnier, C.; Trepo, C.;
Couzigou, P.; Payen, J. L.; Sajus, M.; Costa, J. M.; Vadaud, M.; Chaput,
J. C., y the Multicenter Study Group, «A Comparison of Three Inter-
feron Alfa-2b Regimens for the Long-term Treatment of Chronic Non-
A, Non-B Hepatitis», en *New England Journal of Medicine,* 332: 1457-
62, 1995.

Poynard, T.; Leroy, V.; Cohard, M.; Thevenot, T.; Mathurin, P.; Opolon, P., y
Zarski, J. P., «Meta-Analysis of Interferon Randomized Trials in the Treatment of Viral Hepatitis C: Effects of Dose and Duration», en *Hepatology,*
24: 778-789, 1996.

Reichard, O.; Glaumann, H.; Fryden, A.; Norkrans, G.; Schvarcz, R.; Soo-
nerborg, A.; Yun, Z. B., y Weiland, O., «Two Year Biochemical, Virolo-
gical, and Histological Follow-Up in Patients with Chronic Hepatitis C
Responding in a Sustained Fashion to Interferon Alfa-2b Treatment», en
Hepatology, 21: 918-922, 1995.

Ruiz-Moreno, M; Rua, M. J., Castillo, I.; Garcia-Novo, M. D.; Santos, M.;
Navas, S., y Carreno, V., «Treatment of Children with Chronic Hepatitis C
with Recombinant Interferon-a: a Pilot Study», en *Hepatology,* 16: 882-
885, 1992.

Rumi, M.; Ninno, E. D.; Parravicini, M. L.; Romeo, R.; Soffredini, R.; Do-
nato, M. F.; Wilber, J.; Russo, A., y Colombo, M., «A Prospective, Randomized Trial Comparing Lymphoblastoid to Recombinant Interferon
Alfa 2a As Therapy for Chronic Hepatitis C», en *Hepatology,* 24: 1366-
1370, 1996.

Sáez-Royela, F.; Porres, J. C.; Moreno, A.; Castillo, I.; Martínez, G.; Galiana, F.,
y Carreno, V., «High Dose of Recombinant Alpha-interferon or Gamma
interferon for Chronic Hepatitis C: A Randomized, Controlled Trial», en
Hepatology, 13: 327-331, 1991.

Saracco, G.; Bosina, F.; Abate, M. L.; Chiandussi, L.; Gallo, V.; Cerutti, E.; Di
Napoli, A.; Solinas, A.; Deplano, A.; Tocco, A.; Cossu, P.; Dhien, D.; Kuo, G.;
Polito, A.; Weiner, A. J.; Houghton, M.; Verme, G.; Bonino, F., y Rizzet-
to, M., «Long-term Follow-up of Patients with Chronic Hepatitis C Treat-

ed with Different Doses of Interferon-a2b», en *Hepatology,* 18: 1300-1305, 1993.

Schvarcz, R.; Yun, Z. B.; Sonnerborg, A., y Weiland, O., «Combined Treatment with Interferon Alpha-2b and Ribavirin for Chronic Hepatitis C in Patients with a Previous Non-response or Non-sustained Response to Interferon Alone», en *Journal of Medical Virology,* 43: 43-7, 1995.

Serfaty, L.; Chazouilleres, O.; Pawlotsky, J. M.; Andreani, T.; Pellet, C., y Poupon, R., «Interferon Alfa Therapy in Patients with Chronic Hepatitis C and Persistently Normal Aminotransferase Activity», en *Gastroenterology,* 5110: 291-295, 1996.

Shiffman, M. L.; Hofmann, C. M.; Luketic, V.A.; Sanyal, A.J.; Contos, M. J., y Mills, A.S., «Improved Sustained Response Following Treatment of Chronic Hepatitis C by Gradual Reduction in the Interferon Dose», en *Hepatology,* 24: 21-26, 1996.

Simon, D.M.; Gordon, S. C.; Kaplan, M. M.; Koff, R.S.; Regenstein, F.; Everson, G.; Lee, Y. M.; Weiner, F.; Silverman, A.; Plasse, T.; Fedorczyk, D., y Liao, M., «Treatment of Chronic Hepatitis C with Interferon Alfa-n3: A Multicenter, Randomized, Open-Label Trial», en *Hepatology,* 25: 445-448, 1997.

Viladomiu, L.; Genesca, J.; Esteban, J. I.; Allende, H.; González, A.; López-Talavera, J. C.; Esteban, R., y Guardia, J., «Interferon-a in Acute Post-transfusion Hepatitis C: A Randomized, Controlled Trial», en *Hepatology,* 15: 767-769, 1992.

Wolf, G. M.; Petrovic, L. M.; Rojter, S. E.; Wainwright, S.; Villamil, F. G.; Karkov, W. N.; Michieletti, P.; Wanless, I. R.; Stermitz, F. R.; Beck, J. J., y Vierling. J. M., «Acute Hepatitis Associated with the Chinese Herbal Product Jin Bu Huan», en *Annals of Internal Medicine,* 121: 729-735, 1994.

CAPÍTULO 8

Chazouilleres, O.; Kim, M.; Combs, C.; Ferrell, L.; Bacchetti, P.; Roberts, J.; Ascher, N. L.; Neuwald, P.; Wilber, J.; Urdea, M.; Quan, S.; Sánchez-Pescador, R., y Wright, T. L., «Quantitation of Hepatitis C Virus RNA in Liver Transplant Recipients», en *Gastroentelorogy,* 106: 994-999, 1994.

Dienstag, J. L., «The Natural History of Chronic Hepatitis C and What We Should Do About It», en *Gastroenterology,* 112: 651-655, 1997.

Everson, G. T., y Kam, I, «Liver Transplantation: Current Status and Unresolved Controversies», en *Advances in Internal Medicine,* Vol. 42, Londres, Mosby-Year Book, Inc, pp. 505-553, 1996.

Fattovich, G.; Giustina, G.; Degos, F.; Tremolada, F.; Diodati, G.; Almasio, P.; Nevens, F.; Solinas, A.; Mura, D.; Brouwer, J. T.; Thomas, H.; Njapoum, C.; Casarin, C.; Bonetti, P.; Fuschi, P.; Basho, J.; Tocco, A.; Bhalla, A.; Galassini, R.; Noventa, F.; Schalm, S. W., y Realdi, G., «Morbidity and Mortality in Compensated Cirrhosis Type C: A Retrospective Follow-up Study of 384 Patients», en *Gastroenterology,* 112: 463-472, 1997.

Ferrell, L. D.; Wright, T.L.; Roberts, J.; Ascher, N., y Lake, J., «Hepatitis C Viral Infection in Liver Transplant Recipients», en *Hepatology,* 16: 865-876, 1992.

Gane, E. J.; Naoumov, N. V.; Qian, K. P.; Mondelli, M. U.; Maertens, G.; Portmann, B.C.; Lau. J. Y. N., y Williams, R., «A Longitudinal Analysis of Hepatitis C Virus Replication Following Liver Transplantation», en *Gastroenterology,* 110: 167-177, 1996.

Gane, E. J.; Portmann, B. C.; Naoumov, N.; Smith, H. M.; Underhill, J. A.; Donaldson, P.T.; Maertens, G., y Williams, R., «Long-term Outcome of Hepatitis C Infection after Liver Transplantation», en *New England Journal of Medicine,* 334: 815-20, 1996.

CAPÍTULO 9

Di Bisceglie, A. M.; Carithers, R. L., y Gores, G. J., «Hepatocellular Carcinoma», en *Hepatology,* 28: 1161-1165, 1998.

Gordon, Stuart, C.; Nayati, N., y Silverman, A. L., «Clinical Outcome of Hepatitis C as a Function of Mode of Transmission», en *Hepatology,* 28: 562-567, 1998.

Imai, Yasuharu; Kawata, S.; Tamura, S.; Yabuuchi, I.; Noda, S.; Inada, M.; Maeda, Y.; Shirai, Y.; Fukuzaki, T.; Kaji, I.; Ishikawa, H.; Matsuda, Y.; Nishikawa, M.; Seki, K., y Matsuzawa, Y., «Relation of Interferon Therapy and Hepatocellular Carcinoma in Patients with Chronic Hepatitis C», en *Annals of Internal Medicine,* 129: 94-99, 1998.

Schalm, Solko W.; Fattovich, G., y Brouwer, J. T., «Therapy of Hepatitis C: Patients With Cirrhosis», en *Hepatology; The National Institutes of Health Consensus Development Conference: Management of Hepatitis C,* 26 (Suppl 1): 128S-132S, 1997.

Serfaty, Lawrence; Aumaître, H.; Chazouillères, O.; Bonnand, A.; Rosmorduc, O.; Poupon, R.E., y Poupon, R. , «Determinants of Outcome of Compensated Hepatitis C Virus-Related Cirrhosis», en *Hepatology*, 27: 1435-1440, 1998.

CAPÍTULO 10

Abramowicz, M., «Drugs for AIDS and Associated Infections», en *The Medical Letter on Drugs and Therapeutics*, Vol. 37 (Issue 959): 87-94, 1995.

Berger, A.; Depka Prondzinski, M. v.; Doerr, H. W.; Rabenau, H., y Weber, B., «Hepatitis C Plasma Viral Load Is Associated With HCV Genotype But Not With HIV Coinfection», en *Journal of Medical Virology*, 48: 339-343, 1996.

Boyer, N.; Marcellin, P.; Degott, C.; Degos, F.; Saimot, A. G.; Erlinger, S.; Benharnou, J. P., y the Comité des Anti-Viraux, «Recombinant Interferon-alpha for Chronic Hepatitis C in Patients Positive for Antibody to the Human Immunodeficiency Virus», en *The Journal of Infectious Diseases*, 165: 723-726, 1992.

Chamot, E.; Hirchel, B.; Wintsch, J.; Robert, C.F.; Gabriel, V.; Déglon, J. J.; Yerly, S., y Perrin, L., «Loss of Antibodies Against Hepatitis C Virus in HIV-Seropositive Intravenous Drug Users», en *AIDS*, 4: 1275-1277, 1990.

Cribier, B.; Rey, D.; Schmitt, C.; Lang, J. M.; Kirn, A., y Stoll-Keller, F., «High Hepatitis C Viraemia and Impaired Antibody Response in Patients Coinfected with HIV», en *AIDS*, 9, n° 10: 1131-1136, 1995.

Danner, S. A.; Carr, A.; Leonard, J. M.; Lehman, L. M.; Gudiol, F.; Gonzales, J.; Raventos, A.; Rubio, R.; Bouza, E.; Pintado, V.; Aguado, A. G.; De Lornas, J. G.; Delgado, R.; Borleffs, J. C. C.; Hsu, A.; Valdes, J. M.; Boucher, C.A. B., y Cooper, D. A., del the European Australian Collaborative Ritonavir Study Group, «A Short-Term Study of the Safety, Pharmacokinetics, and Efficacy of Ritonavir, an Inhibitor of HIV-1 Protease», en *New England Journal of Medicine*, 333: 1528-33, 1995.

Eyster, M. E.; Diamondstone, L. S.; Lien, J-M.; Ehmann, W. C.; Quan, S., y Goedert, J. J., del the Multicenter Hemophilia Cohort Study, «Natural History of Hepatitis C Virus Infection in Multitransfused Hemophiliacs Effect of Coinfection with HIV», en *Journal of Acquired Immune Deficiency Syndrome*, 602-10, 1993.

Garcia-Samaniego, J.; Soriano, V.; Castilla, J.; Bravo, R.; Moreno, A.; Garbó, J.; Iñiguez, A.; González, J.; Muñoz, F., y The Hepatitis/HIV Spanish Study Group, «Influence of Hepatitis C Virus Genotypes and HIV Infection on Histologic Severity of Chronic Hepatitis C», en *The American Journal of Gastroenterology*, 92: 7: 1130-34, 1997.

Gostin, L. O.; Ward. J. W., y Baker, A. C., «National HIV Case Reporting for the United States: A Defining Moment in the History of the Epidemic», en *New England Journal of Medicine*, 337: 1162-67, 1997.

Hayashi, P. H.; Flynn, N.; McCurdy, S. A.; Kuramoto, I. K.; Holland, P.V., y Zeldis, J. B., «Prevalence of Hepatitis C Virus Antibodies Among Patients Infected with Human Immunodeficiency Virus», en *Journal Medical Virology*, 33: 177-80, 1991.

Marriott, E.; Navas, S.; Romero, J. Del; García, S.; Castillo, I.; Quiroga, J. A., y Carreño, V., «Treatment with Recombinant alpha-Interferon of Chronic Hepatitis C in Anti-HIV-Positive Patients», en *Journal of Medical Virology*, 40: 107-111, 1993.

Markowitz, M.; Saag, M.; Powderly, W. G.; Hurdely, A. M.; Hsu, A.; Valdes, J. M.; Henry, D.; Sattler, F.; La Marca, A.; Leonard, J. M., y Ho, D. D., «A Preliminary Study of Ritonavir, an Inhibitor of HIV-1 Protease, to Treat HIV-1 Infection», en *New England Journal of Medicine*, 333: 1534-9, 1995.

Pol, S.; Trinh Thi, N.; Thiers, V.; Jaffredo, F.; Camor, F.; Lamorhte, B.; Zylberberg, H.; Bethelot, P.; Bréchot, C., y Nalpas, B., «Chronic Hepatitis C of Drug Users: Influence of HIV Infection», Abstract n° 933, en *Hepatology*, 22: 340A, 1995.

Quan, C. M.; Krajden, M.; Grigoriew, G. A., y Salit, I. R., «Hepatitis C Virus Infection in Patients Infected with the Human Immunodeficiency Virus», en *Clinical Infectious Diseases*, 17: 117-9, 1993.

Ragni, M. V.; Ndimbie, O. K.; Rice, E. O.; Bontempo, F. A., y Nedjar, S., «The Presence of Hepatitis C Virus HCV Antibody in Human Immunodeficiency virus Positive Hemophiliac Men Undergoing HCV «Seroreversion»», en *Blood*, 82: 1010-15, 1993.

Rumi, M. G.; Colombo, M.; Gringeri, A., y Mannucci, P. M., «High Prevalence of Antibody to Hepatitis C Virus in Multitransfused Hemophiliacs with Normal Transaminase Levels», en *Annals of Internal Medicine*, 112: 379-380, 1990.

Sherman, K. E.; Freeman, S.; Harrison, S., y Andron, L., «Prevalence of Antibody to Hepatitis C Virus in Patients Infected with the Human Immu-

nodeficiency Virus», en *Journal of Infectious Diseases,* 163: 414-415, 1991.
Soto, B.; Rodrigo, L.; del Olmo, J. A.; García-Begoechea, M.; Hernández-Quero, J., y Lissen, E., «Influence of Human Immunodeficiency Virus Type I Infection on the Natural History of Chronic Parenteral-Acquired Hepatitis C: A Multicenter Study on 547 Patients», Abstract nº 10, en Journal of Hepatology, 21 S25, 1994.

CAPÍTULO 11

American Academy of Pediatrics, Committee on Infectious Diseases, «Hepatitis C Virus Infection», en *Pediatrics,* 101: 481-485, 1998.
Botolotti, F.; Resti, M.; Giacchino, R.; Azzari, C.; Gussetti, N.; Crivellaro, C.; Barbera, C.; Mannelli, F.; Zancan, L., y Bertolini, A., «Hepatitis C Virus Infection and Related Liver Disease in Children of Mothers with antibodies to the Virus», en *Journal of Pediatrics,* 130: 990-993, 1997.
Centers for Disease Control and Prevention, «Recommendations for Prevention and Control of Hepatitis C Virus (HCV) Infection and HCV-Related Chronic Disease», en *Morbidity and Mortality Weekly Report,* 47 (Nº. RR-19): 22-25, 28-31, 1998.
Jonas, Maureen, M., «Viral Hepatitis», en *Pediatric Gastrointestinal Disease,* vol. II, 2nd Edition, St. Louis, Mosby, Walker, W.A.; Durie, P.R.; Hamilton, J. R.; Walker-Smith, J.A., y Watkins, J. B., eds, 1028-1041, 1998.
Kage, M.; Fujisawa, T.; Shiraki, K.; Tanaka, T.; Fujusawa, T.; Kimura, A.; Shimarnatsu, K.; Nakashima, E.; Kojiro, M.; Koike, M.; Tazawa, Y.; Abukawa, D.; Okaniza, M.; Takita, H.; Matsui, A.; Hayashi, T.; Etou, T.; Terawawa, S.; Sugiyama, K.; Tajiri, H.; Yoden, A.; Kajiwara, Y.; Sata, M.; Uchimura, Y., y the Child Liver Study Group of Japan, «Pathology of Chronic Hepatitis C in Children» en *Hepatology,* 26: 771-775, 1997.
Zein, N., «Vertical Transmission of Hepatitis C: To Screen or Not to Screen», en *Journal of Pediatrics,* 130: 859-861, 1997.

CAPÍTULO 12

Brillanti, S.; Garson, J.; Foli, M.; Whitby, K.; Deaville, R.; Masi, C.; Miglioli, M., y Barbara, L., «A Pilot of Combination Therapy with Ribavirin Plus Interferon Alfa for Interferon Alfa Resistant Chronic Hepatitis C», en *Gastroenterology,* 107: 812-7, 1994.

Brouwer, J. T.; Nevens, F.; Michielsen, P.; Hautekeete, M. L.; Chamuleau, R. A. F. M., y Adler, M., «What Options Are Left When Hepatitis C Does Not Respond to Interferon? Placebo-controlled Benelux Multicenter Retreatment Trial on Ribavirin Monotherapy Versus Combination with Interferon», en *Journal of Hepatology,* 21 (Suppl. 1): S17, 1994.

Chemello, L.; Cavalletto, L.; Bernardinello, E.; Suivlestri, E.; Benveganu, L., y Pontisso, P., «Response to Ribavirin, to Interferon and to a Combination of Both in Patients with Chronic Hepatitis C and its Relation to HCV Genotypes», en *Journal of Hepatology,* 21 (Suppl. 1): 12, 1994.

Department of Health and Human Services, Food and Drug Administration, From Test Tube to Patient: New Drug Development in the United States, Rockville, *An FDA Consumer Special Report,* DHHS Publication, n° 90-3168, 1998.

Di Bisceglie, A.M.; Conjeevaram, H. S.; Fried, M. W.; Sallie, R.; Park, Y.; Yurdaydin, C.; Swain, M.; Kleiner, D. E.; Mahaney, K., y Hoofnagle, J. H., «Ribavirin as Therapy for Chronic Hepatitis C, A Randomized, Double-Blind, Placebo-Controlled Trial» en *Annals of Internal Medicine,* 123: 897-903, 1995.

Groopman, Jerome, «The Shadow Epidemic», en *New Yorker,* 11, mayo: 48-60, 1998.

Lai, M. Y.; Kao, J. H.; Yang, P.M.; Wang, J. T.; Chen, P. J.; Chan, K. W.; Chu, J. S., y Chen, D. S., «Long-term Efficacy of Ribavirin Plus Interferon Alfa in the Treatment of Chronic Hepatitis C», en *Gastroenterology,* 111: 1307-1312, 1996.

Rasi, G.; Mutchnick, M. G.; DiVirgilio, D.; Pierimarchi, P.; Sinibaldi-Vallebona, P.; Colella, F., y Garaci, E., «Combination Thymosin a1 (Ta1) and Lymphoblastoid Interferon (L-IFN) Therapy in Chronic Hepatitis C (CHC)», en *Gastroenteloroly,* 108(4): A1153, A995.

Raymond, R., S.; Fallon, M. B., y Abrams, G. A., «Oral Thymic Extract for Chronic Hepatitis C in Patients Previously Treated with Interferon», en *Annals of Internal Medicine,* 129: 797-800, 1998.

Rezakovic, I.; Zavaglia, C.; Bottelli, R., y Idéo, G., «A Pilot Study of Thymosin Alpha 1 Therapy in Chronic Active Hepatitis C», en *Hepatology,* 18(4): 252A, 1993.

Sakamoto, N.; Wu, C.H., y G. Y., «Intracellular Cleavage of Hepatitis C Virus RNA and Inhibition of Viral Protein Translation by Hammerhead Ribozymes», en *Journal of Clinical Investigation,* 98: 2720-8, 1996.

Sarnow, P., *Curren Topies in Microbiology and Immunology,* Volume 203, Berlin Heidelber, Springer-Verlag, pp: 99-112, 1995.

Sherman, K.E.; Sjogren, M.; Creager, R. L.; Damiano, M.A.; Freeman, S.; Lewey, S.; Davis, D.; Root, S.; Weber, F. L.; Ishak, K. G., y Goodman, Z. D., «Combination Therapy With Thymosin a1 and Interferon for the Treatment of Chronic Hepatitis C Infection: A Randomized, Placebo-Controlled Double-Blind Trial», en *Hepatology,* 27: 1128-1135, 1998.

Wu, C.H., y Wu, G.Y., «Targeted Inhibition of Hepatitis C Virus Directed Gene Expression in Human Hepatoma Cell Lines», *Gastroenterology,* 114: 1304-1312, 1998.

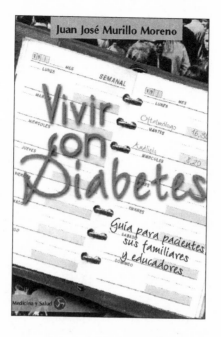

VIVIR CON DIABETES

GUÍA PARA PACIENTES, SUS FAMILIARES Y EDUCADORES

Juan José Murillo Moreno

Vivir con diabetes es una guía que proporciona toda la información que precisan los enfermos y quienes con ellos se relacionan (familiares y cuidadores). Su cualidad fundamental es que está escrita desde la óptica del paciente. Además de tratar extensamente la faceta médica, también incorpora ese lado humano que ni el médico ni la medicina contemplan, como por ejemplo: cómo afrontar el proceso psicológico y emocional de la enfermedad, alteraciones del carácter, experiencias compartidas por los enfermos, el significado profundo de la enfermedad o cómo cuidar y apoyar al diabético. Incluye, también, una importante sección dedicada a los padres de niños diabéticos y un anexo con direcciones de interés.